HANS-ULRICH GRIMM

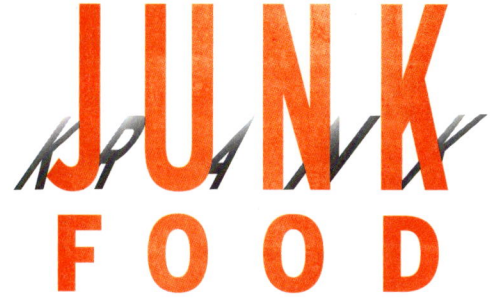

JUNK FOOD

100 GUTE GRÜNDE,
ein echter Besseresser
zu werden

Unter Mitarbeit von Maike Ehrlichmann

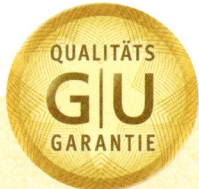

QUALITÄTS
G|U
GARANTIE

DIE GU-QUALITÄTSGARANTIE

Wir möchten Ihnen mit den Informationen und Anregungen in diesem Buch das Leben erleichtern und Sie inspirieren, Neues auszuprobieren. Bei jedem unserer Produkte achten wir auf Aktualität und stellen höchste Ansprüche an Inhalt, Optik und Ausstattung.
Alle Informationen werden von unseren Autoren und unserer Fachredaktion sorgfältig ausgewählt und mehrfach geprüft. Deshalb bieten wir Ihnen eine 100 %ige Qualitätsgarantie.

Darauf können Sie sich verlassen:
Wir legen Wert darauf, dass unsere Gesundheits- und Lebenshilfebücher ganzheitlichen Rat geben. Wir garantieren, dass:
• alle Übungen und Anleitungen in der Praxis geprüft und
• unsere Autoren echte Experten mit langjähriger Erfahrung sind.

Wir möchten für Sie immer besser werden:
Sollten wir mit diesem Buch Ihre Erwartungen nicht erfüllen, lassen Sie es uns bitte wissen! Nehmen Sie einfach Kontakt zu unserem Leserservice auf. Sie erhalten von uns kostenlos einen Ratgeber zum gleichen oder ähnlichen Thema. Die Kontaktdaten unseres Leserservice finden Sie am Ende dieses Buches.

GRÄFE UND UNZER VERLAG. *Der erste Ratgeberverlag – seit 1722.*

KGS

5. ECHT GESUND?
Functional Food

6. DICK & DÜNN
Der Kampf um die Pfunde

7. GUT, EHRLICH!
Die Alternativen

SERVICE

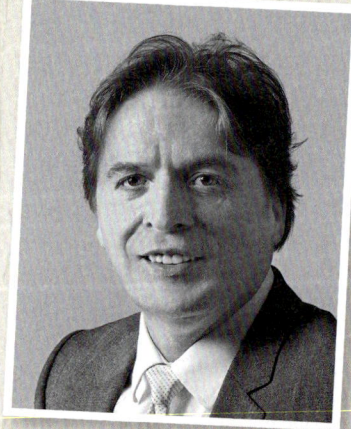

DER WEG ZUR
kulinarischen Selbstbestimmung

Jung und schön will jeder sein, und zwar möglichst lang. Die Ernährung kann dabei helfen. Sagen die Experten. Die Nahrung kann aber auch schaden. Junk Food – Krank Food.

Junk Food: Das sind nicht nur Hamburger und Cola. Energydrinks. Das ist auch die Tiefkühlpizza. Die süßen Cornflakes früh am Morgen. Die Chips am Abend. Und sogar der Fruchtjoghurt aus dem Kühlregal. Die vermeintlich gesunde Margarine. Und nicht zu vergessen: die ganzen Kinderprodukte.

Junk heißt Müll. Aber soll das Essen aus dem Supermarkt Müll sein? Ihre Nieren sehen das zum Beispiel so. Die »Kläranlage« des Körpers betrachtet viele Bestandteile der Supermarktnahrung als entsorgungspflichtigen Abfall. Etwa wenn das Essen chemische Zusatzstoffe enthält, also die Stoffe mit den E-Nummern. Der Körper würde so etwas freiwillig nie essen. Schon vom Geschmack her. Junk Food wird daher künstlich geschmacklich geschönt. Mit industriellem Aroma aus dem Labor. Mit Geschmacksverstärkern. Mit einer Ladung Zucker. Oder mit Süßstoffen. Nur dank solcher Geschmackstricksereien ist sie genießbar. Der Körper möchte das nicht. Er spürt die Tricks und reagiert verstimmt. Oft allergisch, mit Ausschlag oder sogar mit einem Kreislaufkollaps. Er wird dick, denn industrielle Nahrungsmittel sind oft heimliche Dickmacher. Nicht wegen der Kalorien, sondern weil sie den Körper manipulieren. Und sie können krank machen. Zuckerkrank. Herzkrank. Auch Krebs ist oft die Folge solcher Nahrung. Und sogar vorzeitiges Altern, zu viele Falten, Vergesslichkeit. Auch das Gehirn leidet, wenn es schlecht genährt wird. Kurz: Junk Food macht dumm und hässlich. Das ist sogar wissenschaftlich erwiesen. Aber was dann essen? Die Ratschläge dafür sind leider widersprüchlich und wechseln auch häufig. Die Ernährungsexperten sind deswegen einigem Spott ausgesetzt. Zu Recht. Tatsächlich ist es ja auch eine seltsame Disziplin. Ihre Methoden sind kritikwürdig. Ihre Rat-

MEHR WOHLGEFÜHL
beim Essen

schläge sind oft unseriös, stehen wissenschaftlich auf tönernen Füßen. Zudem sind viele Ernährungspäpste industriehörig. Dabei sind gerade die Produkte der Nahrungsindustrie häufig eher das Problem als die Lösung. Trotzdem ist der Versuch berechtigt, gut zu essen und zu trinken und gleichzeitig die Gesundheit und das Wohlbefinden zu fördern. Dieses Bestreben gibt es seit Langem in vielen Kulturen. Auch die Wissenschaften können Anhaltspunkte dafür liefern. Unabhängige Forscher aus verschiedenen Disziplinen, wie der Medizin und der Hirnforschung, steuern immer wieder nutzbare Einsichten bei. Eine Fülle von Hinweise und Fakten dazu habe ich in meinen Publikationen gesammelt. Für dieses Buch habe ich die Erkenntnisse zusammengetragen und um aktuelle Daten und Forschungsergebnisse ergänzt. Das Buch klärt auf über die Wirkungen der modernen Nahrungsmittel und hilft bei der Suche nach besseren Lösungen. Sie können einfach zwischen den Stichworten hin und her blättern, je nachdem, was Sie am meisten interessiert.

Es geht um Lebensmittel, die gut sind für den Organismus, für Gesundheit und Fitness. Und um die anderen, die uns eher schaden. Es geht ums Gehirn, die geistige Leistung, die Figur und natürlich das Wohlgefühl, den Genuss. Besser essen bedeutet: echtes Essen essen. Und echtes Essen, das bedeutet: Äpfel, Birnen, Brokkoli, Mangos. Echte Hühnersuppe, echtes Kartoffelpüree, selbst gestampft, mit guter Butter. Echtes Essen stärkt den Körper, sorgt für gute Gefühle, macht sogar schön und schmeckt auch viel besser. Auch dazu gibt dieses Buch wertvolle Hinweise. Damit jeder selbst entscheiden kann, was er tun kann, um gesund und fit zu bleiben. Und glücklich dazu.

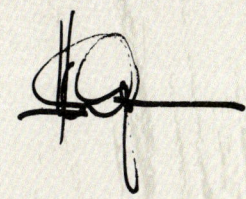

SCHMECKT GUT,

IST PRAKTISCH:

WAS SPRICHT EIGENTLICH DAGEGEN?

NATUR AUS DER FABRIK:

KANN ES DAS GEBEN?

1.

DIE SUPERHITS

und ihre Schattenseiten

[01] Hamburger • [02] Pizza
[03] Chips • [04] Pommes Frites
[05] Erdbeerjoghurt
[06] Schokolinsen • [07] Surimi
[08] Kartoffelpüree • [09] Tiefkühlkost • [10] Clean Label
[11] Phosphate • [12] Allergie
[13] Niere • [14] Herz
[15] Shelf Life • [16] Parallelwelt

[01] HAMBURGER

Kosmos der Künstlichkeit

Schmeckt gut, ist praktisch: Was spricht eigentlich dagegen?

Eigentlich spricht nichts gegen einen Hamburger. Ein Brötchen, ein Stück Fleisch, ein paar Blätter Salat. Er ist praktisch, schmeckt nicht schlecht und macht schnell satt. Doch der Hamburger ist auch das Zentrum in einem Kosmos der Künstlichkeit. Weltweit standardisiert, mit den Mitteln der Chemie. Viel Chemie. Und: Der Hamburger kommt in Massen, für viele sogar täglich. Zudem ist er Teil eines ganzen Ensembles, mit COLA [29], POMMES FRITES [04] und EIS [26], das zur Belastung für den menschlichen Organismus wird. Weltweit. Junk Food, Krank Food.

DAS STECKT DAHINTER

Ein einzelner Hamburger: Kein Thema. Die Masse wird zum Problem. Dabei ist der Hamburger im Kern eigentlich eine simple Sache: Er besteht aus 100 Prozent Rinderhackfleisch. Jedenfalls in seiner klassischen Form. Das Drumherum ist schon komplizierter: Mit dem soften Brötchen schlucken wir auch eine Fülle von seltsamen Zutaten. »Invertzuckersirup« – also: ZUCKER [33]. Dazu Emulgatoren, wie die beliebten »Mono- und Diglyceride von Speisefettsäuren« (E 471) oder einen mit dem zungenbrecherischen Namen »Diacetylweinsäureester von Mono- und Diglyceriden von Speisefettsäuren« (E 472e). Die scheinbar simple Gurkenscheibe enthält unter anderem »natürliche« AROMEN [23], dazu einen Säureregulator namens Calciumlactat (E 327) und den höchst umstrittenen Konservierungsstoff E 211 (Natriumbenzoat); er kann bei HYPERAKTIVITÄT [44] eine Rolle spielen. Die Zusatzstoffe gelten zwar allgemein als unbedenklich. Doch es hängt von der Menge ab. Und die Menge ist bei real existierendem Fast Food beträchtlich.

Der Hamburger ist Inbegriff einer industrialisierten Massenproduktion von Nahrungsmitteln. Für die Abkehr von der Natur. Seine Herkunft ist nicht mehr zu erkennen. Nichts erinnert daran, dass ein Tier getötet wurde. Es ist nur eine platte Hackfleischscheibe und niemand weiß, welche Kuh ihr Leben dafür lassen musste. Das erschwert die Ursachenforschung, wenn plötzlich Krankheitserreger gefunden werden, wie bei der sogenannten Hamburgerkrankheit, die erstmals in den 1980er-Jahren auftrat: Gefährliche Bakterien vom Typ E.coli 0157:H7 hatten damals die Hackfleisch-Scheiben verseucht.

INFO

Jeder vierte Amerikaner sucht täglich eine Fast-Food-Filiale auf. Schöner werden die Fast-Food-Freunde dadurch nicht unbedingt. »Anfang der Siebzigerjahre explodierte der Fast-Food-Konsum in den USA, und seitdem ist die Zahl übergewichtiger Kinder um über das Doppelte gestiegen. Heute gibt es nirgendwo so viele Dicke wie in Amerika. Mehr als jeder zweite Erwachsene und etwa jedes vierte Kind leiden dort unter Übergewicht und Fettsucht«, schreibt der Amerikaner Eric Schlosser in seinem Buch »Fastfood Gesellschaft«. Und: »Weil sich immer mehr Menschen in aller Welt so ernähren wie Amerikaner, sehen sie allmählich auch so aus.« Tatsächlich macht Fast Food nicht nur dick, es führt auch zu FALTEN [97]: Die Inhaltsstoffe lassen die Haut nämlich schneller altern.

Allein in den USA sterben nach Schätzungen jährlich 250 bis 500 Menschen an solchen E.coli-Infektionen, vor allem Kinder. Auch in Deutschland gibt es immer wieder Todesfälle, genauso in Großbritannien, in Schweden und Norwegen. Der Erreger wird nicht nur über Hack und Hamburger übertragen, auch über Orangensaft, Apfelsaft, Milch, Gemüse. Er entsteht durch artwidrige Fütterung der Rindviecher, die heute statt Gras und Heu zumeist Kraftfutter, mithin Getreide bekommen. Hamburger können zudem hormonell wirken – jedenfalls wenn die Rinder, wie in den USA üblich, mithilfe von Hormonen gemästet wurden. Bei einem achtjährigen Jungen können täglich zwei Hamburger reichen, um den Hormonspiegel um bis zu zehn Prozent ansteigen zu lassen, schätzte der US-Umweltmediziner Samuel Epstein von der University of Illinois. Sogar wenn die Mütter in der Schwangerschaft und Stillzeit derart hormonbelastetes Fleisch gegessen hatten, sank bei ihren Söhnen später die Spermienkonzentration, fand die Fortpflanzungsforscherin Shanna Swan von der University of Rochester im US-Bundesstaat New York heraus.

BESSER

Schnelles Essen geht auch anders. Es scheint, als habe die Trendwende schon begonnen. Überall in den Großstädten breiten sich neue schicke Asia-Imbisse aus, Gemüse aus dem Wok, Reis, gebratene Nudeln. Und die Kunden stehen Schlange. Es geht zwar nicht immer ganz ohne GESCHMACKSVERSTÄRKER [21] wie Glutamat, aber manche Asia-Shops haben auch hier die Zeichen der Zeit erkannt und lassen davon ab. Selbst Bäcker und Metzger bieten ihre Versionen der Asia-Cuisine an. Es scheint fast, als ob ein neues Fast-Food-Zeitalter angebrochen wäre. Manche nehmen die Versorgung auch wieder

selbst in die Hand. Für die knappe Mittagspause in der Firma bringen sich viele jetzt in neuen Thermo-Boxen Lunch-Pakete von zu Hause mit. Darin Selbstgekochtes wie Hühnchen, Reis oder die Reste von gestern.

Selbst der Fast-Food-Marktführer McDonald's hat offenbar die Zeichen der Zeit erkannt. In einer internen Information für die Mitarbeiter hatte das Unternehmen für die »gesündere Wahl« beim schnellen Essen geworben: Sandwich mit Salat und Wasser. Daneben abgebildet: Cheeseburger, Pommes und Cola, als »ungesunde Wahl«. Nachdem weltweit Medien über die interne Mitarbeiterseite gespottet hatten, wurde sie geschlossen.

[02] PIZZA

Das süße Leben nach dem Kälteschock

Völlig neue innere Werte: High-Tech aus der Tiefkühltruhe

Die Pizza ist zum High-Tech-Produkt geworden. Auf dem Weg von süditalienischen Pizzerien in die Tiefkühltruhen der Welt hat sich auch ihr Wesen verändert, jedenfalls ihre inneren Werte. Heute kommen Zutaten zum Einsatz, die Pizzabäcker Giovanni in seinen kühnsten (Alb-)Träumen nicht eingefallen wären. Für den Körper sind das ganz besondere Herausforderungen.

DAS STECKT DAHINTER

An die Pizza industriale werden spezielle Ansprüche gestellt: Sie muss nach langem Tiefschlaf in der Kühltruhe klaglos auftauen, gleich knusprig werden und vor allem gut schmecken.

Die Mittelchen, mit denen das zu schaffen ist, haben leider auch ihre Risiken und Nebenwirkungen. Manchmal ist es eine wahre Parade an E-Nummern und anderen Zutaten, die über das Fabrik-Fließband in die Pizza führt. Beliebt sind beispielsweise Zusatzstoffe wie:

- Ascorbinsäure (E 300)
- Backhefe
- Beta-Carotin (E 160a)
- Calciumlactat (E 327)
- Calciumhydrogensulfit (E 227)
- Eisen-II-Gluconat (E 579), Eisen-II-Lactat (E 585)
- Guarkernmehl (E 412)
- Kaliumnitrat (E 252)
- Lecithine (E 322)
- Methylcellulose (E 461)
- Milcheiweißerzeugnis, Molkeneiweiß
- Milchsäure (E 270)
- Modifizierte Stärke (E 1404 bis 1451)
- Mono- und Diglyceride von Speisefettsäuren (E 471)
- Natriumascorbat (E 301)
- Natriumhydrogencarbonat, Natriumcarbonat (E 500)
- Natrium-Isoascorbat (E 316)
- Natriumnitrit (E 250)
- PHOSPHATE [11]: Dinatriumphosphat (E 339), Calciumphosphat (E 341),
- Rosmarinextrakt (E 392)
- Xanthan (E 415)
- Zitronensäure (E 330)

Manches mag heimelig klingen, wie »Hefe«. Doch auch die ist heutzutage High-Tech: Mittlerweile kommt im Falle der Pizza industriale nämlich häufig Flüssighefe aus dem Tankwagen zum Einsatz. Ihr Preis wird nicht nach Kilo oder Litern berechnet, sondern nach Triebkraft. Der Teig soll ja »gehen«, wie viele sicher noch vom Hefezopf wissen, und sich langsam aufblähen. Spezielle Volumenmessgeräte können die Gasbildung und damit den Bläh-Wert genau erfassen.

Für die Statik so einer Tiefkühlpizza kann zum Beispiel Methylcellulose (E 461) zum Einsatz kommen: Zellulose sorgt in den Pflanzen für Stabilität, etwa im Holz der Bäume. Und was einen Baum stabil hält, kann natürlich auch der Pizza über die Zeit helfen, als Verdickungs- und Bindemittel. Hergestellt wird E 461 zum Beispiel aus Baumwolle, dabei kommt (»Methyl«-) Alkohol zum Einsatz.

Der Geschmack ist natürlich eine besondere Herausforderung für die Chemiker in der Pizzafabrik. Eigentlich ist er nämlich längst verflogen, wenn die Pizza aus dem Kälteschlaf erwacht. Doch auch für dieses Problem haben die Food-Ingenieure ihre bewährten Mittel. Zum Beispiel: industrielles Aroma. Oder: der Geschmacksverstärker Glutamat. Oder: Hefeextrakt. Auch Stoffe mit geheimnisvollen Namen wie »Aufgeschlossenes Pflanzeneiweiß« sind ein beliebter Ersatzstoff für das umstrittene Glutamat. Und wenn auf der Packung »Rauch« steht, kam der womöglich aus dem Kübel, als sogenannter FLÜSSIGRAUCH [24]. Damit schmeckt es wie frisch aus dem Räucherofen, tatsächlich aber wurde nur ein bisschen liquider Rauch-Ersatz aufgeträufelt.

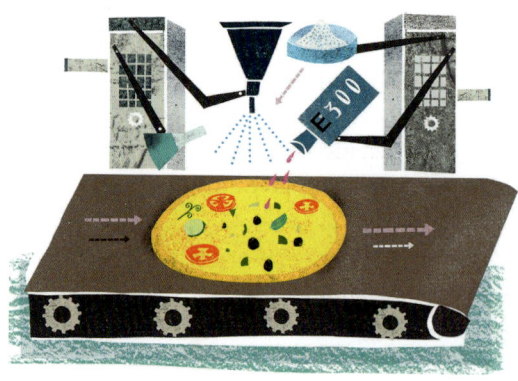

Für den Geschmack sorgt überraschenderweise auch ein Stoff, den man hier nicht erwartet: Zucker. Die Pizza industriale ist klammheimlich zur Süßigkeit geworden. Mit gleich mehreren Süßungszusätzen. Dextrose etwa, die vielen auch unter den Namen Glukose oder Traubenzucker bekannt ist. Oder Glukosesirup, ein in der Lebensmittelindustrie äußerst beliebter Zucker. Der zähflüssige Zuckersaft, billigst aus Mais, Kartoffeln oder Weizen hergestellt, ist bei der fabrikmäßigen Produktion besonders beliebt, weil er sich gleichmäßig im Zielprodukt verteilen lässt. Glukosesirup kann bis zu fünf Prozent des Fruchtzuckers Fruktose enthalten. Dieser galt bisher als besonders gesund, wird neuerdings aber als potenter Schadstoff gehandelt, weil er direkt in der Leber eingelagert wird und so zur gefürchteten nicht alkoholischen FETTLEBER [31] führen kann, an der bereits 40 Prozent der Bevölkerung der westlichen Industrienationen leiden sollen.

Zu den innovativen zuckrigen Pizzabelägen zählt auch Maltodextrin, ein Designerzusatz, der in der Natur nicht vorkommt. Obwohl Maltodextrin nicht süß schmeckt, gleichen seine Nebenwirkungen denen des Zuckers. So treibt es zum Beispiel den Blutzuckerspiegel schnell in die Höhe. Zudem entsteht beim Backen noch eine weitere Zuckerart, die auf der Zutatenliste gar nicht genannt ist: Maltose. Insgesamt kann dadurch alles in allem der Zuckergehalt in der Pizza auf das Doppelte dessen steigen, was vom Hersteller auf der Packung angegeben wird.

Und die Pizza industriale kann zum Versteck weiterer tückischer Inhaltsstoffe werden: So enthält eine Pizza mit Meeresfrüchten beispielsweise oft SURIMI [07], jenes innovative Ersatzprodukt mit dem attraktiven Hummer-Look, das auch im Pizzabelag »noch allergen sein kann«, wie die gesundheitswissenschaftliche Fachzeitschrift »Bundesgesundheitsblatt« warnte. Ein anderes Beispiel: SOJA [63]. In die medizinische Weltliteratur fand eine Patientin Aufnahme, die nach dem Verzehr von Pizza mit sojahaltiger Wurst starb.

BESSER

Sicherer ist da doch vielleicht die Pizza bei Giovanni, dem Pizzabäcker des Vertrauens. Er backt zumindest mit reduzierter Zutatenliste. Man kann ihn auch fragen, was in und auf den Teig kommt, und darauf vertrauen, dass er die Wahrheit sagt. Bio-Pizza aus der Tiefkühltruhe enthält ebenfalls weniger Zusatzstoffe und schmeckt sogar fast besser als die üblichen Supermarktprodukte.

Am sichersten ist natürlich die selbst gemachte Pizza, bei der die Rezepthoheit in der heimischen Küche liegt. Es ist auch gar nicht schwer: Hefeteig kneten, ausrollen, passierte Tomaten oder Tomaten aus der Dose darauf verteilen, ein paar Kräuter wie Basilikum, Oregano oder Majoran darüberstreuen. Mozzarella dazu – fertig ist die Basisversion. Oder weiter mit Schinken, Salami, Thunfisch, Pilzen, Peperoni, Artischockenherzen, Zucchini – ganz nach Lust und Laune. Das Ganze im heißen Backofen circa 20 Minuten knusprig backen.

TIPP

Für ein Blech Pizza 375 g Mehl mit ½ TL Salz in eine Schüssel geben. ½ Würfel Hefe in 125 ml warmem Wasser auflösen und dazugeben, ebenso 3 EL Olivenöl. Alles verrühren und weitere circa 60 ml Wasser zufügen, bis ein elastischer Teig entsteht. Mit einem Küchenhandtuch abgedeckt an einem warmen Ort gehen lassen, bis sich das Volumen etwa verdoppelt hat. Dann den Teig noch einmal durchkneten, auf einem Backblech mit Backpapier ausrollen und belegen.

[03] CHIPS

Dumme Mäuse

Beim Knabbern kennt der Körper keinen Spaß

Sie knirschen so schön, sie schmecken so gut – und zack, ist die Tüte leer. Viele haben schon den Verdacht, dass da irgendwas in den Chips sei, was uns nicht mehr aufhören lässt. Das klingt vielleicht erst einmal absurd, wie eine faule Ausrede willensschwacher Knabberer. Doch tatsächlich können manche Inhaltsstoffe dazu führen, dass wir weiteressen, obwohl wir es eigentlich gar nicht wollen. Schließlich ist das ganze Produkt darauf angelegt, möglichst viel davon zu knabbern.

DAS STECKT DAHINTER

Schon das Knistern ist verführerisch genau kalkuliert, mittels »Akustikdesign«. Auch das »Mundgefühl«: alles geplant, getestet, auf den Spaß-Faktor hin. Niemand nimmt Chips als Nahrungsmittel zu sich, man knabbert sie ja nur so zum Spaß. Doch merkwürdigerweise kennt der Körper diesbezüglich keinen Spaß, sondern reagiert, als ob es Nahrung wäre, die er zu verwerten hat.

Zuerst einmal schießt das INSULIN [32] in die Höhe: Das Zuckerverarbeitungshormon steigt wie bei süßen Sachen jäh an. Denn Kartoffelchips haben einen extrem hohen GLYKÄMISCHEN INDEX [74] – je nach Messmethode kommen sie auf einen Indexwert von bis zu 95. Das bedeutet: Der Blutzuckerspiegel steigt steil an und wenn er wieder abfällt, geht der Hunger wieder los.

Je nach Produktionsweise und Rezeptur können Chips ungesunde TRANSFETTSÄUREN [43] enthalten, die unter anderem Herz-Kreislauf-Erkrankungen begünstigen. Und Fett ist üppig dabei. Bei den sogenannten Stapelchips, die aus Kartoffelpüree produziert werden, sind es etwa 30 Prozent, bei normalen Chips aus Kartoffeln sogar bis zu 40 Prozent.

Die Chips können zudem ungesunde Schwefelverbindungen enthalten, sogenannte Sulfite, zugelassen unter den E-Nummern E 220, E 221, E 222, E 223, E 224, E 226, E 227 und E 228. Sulfite sind als Allergieauslöser gefürchtet. Sie können im Darm aber auch aggressive Bakterien wachsen lassen, die schließlich die Darmwand durchlöchern, sodass vermehrt Krankheitserreger, Allergene und Schadstoffe ins Körperinnere gelangen.

Für den Geschmack sorgt oft industriell hergestelltes AROMA [23]. Auch der sogenannte HEFE-EXTRAKT [22] erfreut sich wachsender Beliebtheit und ersetzt zunehmend den in Verruf geratenen GESCHMACKSVERSTÄRKER [21] Glutamat (E 621). Dabei enthält auch Hefeextrakt diese Substanz. Glutamat könnte übrigens tatsächlich dazu beitragen, dass Chips-Süchtige mehr knabbern, als sie es eigentlich wollen. Denn Glutamat kann die Sättigungssysteme im Körper manipulieren, etwa das Schlankheitshormon LEPTIN [73], und so dazu führen, dass der Mensch mehr isst, als er braucht. Wenn die verschiedenen Inhaltsstoffe der Chips zusammenwirken, kann dieser Effekt noch verstärkt werden. Das ergaben verschiedene Studien.

BESSER

Chips-Knabbern, Essen nur so zum Spaß – da scheint der Körper nicht so recht mitzumachen. Natürlich kennt auch der Körper das Ess-Vergnügen, den GENUSS [18]. Genuss ist beim Essen sogar ganz wesentlich – aus

Gründen des Überlebens. Denn Essen ist ja lebensnotwendig und damit das auch keiner vergisst, entsteht dabei im Gehirn ein Wohlgefühl. Dieses System soll gleichzeitig für Vergnügen sorgen und genauso für die Figur. Wenn genug da ist, soll der Mensch auch wieder aufhören zu essen. Chips und andere Spaßprodukte missbrauchen sozusagen dieses körpereigene System. Sie lassen uns weiteressen – weit über den eigentlichen Bedarf hinaus. Kein Wunder, dass man dann zu dick wird. Essen, wenn es gut ist, macht an sich schon Spaß. Und wenn man zwischendurch einmal Lust hat, kann man auch Nüsse knabbern. Die haben ja auch Nährwert. Oder ein kleines Stückchen SCHOKOLADE [30]. Vor allem die bittere soll ja wegen der SEKUNDÄREN PFLANZENSTOFFE [66] auch gesund sein. Sie soll sogar glücklich machen.

[04] POMMES FRITES

Zitrone des Nordens

Die neue Kartoffelkultur und ihre Folgen für den Körper

Pommes schmecken am besten mit Ketchup und Majo. Leider genießen sie in der Welt der Ernährungsberater keinen guten Ruf. Sie gelten als fettig, salzig, und neuerdings enthalten sie, jedenfalls im Fast-Food-Restaurant, auch noch völlig überraschende Zutaten.

DAS STECKT DAHINTER

Dabei gelten Kartoffeln, die den Pommes Frites ja zugrunde liegen, eigentlich als gesund. Nach ihrer Verwandlung in Pommes allerdings wandelt sich auch die gesundheitliche Bewertung. Nur die frische, gekochte Kartoffel gilt als Wohltat für den Körper. Sie liefert Eiweiß und ist reich an dem Mineralstoff Kalium. Aufgrund ihres hohen Vitamin-C-Gehalts wird die Kartoffel sogar als »Zitrone des Nordens« bezeichnet. Kinder, die kein Gemüse mögen, sollen daher reichlich Kartoffeln essen, empfehlen die Ernährungsberater. Die Kleinen aber mögen die Kartoffel am liebsten in Form von Pommes. Dabei gäbe es auch Pellkartoffeln, Salzkartoffeln, Ofenkartoffeln. Doch meistens gibt es: Pommes Frites. In praktisch jedem Restaurant. In der Fast-Food-Bude. Im Supermarkt aus der Tiefkühltruhe.

Es ist leider Realität, dass die traditionellen Erscheinungsformen der Kartoffel mehr und mehr in den Hintergrund treten und die eindrucksvollere Performance von den modernen Protagonisten übernommen wird: von CHIPS [03] und Pommes.

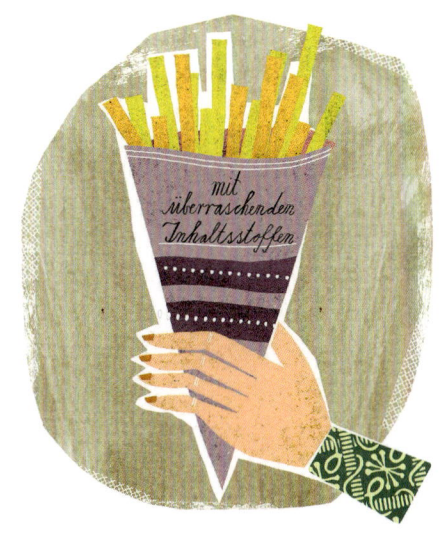

mit überraschenden Inhaltsstoffen

Damit kommen aber auch noch ganz andere Inhaltsstoffe ins Spiel. So bekommt die »Zitrone des Nordens« zum Beispiel noch eine Dosis VITAMIN C [54] obendrauf, als Antioxidans und Säuerungsmittel.

Hinzu kommen häufig Sulfite (E-Nummern E 220 bis 228). Vor allem Kinder sind dadurch offenbar gefährdet. Sie nehmen nach einer EU-Studie bis zum Zwölffachen dessen zu sich, was gesundheitlich als akzeptabel gilt.

Die deutschen Pommes von McDonald's enthalten nach Firmenangaben überraschenderweise Dextrose (Traubenzucker) sowie das höchst problematische, neuerdings als Altersbeschleuniger in Verruf geratene PHOSPHAT [11]. So entfernen sich Kartoffeln in der Pommes-Variante weit von der Natur. Sie treiben auch den Blutzucker schneller in die Höhe – und damit das Risiko für die Zuckerkrankheit Diabetes: Der sogenannte GLYKÄMISCHE INDEX [74], der das Tempo angibt, in dem der Zucker ins Blut geht, liegt für Pellkartoffeln bei 65, Pommes Frites hingegen kommen auf bis zu 95. Pommes können zudem sogenannte TRANS-FETTE [43] enthalten, wenn sie in »gehärtetem« Fett frittiert wurden. Dann wird es noch problematischer: Diese künstlichen Fette gelten als Risikofaktor für Übergewicht, Herzkrankheiten und die Zuckerkrankheit Diabetes. Und sie spielen nach neueren Erkenntnissen auch bei der Entstehung von Allergien und Asthma bei Kindern eine Rolle.

BESSER

Wer die Rezepthoheit zurückgewinnen will, kann selbst wieder die Kartoffeln schnippeln, die Fritteuse vom Speicher holen und die Pommes selbst frittieren. Oder, faulere Variante mit reduziertem Risiko, im Bioladen eine Tüte Tiefkühl-Pommes holen. Die enthalten zumindest weniger Chemikalien. Geht schnell. Kostet aber.

///////////////////// TIPP /////////////////////

Rösti statt Pommes: Kartoffeln kochen, schälen und auf der Reibe grob raffeln. Eventuell salzen, pfeffern, ein bisschen Muskatnuss dazu, dann mit den Händen flache Plätzchen formen. Butter in der Pfanne zerlassen. Rösti bei mittlerer Hitze braten, bis die Unterseite goldgelb und knusprig ist. Wenden und die andere Seite braten. Fertig!

Oder Mama und Papa versuchen, die lieben Kleinen von den anderen Erscheinungsformen der Kartoffel zu überzeugen. Es müssen ja nicht gleich die langweiligen Salzkartoffeln sein. Besser schmecken: Bratkartoffeln, KARTOFFELPÜREE [08] und vor allem Rösti.

[05] ERDBEER-JOGHURT

Weißt du, wo die Früchte sind?

Der Körper will echte Beeren und nicht bloß Illusionen

Plopp, fällt die Erdbeere, knallrot und scheinbar frisch gepflückt, in den strahlend weißen Joghurt. So ist das in der Werbung. Erdbeerjoghurt ist die beliebteste Sorte. Doch der Geschmack hat mit Erdbeeren nicht unbedingt viel zu tun. Er ist vielmehr dem zugefügten industriellen AROMA [23] zu verdanken. Unser Körper, der ja Beeren will, fühlt sich betrogen – und legt an Gewicht zu.

DAS STECKT DAHINTER

Echte Früchte würden das Leben im Supermarkt gar nicht überstehen. Zwei Wochen im Regal, da würden echte Früchte längst zerfallen, nach nichts mehr schmecken. Ein »Fruchtjoghurt« muss das aber schaffen. Und dass er es schafft, liegt an der Chemie.

Auch im Erdbeerjoghurt sind keine echten Früchte drin, sondern nur eine sogenannte »Fruchtzubereitung«. Früchte werden dafür aber nur sehr sparsam verwendet. Für den Geschmack sorgt zunächst ZUCKER [33]. Und so sind die sogenannten Fruchtjoghurts in erster Linie pappsüß, auch die aus dem Bio-Supermarkt. Üblicherweise enthält 200 Gramm Fruchtjoghurt üppige 26 Gramm Zucker.

Das allein schmeckt aber noch nicht nach Frucht. Dafür muss das industrielle Aroma her. Am besten »natürlich«, so wie es die Konsumenten lieben. Doch »natürliches« Erdbeeraroma kann aus Sägespänen gewonnen werden und »natürliches« Vanillearoma aus den Abwässern von Papierfabriken oder chinesischen Reismühlen. Das ist natürlich ein bisschen unappetitlich. Aber ist es auch ungesund? Nicht direkt. Erdbeerjoghurt aus dem Kühlregal ist ja nicht giftig. Aber darum geht es gar nicht. Es geht um den Betrug am Körper.

Um die Früchte, die der Körper gar nicht bekommt, obwohl er sie dank der zugesetzten Chemikalien zu schmecken meint. Damit bekommt er auch all die schönen Nährstoffe aus der Erdbeere nicht. Die bekommt er nur im echten, selbst gemachten Erdbeerjoghurt. Beispiel Mangan, das »Supermineral«. Ein selbst gemachter Erdbeerjoghurt enthält davon 0,12 Milligramm pro 100 Gramm, ein Glas »Landliebe« gerade einmal 0,02 Milligramm. Oder Vitamin C. Davon steckt in einem ganzen 500-Gramm-Glas »Landliebe« lediglich 0,5 Milligramm, die gleiche Menge echter,

selbst gemachter Erdbeerjoghurt liefert hingegen 4 Milligramm. Um also die gleiche Menge an Vitamin C zu bekommen wie aus 500 Gramm selbst gemachtem Erdbeerjoghurt, müsste man acht Gläser »Landliebe« verdrücken. Man wird dabei natürlich auch ordentlich an Gewicht zulegen. Kein Wunder, dass diese industriellen Aromen dick machen.

Zu den heimlichen Dickmachern zählen auch völlig neue Designerstoffe, die es in der Natur nirgends gibt. Zum Beispiel die »modifizierte Stärke«. Sie treibt den Blutzucker in die Höhe wie nur wenige Nahrungsmittel. Modifizierte Stärke hat einen GLYKÄMISCHEN INDEX [74] von sage und schreibe 95 – mehr als Marzipan, Gummibärchen und Schokoriegel. Folge unter anderem: Übergewicht.

BESSER

Wer Erdbeeren pur isst, hat natürlich auch die gesundheitlichen Effekte pur. Und wer sich selbst einen Erdbeerjoghurt macht, aus 60 Gramm Erdbeeren und 100 Gramm Naturjoghurt, der kann von diesen wundersamen Wirkungen auch noch einiges erleben.

///////////////// TIPP /////////////////

Es ist nicht sonderlich schwer, sich einen Fruchtjoghurt selbst zu mischen: Sie müssen dazu nur Naturjoghurt mit klein geschnittenen Früchten verrühren – fertig! Nach Geschmack können Sie dann auch noch etwas Zucker dazugeben. Wenn von April bis Juni Rhabarbersaison ist, können Sie sich auch einen kleinen Vorrat Kompott kochen – mit ein paar Löffeln Zucker und einer Zimtstange. Kochend heiß in saubere Schraubgläser gefüllt hält es sich monatelang und Sie können sich das ganze Jahr über einen Löffel davon in den Joghurt rühren. Im Winter gut: Apfel und Banane. Ganz ohne Zucker.

[06] SCHOKO-LINSEN

So schön bunt

Überraschung: Die Kinder sind gar nicht so scharf auf Süßes

Sie sind bunt, sie sind süß. Aber sind sie auch gut fürs Kind, die Schokolinsen? So ein bisschen naschen kann ja nichts schaden, oder? Kinder naschen nun mal gern! Die wahre Überraschung ist: Wenn man Kinder frei wählen lässt, sind sie gar nicht so gierig auf Süßes.

DAS STECKT DAHINTER

Die bunten Schokolinsen zählen zu den Top-Hits im Supermarkt, und zwar weltweit. Dabei sind sie rein nährwertmäßig völlig unnötig, wie eigentlich alle Süßigkeiten. Kein Kind braucht Schokolinsen, um groß und stark zu werden oder für seine geistige Entwicklung. Im Gegenteil: Manche Sorten können da sogar eher schaden, zum Beispiel, weil sie ALUMINIUM [42] enthalten.

Aluminium in Schokolinsen? Das ist nun nicht direkt das, was die Eltern erwarten, wenn sie ihren Kindern die bunten Dinger geben. Das Leichtmetall gilt schließlich als Risikofaktor, unter anderem für ALZHEIMER [51], HYPERAKTIVITÄT [44] und Lernstörungen.

Das Aluminium ist teils von Natur aus enthalten, weil zum Beispiel Kakao, der auf aluminiumhaltigen Böden gewachsen ist, damit belastet ist. Doch es wird dem Naschwerk auch eigens zugesetzt – etwa in den Farben, damit diese schön knallig erscheinen. Behördliche Untersuchungen ergaben bei einigen Produkten bis zu 320 Milligramm pro Kilogramm. Von solchen Schokolinsen darf ein Kind nach den amtlichen Vorschriften maximal vier Stück am Tag essen – bei mehr beginnt das Risiko.

Immerhin: Manche Hersteller haben die Produktionsmethoden umgestellt und damit die Belastung reduziert. Sie sind umgestiegen auf sogenannte natürliche Farbstoffe oder gar »färbende Lebensmittel«. So stellt Smarties-Hersteller Nestlé seine Schokolinsen jetzt ohne künstliche Farbstoffe her – vor dem Hintergrund des »zunehmenden Wunsches der Verbraucher nach Kinderprodukten ohne künstliche Farbstoffe«, so die Firma. Der Konzern teilte mit, dass die bisherigen Zusatzstoffe E 100, E 101, E 120, E 133, E 160a und E 171 durch Farbstoffe »natürlichen Ursprungs« ersetzt wurden. »Rettich« steht jetzt zum Beispiel auf dem Etikett, »Rotkohl« oder »Schwarze Karotte«.

Klingt schön, doch mit Natur hat das ja nicht viel zu tun. Es sind ja keine Karotten und kein Rotkohl drin, sonst würden die Schokolinsen ja nässen und nur kurz halten. Die »natürlichen« Färbemittel werden industriell hergestellt. Sie müssen dabei nicht zugelassen und keinerlei Gesundheitsprüfung unterzogen werden, weil sie als »Lebensmittel« gelten.

Nicht geändert wurde die Hauptzutat, die an erster Stelle auf der Zutatenliste auf der Verpackung steht: ZUCKER [33]. Bekanntlich auch nicht sehr gesund. Zumal ein deutsches Kind pro Jahr mehr Süßes verzehrt, als es wiegt: 50,9 Kilo Süßwaren sind es im Durchschnitt. Weitgehend unbemerkt ist die Zuckerquote immer weiter gestiegen. Vor 30 Jahren naschten 74 Prozent der amerikanischen Kinder regelmäßig Süßgebäck oder Snacks, auch schon ziemlich viele. Jetzt aber sind es 98 Prozent.

»Diese Befunde erregen Besorgnis, weil immer mehr Kinder gestörtes Ernährungsverhalten entwickeln, das zu Übergewicht führen kann«, sagt Barry Popkin, Professor an der Universität des amerikanischen Bundesstaates North Carolina, der diese Daten erhoben hat. Popkin hat das Konzept vom »Ernährungsübergang« entwickelt (»Nutrition Transition«), dem weltweit zu beobachtenden Übergang von der natürlichen Nahrung aus Kirschen, Kiwis und Kokosnüssen hin zu Cola, Keksen und Schokolinsen. Die Hersteller von solchen süßen Sachen begründen den Drang der kleinen Menschenkinder nach Süßem gemeinhin mit einem naturgegebenen Verlangen, schließlich sei schon die Muttermilch süß. Aber: Muttermilch ist gar nicht so süß. Zwar enthält auch sie verschiedene Zuckerarten, aber sie hat nur eine ganz leicht süßliche Note.

BESSER

Tatsächlich möchten unsere Kinder gar nicht unbedingt Süßes – wenn sie selbst entscheiden können. Das zeigte die kanadische Kinderärztin Clara Davis in ihren mittlerweile klassischen Untersuchungen. Sie ließ Kindern für ihre berühmte Studie, die 1928 im American Journal of Diseases of Children erschien, die freie Wahl zwischen 34 verschiedenen Lebensmitteln, darunter Äpfel, Bananen, Fisch, ja sogar Innereien und Knochenmark. Auch Getränke konnten sie sich aussuchen: Zur Auswahl standen Wasser, Orangensaft und Milch. Alles völlig naturbelassen, ohne Geschmacksverstärker und auch nur so süß, wie die Natur es bietet.

Das erstaunliche Ergebnis weiterer Studien bestätigt: Die teilnehmenden Kinder aßen nach ihren individuellen Bedürfnissen. Und das konnten auch einmal sieben Eier hintereinander sein. Ein Dreijähriger verschlang an einem Abend sogar ein Pfund Lammfleisch.

Nur vom Süßen wollten sie nicht übermäßig viel. Süß war nur das Obst und davon aßen die Kinder nicht mehr als von Milch, Eiern, Fett und Fleisch.

Das bedeutet: Es gibt von Natur aus kein angeborenes kindliches Verlangen nach Süßem und schon gar nicht nach Süßigkeiten. Es gibt ja in der Natur auch nichts Süßes, abgesehen von den Früchten. Es gibt keinen Schokoriegelbaum, keine wild lebenden Gummibärchen, selbst am Südpol keinen Kinder-Pinguin. Und auch Schokolinsen wachsen nirgends. Besser als diese sind also frische, reife Früchte – so wie sie gewachsen sind, nicht als Saft, nicht als **SMOOTHIES [60]**.

~~~~~~~~~~~~~~~~~~~~~ **INFO** *~~~~~~~~~~~~~~~~~~~~~*

Folgende Farbstoffe können nach der EU-Richtlinie 95/45/EG Aluminiumzusätze enthalten: Allurarot AC (E 129), Amaranth (E 123), Anthocyane (E 163), Azorubin (E 122), Beta-Apo-8'-Carotenal (C 30) (E 160e), Beta-Apo-8'-Carotinsäure-Ethylester (C 30) (E 160f), Beta-Carotin (E 160a (ii)) Beetenrot (E 162), Bixin, Norbixin (E 160b), Braun FK (E 154), Braun HT (E 155), Brillantblau FCF (E 133), Brillantsäuregrün BS (E 142), Brillantschwarz BN (E 151), Calciumcarbonat (E 170), Canthaxanthin (E 161g), Chinolingelb (E 104), Chlorophylle (E 140), Cochenillerot A (E 124), Curcumin (E 100), Eisenoxide und Eisenhydroxide (E 172), Erythrosin (E 127), Gelborange-S (E 110), Gemischte Carotine (E 160a (i)), Indigotin I (E 132), Karmin (E 120), Kupferchlorophyll (E 141), Lithorubin BK (E 180), Lutein (E 161b), Lycopin (E 160d), Paprikaextrakt, Capsanthin, Capsorubin (E 160c), Patentblau V (E 131), Pflanzenkohle (E 153), Riboflavin (E 101), Rot 2G (E 128), Silber (E 174), Tartrazin (E 102), Titandioxid (E 171), Zuckerkulör (E 150 a–d).

[07] SURIMI

Geformte Fetzen

Nahrungsmittelimitate können allergische Schocks auslösen

Kaum einer kennt sie, aber fast jeder isst sie. Niemand bestellt sie, aber sie kommen einfach, werden mitserviert, wie neulich, beim Lieblingsitaliener. In der Pizza Frutti di Mare. Oder im Meeresfrüchtesalat. Wie sie heißen? Surimi? Nie gehört. Dabei zählen Surimi zu den erfolgreichsten Nahrungsneuschöpfungen der Menschheit. Die rötlichen, krebsfarbigen Dinger, die aussehen wie Garnelen oder Teile vom Hummer und ein wenig nach Meer schmecken. Doch die Surimi-Stückchen sind bloß Imitate, aus billigen Rohstoffen hergestellt. Als Allergieauslöser sind sie neu in der Nahrungskette.

DAS STECKT DAHINTER

Der Erfolg der Surimi beruht ein bisschen auch darauf, dass das Meeresfrüchteimitat zwar allgegenwärtig, aber wenig prominent ist. Wenn die Fake-Nahrungsmittel allzu bekannt werden, kann das den Geschäftserfolg gefährden. Bei Analogkäse beispielsweise oder Klebeschinken war das so.

Nachgemachte Lebensmittel, das waren früher Produkte für Not-Zeiten. »Ersatz-Food« in Kriegen und während Hungersnöten. Die Erfinder wurden geehrt und geachtet, weil sie sich um die Lösung der Ernährungsprobleme verdient gemacht haben. Berühmtestes Beispiel: Der frühere deutsche Bundeskanzler Konrad Adenauer, der sich eine blutgefärbte Ersatzwurst

aus SOJA [63] patentieren ließ, in der Zeit des Ersten Weltkriegs erfunden. Sogar die später untergegangene DDR hatte auf diesem Gebiet Weltniveau: Nicht vorhandene Nahrungsmittel wurden einfach nachgemacht. Das Institut für Hochseefischerei und Fischverarbeitung in Rostock etwa erfand ein »Verfahren zur Herstellung körniger Proteinformgebilde« – Kunst-Kaviar aus Schlachtblutplasma. Ein Leipziger Lebensmittelchemiker avancierte mit ähnlichen Innovationen gar zu einer Stütze der DDR-Wirtschaft. Sein schönstes Kunststück gelang ihm mit Konfekt: Er ersetzte die übliche Pralinenfüllung durch eine Masse aus zähflüssig gekochten Erbsen, Zucker und Aromaten. Die Zusammensetzung galt als Geheimsache, auf dem Etikett erschienen nur analytische Daten, Fett, Kohlenhydrate, Kalorien. Ob das »kakaoähnliche Produkt« aus roten Rüben hergestellt war (Patent-Nummer DD 226 763 A1) oder aus gezuckerten Getreidekeimen (Patent Nummer DD 245 355 A1), ob gar Viehfutter oder Fischmehl beigemengt war, das konnten die Bürger des Arbeiter- und Bauern-Staates nur erahnen. Heute ist die Verwendung von gefälschten Nahrungsmitteln nicht mehr der Not geschuldet. Oft geht es um Einsparpotenziale, um die Suche nach billigeren Rohstoffen, kurz: um mehr Profit. Oder um die Haltbarkeit der Produkte in der industriellen PARALLELWELT [16] der Nahrung. Der Geschmack spielt keine Rolle, der dank industriellen AROMEN [23] ja beliebig manipuliert werden kann. Die Geschmacksstoffe aus dem Labor haben die Möglichkeiten der Imitatproduktion erheblich erweitert. Und so zum Beispiel auch den Analogkäse erst möglich gemacht. Die Aromahersteller, bei denen die Vortäuschung falscher Tatsachen sozusagen zur Kernkompetenz gehört, warben sogar damit: »Käseimitate gewinnen in vielen Märkten an Bedeutung«, so ein Aroma-Prospekt: »Ihnen den typischen und ausgereiften Geschmack eines natürlichen Käses zu geben, ist mit diesen Aromen möglich.«

Bei den Surimi ermöglicht die Geschmacks-Technologie auch die Nutzung neuer Rohstoffquellen. Der Leuchtkrebs Krill zum Beispiel, nach Schätzungen von Meeresforschern gewichtsmäßig das Tier mit dem weltweit größten Bestand, kam bisher in der Nahrungskette der Menschen nicht vor. Für Surimi kann jetzt auch er verwendet werden, genauso wie Mintai, ein naher Verwandter des Dorschs. Oder Abfälle aus der Fischverarbeitung.

Die Rohstoffe werden zerlegt, gepresst und aromatisiert, in standardisierte Blöcke aus zerkleinertem Fischfleisch ohne fischtypischen Geschmack transformiert und dann in kleine Surimi-Stückchen zerteilt. Und es braucht nur ein bisschen Technik und Chemie, um den Rohstoff in Form zu bringen, berichtete ganz nüchtern die Neue Zürcher Zeitung (NZZ): »Zunächst entfernt man maschinell den Kopf, Eingeweide und den Hauptteil der Mittelgräte. Im nächsten Arbeitsschritt wird der Fisch mehrmals gewaschen. Wasserlösliche Proteine, verschiedene Enzyme sowie Salze und weitere Verbindungen wie Formaldehyd, Blutfarbstoff, aber auch Fischfett werden dabei entfernt. Nach der Entwässerung durch eine Schraubenpresse setzt man Zucker, Sorbit und Polyphosphat in geringen Mengen zu, damit die Masse besser gefriert.«

ZUCKER [33], Sorbit, PHOSPHATE [11]: In der schönen neuen Welt der Nahrung kann man nicht einmal mehr die Abfälle »naturrein« genießen. Ein bisschen Chemie kommt schon noch dazu. Auf dem Etikett steht dann zum Beispiel: »Surimi (Krebsfleisch-Imitat aus Fischmuskeleiweiß geformt (Weizen, Ei, Fisch, Krustentiere, Soja, Stabilisatoren: E 450, E 451, E 420; Aroma, Farbstoff: Paprika, Karamell)«.

Für Allergiker ist das nicht das Richtige. Für sie sind Neuschöpfungen wie Surimi »besonders problematisch«, mahnte das Bundesgesundheitsblatt. Die Betroffenen ahnen ja nicht, was sie da zu sich nehmen.

Problematisch ist für Allergiker auch ein Enzym, das in der Lebensmittelindustrie als Klebstoff verwendet wird, bei Klebeschinken beispielsweise, aber auch bei Surimi: »Transglutaminase«. Es dient ebenso der »Veredlung« von Fisch und Fischprodukten, beispielsweise der Verwandlung von Fischabschnitten in Fischpaste. Hersteller Ajinomoto empfiehlt es auch, um (billige) kleine Jakobsmuscheln in wertvolle große Muscheln zu verwandeln. Mit Transglutaminase kann man laut Prospekt auch aus Fleischteilen ein »zusammengesetztes Steak« herstellen. Das Enzym spielt auch bei der Zöliakie eine Rolle, der chronischen Erkrankung des Dünndarms aufgrund einer Unverträglichkeit des Klebereiweißes Gluten. Die Behörden in der Schweiz lassen Transglutaminase nur dann zu, wenn das Enzym erhitzt und so unschädlich gemacht wird.

Das ist leider der Nachteil bei diesen Neuschöpfungen: Es kommen allerlei Substanzen zum Einsatz, die für den Körper eine besondere Herausforderung darstellen.

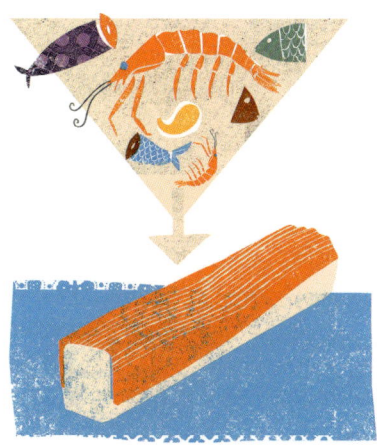

BESSER

Wenn der Körper mit Ablehnung reagiert, ist es angebracht, nach besseren Alternativen zu suchen. Eigentlich spricht natürlich nichts gegen Abfallverwertung. Es ist ja besser, Reste zu verwenden, als sie wegzuwerfen. Zu Hause! Problematisch wird es im industriellen Maßstab. Die Abfallverwertung erfreut sich in der Nahrungsindustrie neuerdings großer Beliebtheit und sogar politischer Förderung. Das Zauberwort lautet: »Nachhaltigkeit«. Doch die industrielle Variante mag vielleicht ein gutes Geschäft sein, für die Gesundheit ist sie eher weniger gut: Weil Chemikalien zum Einsatz kommen, die die Haltbarkeit der Abfälle verlängern oder die Produkte verschönen – und der Recycling-Charakter für die Kunden nicht klar ist. Gegen Nachhaltigkeit ist natürlich rein gar nichts zu sagen. Kreative Resteküche, so heißt das in der Welt der echten Lebensmittel. Und es gibt ganze Kochbücher dazu und ungezählte Internetseiten.

TIPP

Fischsuppe für lau: Holen Sie sich beim Fischhändler ein bis zwei Kilo Gräten – die gibt's umsonst. Zu Hause werden die Gräten klein gehackt. Wenn Fischköpfe dabei sind, nehmen Sie vorher die Kiemen raus. Das Ganze leicht anbraten, dann mit Wasser aufgießen, bis alles bedeckt ist. Vielleicht ein Schuss Absinth dazu oder Pernod, auf jeden Fall aber klein gehackte Zwiebel, Knoblauch, Porree, Fenchel, Lorbeer und Thymian. Alles aufkochen, abschäumen, eine knappe Stunde sanft köcheln lassen, abseihen, fertig! So schmeckt Ressourcenschonung und gesund ist es auch noch. Das Kollagen aus den Gräten hilft gegen FALTEN [97], *die* OMEGA-3-FETTE [55] *sind gut fürs* HERZ [14] *und den Geist – und glücklich sollen sie auch machen.*

[08] KARTOFFEL-PÜREE

Ein Pulver, das zu Brei wird

Selber stampfen, besser mampfen

Kartoffelpüree: auch so ein Küchenklassiker, Lieblingsspeise vieler Kinder. Leider allzu oft nicht ganz echt. Kommt aus der Tüte. Ein Pulver, das zu Brei wird. Zu Hause und in der Großküche erst recht. In der Kantine. Im Kindergarten. Im Krankenhaus. Für die Kinder ist es so nicht mehr die reine Freude, denn es schmeckt bestenfalls zweitklassig, ist nährstoffmäßig minderwertig. Und ohne Chemie geht das alles auch nicht ab. Pech für die Kleinen, die so etwas vorgesetzt kriegen.

DAS STECKT DAHINTER

Kartoffelpüree aus der Tüte ist High-Tech. Die Vorgabe ist klar: Ein Jahr muss das Püreepulver halten, so muss das sein in der Welt der Supermärkte. Ein echtes Kartoffelpüree würde das niemals schaffen, mit natürlichen Mitteln ist das völlig unmöglich. Kartoffeln werden ja im Nu braun, wenn sie an die Luft kommen. Damit das nicht passiert, kommen beim Fertigpüree Zusatzstoffe ins Spiel. Genauer: Natriummetabisulfit, E-Nummer 223, eine Schwefelverbindung. Manche Menschen reagieren darauf allergisch, bis hin zum sogenannten anaphylaktischen Schock. Es gibt aber merkwürdigerweise auch Lebewesen, die lieben solche

Schwefelstoffe, wie die Bakterien mit Namen Desulfovibrio. Je mehr Schwefel da ist, desto mehr Bakterien gibt es. Die kleinen Winzlinge sind bei Ölbohrfirmen gefürchtet, weil sie die Pipelines von innen her anfressen können. Und sie vermehren sich auch prächtig im DARM [98] von Menschen, die gern Pulverpüree und ähnliche schwefelhaltige Produkte essen. Wenn die Bakterien genug von ihrer Leibspeise Schwefel bekommen, werden sie immer mehr – und können die Darmwand anfressen. Die Folge: Der Darm wird durchlöchert, es kommt zum »Leaky Gut Syndrome« (etwa: »Löchriger-Darm-Syndrom«). Und wenn der Darm durchlöchert ist, können Krankheitserreger, Allergene, Schadstoffe ungehindert ins Körperinnere eindringen. Selbst HYPERAKTIVITÄT [44] kann durch einen löchrigen Darm gefördert werden. Pulverpüree aber enthält noch weitere Chemikalien. Industrielles AROMA [23] beispielsweise. Es soll Geschmack vortäuschen, wenn es an der entsprechenden Qualität fehlt. Das Aroma kann auch einen gewissen einheitlichen Markengeschmack erzeugen, damit die Leute auf ein bestimmtes Pulverpüree geprägt werden. Noch so ein Kampf gegen die Natur: Einheitsgeschmack, jedes Jahr gleich, das gibt es in der Natur nicht. Kartoffeln schmecken ja, wie jedes Naturprodukt, mal so und mal so.

Aroma kann außerdem dazu dienen, Qualität vorzugaukeln: Das Püree soll besser scheinen, als es ist. Das stieß einmal den Prüfern von der Stiftung Warentest übel auf. Sie spürten bei einem Markenpüree, laut Reklame mit »feinem Buttergeschmack«, ein »zugesetztes Butteraroma deutlich fremdartiger Ausprägung« auf. Die Laboranalyse ergab: »Das verwendete Aroma ist nicht natürlich und auch von schlechter Qualität.« Es diente, wie so oft, dazu, minderwertige Zutaten zu kaschieren. In diesem Fall waren statt echter guter Butter billige pflanzliche Fette zu-

gesetzt worden. Was die Warentester auch noch fanden: sogenannte TRANSFETTE [43]. Die sind umstritten, weil sie unter anderem dick machen und das Risiko für Herzkrankheiten erhöhen können. Bei Kartoffelpüree im Babygläschen entdeckten die Warentester sogar hormonell wirksame Chemikalien, die aus der Plastikbeschichtung im Deckel der Gläschen stammten. Etwas dagegen fehlt im Pulverpüree: Nährwert. So ergaben Messungen eines Hamburger Lebensmittellabors, dass hausgemachtes Kartoffelpüree doppelt so viel Vitamin C enthielt (6 Milligramm pro 100 Gramm) wie Pulverpüree. Biopulverpüree war übrigens genauso minderwertig wie konventionelles, was der Hersteller damit begründete, dass »die Verarbeitungstechnologie nahezu identisch« sei.

BESSER

Vollen Nährwert und volle Kontrolle über die eingesetzten Zutaten gibt es bei selbst gemachtem Püree. Plastikhormone gibt's natürlich auch nicht, wenn Mama oder Papa den Brei selbst stampfen. Das hausgemachte Kartoffelpüree, natürlich mit echter Butter, ist interessanterweise auch für den Organismus besser. Denn der Blutzuckerspiegel steigt weniger stark. Der GLYKÄMISCHE INDEX [74], der diesen Anstieg angibt, liegt bei Pulverpüree bei 90, bei selbst gemachtem nur bei 80. Butter sorgt dabei nicht nur für den feinen Geschmack, sondern sie bremst auch den Blutzuckeranstieg.

TIPP

Kartoffelpüree selbst stampfen, das geht zackzack: Kartoffeln schälen, klein schneiden, kochen. Wasser raus, ein bisschen Milch rein, Butter dazu und eine Prise Muskat. Jetzt nur noch mit dem Kartoffelstampfer zerdrücken, mit dem Schneebesen durchrühren, fertig!

[09] TIEFKÜHL-KOST

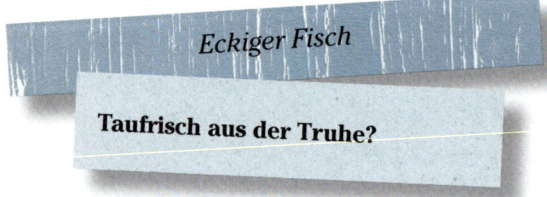

Eckiger Fisch

Taufrisch aus der Truhe?

Frischer als frisch soll er sein, der Spinat aus der Kühltruhe. Und so grün! Popeyes Lieblingskost ist wohl das prominenteste Exemplar aus dem Froster. Aber Essen aus der Tiefkühltruhe gewinnt auch so immer mehr Freunde. Es ist praktisch, geht schnell und schmeckt oft gar nicht mal schlecht. Vitamine sollen, so versprechen es die Hersteller, weitgehend erhalten bleiben. Aber natürlich ist der Spinat aus dem Froster ein Klimakiller. Und manchmal ist auch Chemie im Spiel, mitunter sind sogar Schadstoffe enthalten.

DAS STECKT DAHINTER

Frostkost ist nicht nur praktisch. Sie steht auch für eine tiefgreifende Transformation der Esskultur. Typisches Beispiel: die Fischstäbchen. Bei der Verwandlung der Meeresbewohner zur eckigen Figur verändert sich nicht nur die Form und das Verhältnis der vor allem kindlichen Konsumenten zum Fisch, sondern auch der Inhalt. Der Fisch wird verformt, mit Panade umhüllt und damit, so kritisieren die Ernährungsexperten, auch ganz schön fettig. Fünf Stäbchen aus der Pfanne enthalten durchschnittlich 17,2 Gramm Fett – das sind fast 80 Prozent der Fettmenge, die Kinder bei einer Hauptmahlzeit höchstens essen sollten. Mitunter finden sich in der Tiefkühlkost auch ganz überraschende Zutaten: ZUCKER [33] beispielsweise, der in den Aufbackbrötchen zum Frühstück genauso steckt wie in der PIZZA [01], wo gleich ein ganzes Sortiment von verschiedenen Süßungsmitteln für Geschmack sorgt. Zurück zum Tiefkühlspinat. Er gilt als vitaminhaltiger als Frischkost, doch Studien konnten dies nicht unbedingt bestätigen. In Untersuchungen wurde meist nur der Gehalt an Vitamin C in frischem Gemüse und der gefrosteten Variante verglichen. Der Verlust an anderen Vitaminen und an Mineralstoffen durch Garen wurde hingegen nicht weiter berücksichtigt. Bei der Tiefkühl-Kost bleiben auch durchaus nicht alle Vitamine erhalten.

Zur Herstellung von Tiefkühlgemüse, wie Erbsen, Möhren oder Blumenkohl, wird die Rohware direkt nach der Ernte verlesen, gewaschen, geputzt, eventuell geschält und zerkleinert und kurz in reichlich Wasser erhitzt, also blanchiert. Doch durch den Blanchiervorgang kommt es auch zu einem Verlust an wasserlöslichen Vitaminen. Und Mineralstoffe gehen ebenfalls verloren, schwimmen mit der Garflüssigkeit durch den Ausguss.

Und zu Hause geht es weiter: Beim Zubereiten von Frost-Kost, dem Dünsten oder Kochen in der Küche, kommt es zu weiteren Einbußen an Vitaminen und Mineralstoffen. Zwar gibt es Untersuchungen an tiefgefrorenen Bohnen, die bei Vitamin C höhere Werte als die Frischware erzielten. In anderen Studien wurden für Spinat, Erbsen und Rosenkohl im Tiefkühlformat allerdings sogar niedrigere Werte gefunden. Und: Die Vitamine halten im Froster auch nicht für die Ewigkeit. Nach sechs Monaten beginnen sie zu zerfallen.

Auch Vitamine wie die vor allem für Frauen mit Kinderwunsch wichtige Folsäure sind in

Tiefkühlkost reduziert. Oft enthält sogar Dosenkost noch mehr davon.

Chemie kommt bei Tiefkühlkost ebenfalls wieder ins Spiel, wie zum Beispiel bei der Pizza oder bei den **POMMES FRITES [04]**. Tiefgefrorene Fertiggerichte enthalten oft eine ganze Ladung von Zusatzstoffen, vom **AROMA [23]** bis zur Zitronensäure. Nicht zu vergessen die gefürchteten **PHOSPHATE [11]**, die neuerdings als Altersbeschleuniger in Verruf geraten sind.

Auf der anderen Seite, so verlangt es die Tiefkühlkultur, müssen gesunde Inhaltsstoffe entfernt werden, weil sie nicht die geforderte Dauerhaltbarkeit mitbringen. Das gilt zum Beispiel für die **OMEGA-3-FETTSÄUREN [55]**, die für Herz, Hirn, Augen und Wohlbefinden wichtig sind. Bei einer Konferenz in der Schweiz klagten nach einem Bericht der Neuen Zürcher Zeitung die anwesenden Fachleute: »Solches Fett« sei »für die Herstellung lang haltbarer Produkte (tiefgekühlte Pizza) nicht geeignet.«

BESSER

Am besten ist Gemüse, wenn es frisch geerntet wird, so wie auf dem Wochenmarkt, wo der Gärtner es im besten Fall morgens gepflückt

hat. Frischer kaufen geht nicht, im Supermarkt schon gar nicht. Dort hat das Gemüse meist schon eine lange Reise hinter sich, bis es endlich im Regal liegt. Am allerfrischesten ist natürlich das Gemüse aus dem eigenen Garten. Das ist am allerbesten. Unschlagbar. Das zeigen sogar die Studien zu Tiefkühlkost, die oft von der Tiefkühl-Industrie finanziert werden.

Die Vitaminverluste können zu Hause auch weiter minimiert werden: So wird das Gemüse im Haushalt frisch zubereitet und muss nur einmal gegart werden – nicht eigens noch blanchiert, wie bei der Tiefkühlkost.

TIPP

Überraschenderweise dauert es bei vielen Gerichten gar nicht übermäßig lang, wenn man sie selbst zubereitet. Sogar beim Spinat: Blattspinat kaufen, waschen, der Strunk kann ruhig dranbleiben, der schmeckt sogar ganz gut. Im Topf ein bisschen Butter erhitzen, Spinat dazu. Er zerfällt dann im Nu, muss nur ein paarmal gewendet werden. Je nach kulinarischer Orientierung ein bisschen Sahne dazu oder klein gehackten Ingwer und Knoblauch. Kurz mitkochen lassen. Fertig!

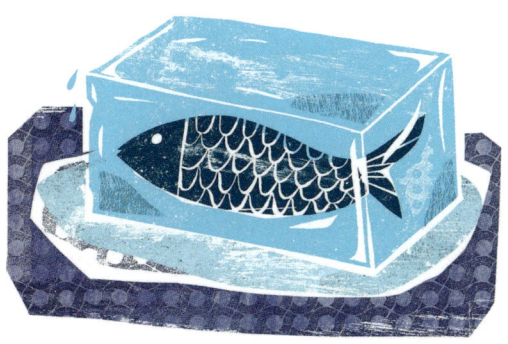

Für Notfälle ist es mitunter trotzdem praktisch, ein bisschen tiefgekühltes Gemüse im Kühlschrank zu haben, aber pur. Blumenkohl zum Beispiel oder Champignons. Gibt es sogar in der **BIO**-Variante **[84]** – geschmacklich okay und natürlich ohne chemische Zusatzstoffe. Übrig gebliebenes Gemüse lässt sich so ebenfalls aufbewahren. Oder Schnittlauch, schon fertig in Röllchen geschnitten. Auch Gartenbesitzer sind je nach Saison ganz froh über den Froster. Wenn sich die Bäume vor Zwetschgen oder Kirschen biegen, ist einfrieren natürlich besser als wegschmeißen.

[10] CLEAN LABEL

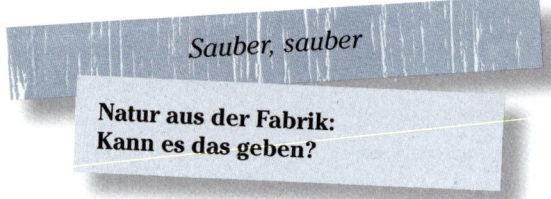

Sauber, sauber

**Natur aus der Fabrik:
Kann es das geben?**

»Das war Detektivarbeit«, sagt Professor Carsten Bindslev-Jensen, nachdem er seine erste ausführliche Recherche abgeschlossen hatte. Eine seiner Patientinnen hielt eine Backmischung in Händen, als sie zu ihm in die Klinik kam. Sie hatte einen sogenannten anaphylaktischen Schock erlitten, der im Extremfall binnen Minuten tödlich enden kann. In diesem Fall hatte die Frau auf eine Zutat reagiert, die sie zu kennen glaubte: »Weizen« stand auf dem Etikett. Doch es war kein wirklicher Weizen, sondern eine chemisch verwandelte Form mit völlig neuen Eigenschaften – darunter auch der Fähigkeit, Menschen zu schädigen, die sich bisher ganz robust wähnten.

DAS STECKT DAHINTER

Der dänische Professor gehört zu einem europäischen Netzwerk von Allergieforschern, die sich in der Europäischen Stiftung für Allergieforschung (ECARF) zusammengeschlossen haben, deren Zentrale sich an der Berliner Charité. befindet. Mit Erfindungen wie dem »künstlichen« Weizen haben Allergologen wie er jetzt immer häufiger zu tun. Es sind Nahrungszusätze, die als natürlich gelten und nicht als Zusatzstoffe. Sie gelten als »Lebensmittel«,

auch wenn sie mit High-Tech-Methoden verändert worden sind und etwa mit normalem »Weizen« nicht mehr viel gemein haben. Es handelt sich um sogenannte Clean-Label-Ingredienzen: Zutaten für das »Saubere Etikett«. Weil die Verbraucher Chemie im Essen eklig finden, hat die Industrie mit einer groß angelegten Säuberungswelle reagiert. Gesäubert werden allerdings nur die Etiketten, auf denen die hässlichen chemischen Namen, die E-Nummern, verschwinden. Das Essen wird dagegen nicht sauber. Es kommen nur andere Zusätze rein: »Clean-Label«-Zusätze, wie der verwandelte Weizen, an dem die Patientin von Professor Bindslev-Jensen fast gestorben wäre. Zusatzstoffe haben zu Recht einen schlechten Ruf. Sie können zu Vergesslichkeit führen, zu **HYPERAKTIVITÄT [44]** und Lernstörungen. Das **GEHIRN [41]** ist durch sie bedroht, genau wie das Immunsystem. Und: Sie stehen als Dickmacher unter Verdacht.

Deshalb lehnen immer mehr Menschen Zusatzstoffe ab. Tatsächlich aber bekommen sie sie jetzt immer öfter, ohne es zu wollen, ja ohne es zu ahnen. Als »Clean-Label«-Zutaten, weil deklarationspflichtige Zusätze einfach durch solche ersetzt werden, die auf dem Etikett nicht erscheinen müssen.

Ganz ohne Zusatzstoffe geht es in der industriellen **PARALLELWELT [16]** einfach nicht. Die Food-Konzerne können keine echte Natur liefern. Food-Fabriken sind ja keine Gärtnereien. Für ihre Produkte sind sie auf Zusatzstoffe angewiesen, die die Produkte haltbar machen. Weil die Verbraucher keine E-Nummern wollen, verwenden die Hersteller jetzt völlig neue Stoffe, die unter unverfänglichen Namen auf dem Etikett erscheinen: »Weizen« etwa oder »Weizenprotein« oder »Milcheiweiß«. Die neuen Zutaten stellen Allergiker vor ganz neue Herausforderungen – und ihre Ärzte auch.

Welche weitere Gesundheitsrisiken mit den »Clean-Label«-Zutaten verbunden sind, ist unbekannt. Sie müssen als »Lebensmittel« ja nicht zugelassen und auch keiner Gesundheitsprüfung unterzogen werden. Manche Fachleute sehen daher Handlungsbedarf, etwa bei der Zulassung und der Kennzeichnung. Es ist in der Tat schwer zu verstehen, warum beispielsweise Paprikaextrakt als Zusatzstoff gilt (E 160c), Rote-Bete-Pulver hingegen nicht. Oder noch besser: Curcumin hat, als »natürlicher Farbstoff«, eine E-Nummer (E 100), der Curcuma-Extrakt hingegen nicht.

Einstweilen gibt es aber kaum Aussichten, dass die Verbraucher klarere Kennzeichnungen bekommen. Die Behörden haben nicht vor, irgendetwas an der gegenwärtigen Situation zu ändern. So teilt das Bundesverbraucherschutzministerium auf Anfrage mit: »Es gibt grundsätzlich keine Bestrebungen, den Bereich der nicht zulassungsbedürftigen Lebensmittelzutaten weiter zu regeln.«

BESSER

Eigentlich ist es für die Food-Fabriken völlig unmöglich, das zu liefern, was die Verbraucher gern hätten: natürliche Lebensmittel. In den Fabriken wachsen und reifen schließlich keine frischen Lebensmittel.

Es gibt entweder natürliche oder industrielle Nahrungsmittel. Und die Produkte aus der Fabrik müssen den Sachzwängen der industriellen Parallelwelt genügen. Sie müssen lange haltbar und vor allem billig sein.

Natur ist: ein Apfel, eine Möhre, ein Huhn. Ohne chemische Mittelchen. Wer als Verbraucher Natur will, muss auf Natur bestehen. Die eine Möglichkeit ist: echte Lebensmittel kaufen oder sie sogar selbst anbauen. Denn was es nicht gibt, ist Natürlichkeit aus industrieller Herstellung.

[11] PHOSPHATE

Schneller altern

Bislang galten sie als harmlos, jetzt als hochgefährlich

Natürlich bereut Petra Brand, Landschaftsgärtnerin vom Bodensee, im Nachhinein, dass sie nicht schon früher auf die Zusatzstoffe geachtet hatte, die ihr aufs Herz schlugen: die sogenannten Phosphate. Doch es gibt keine Warnhinweise, nicht auf den Packungen, nicht im Supermarkt und auch nicht im Restaurant. Als sie die Folgen bemerkte, war es auch zu spät. Die Diagnose: Aortenklappenstenose. Die Phosphate haben dazu geführt, dass ihre Herzklappen verkalkt sind.

DAS STECKT DAHINTER

Petra Brand wäre nie auf die Idee gekommen, dass Zusatzstoffe im Essen solche Folgen für die Gesundheit haben können: »Das mit den Phosphaten wusste ich vorher gar nicht. Das soll bei mir eine Folge der Phosphate sein, dass die Herzklappe nicht mehr richtig mitmacht. Ich hab mich da nie so genau damit beschäftigt, wo das überall drin ist.«

INFO

Phosphorverbindungen, die das Herz schädigen können, werden unter zehn verschiedenen E-Nummern eingesetzt: E 338 bis 341, E 450a, b und c, E 540, 543 und 544. Außerdem zählt zu dieser Gruppe die Phosphorsäure in COLA [29] *sowie Zusätze mit Namen wie »Dikaliumphosphat« oder auch »Tetrakaliumdiphosphat«.*

Die Stoffe, die Petra Brands Herz angegriffen haben, sind weitverbreitet. Es sind Zusatzstoffe, mit denen jeder in Kontakt kommt. Sie stecken schon in der Babyfertigmilch, in der Wurst vom Metzger, im Schinken aus dem Supermarkt. In den Crackers und in der Cola. Sie finden sich im Brötchen von **HAMBURGERN [01]**, in **POMMES FRITES [04]** und in der Currywurst, die es im Bordbistro der Deutschen Bahn gibt. Auch in den Regalen im Supermarkt sind sie allgegenwärtig. In der fertigen Pasta mit Pilzsauce, in der Tiefkühl-**PIZZA [02]**. Bei Petra Brand stecken sie in dem Fertigcappuccino, den sie immer gekauft hatte.

Phosphate haben eine atemberaubende Karriere gemacht. Bisher galten sie als harmlos, doch jetzt zählen sie zu den potentesten Schadstoffen unter den Nahrungszusätzen. Das Deutsche Ärzteblatt warnte schon vor dem »Gesundheitsrisiko durch Phosphatzusätze in Nahrungsmitteln«, sieht in der »verbreiteten Verwendung von Phosphat als Nahrungsmittelzusatzstoff« ein »vermeidbares Gesundheitsproblem von bislang unterschätztem Ausmaß«. Phosphate sind zwar für den Menschen schädlich, bei den Food-Fabriken aber sehr beliebt, weil sie vielseitig einsetzbar sind. Sie verbessern die Haltbarkeit von sterilisierter, ultrahocherhitzter und eingedickter Milch und sorgen dafür, dass Milchpulver nicht verklumpt. In der Wurst dienen sie als Konservierungsmittel, beim Cheeseburger sind sie Teil des Schmelzsalzes im Käse. Mit Phosphaten lassen sich Teige leichter verarbeiten, Brot und Kuchen gehen stärker auf und werden größer. In der Cola hat die Phosphorsäure unter anderem die Aufgabe, die Farbe zu erhalten: »Ohne Phosphatzusatz wären Cola-Getränke pechschwarz«, schrieb das Ärzteblatt.

Den menschlichen Organismus können Phosphate jedoch vielfältig und nachhaltig schädigen. Sie schwächen zum Beispiel die Knochen. Cola gilt daher schon seit Langem als »Knochenkiller«, der schon bei jungen Menschen zu Osteoporose führen kann, der Knochenschwäche, die bisher vor allem die Oma plagte. Phosphate schaden aber auch dem Herzen, weil sie zu Verkalkung (Arteriosklerose) führen. Sie greifen ganz unmerklich in die hormonellen Steuerungsabläufe im Körper ein und programmieren sozusagen die Zellen um, sodass diese in den Blutbahnen sich fortan wie Knochenzellen verhalten und Kalkablagerungen bilden. Diese Vorgänge sind womöglich nur Teilaspekte einer Kaskade von Phosphatfolgen, die das Ärzteblatt unter dem Generalverdacht zusammenfasst, dass durch den Zusatz »sogar Alterungsvorgänge beschleunigt« würden. Der japanische Forscher Makoto Kuro-O bezeichnet Phosphat als das »Signalmolekül des Alterns«. Eine koreanische Studie von Professor Myung-Haing Cho aus dem toxikologischen Labor der Universität in Seoul fand sogar einen Zusammenhang zwischen Phosphaten und Lungenkrebs.

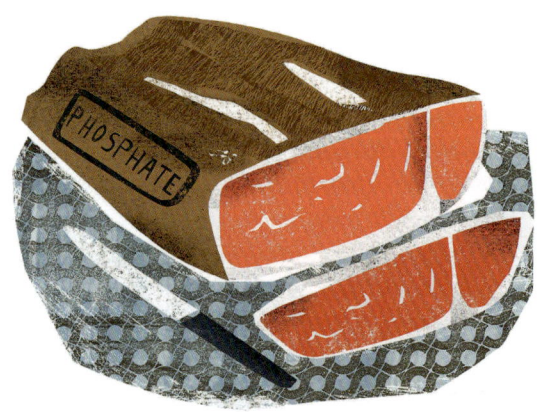

Die Hersteller phosphathaltiger Nahrungsmittel indessen fühlen sich für die Auswirkungen auf die Gesundheit nicht verantwortlich. Die Firma Coca Cola etwa sieht sich nicht in der Pflicht, wenn es um Folgeschäden geht wie den Knochenschwund bei den Kleinen. »Bei Phosphorsäure (E 338) handelt es sich um einen europaweit zugelassenen Zusatzstoff. Die gesetzliche Unbedenklichkeit als Zusatzstoff ist somit amtlich verbürgt«, verlautbarte die Firma auf Anfrage. Im Übrigen müsse auch kein Mensch so viel Cola trinken, dass es seiner Gesundheit schade.

BESSER

Wer vorzeitiges Altern und die damit einhergehenden Gebrechen vermeiden möchte, sollte früh anfangen, einen weiten Bogen um die Phosphate zu machen. Schon die Babymilch aus dem Fläschchen enthält Phosphat, genauso die »Kindermilch« oder »Kleinkind-Milch« ab 1 Jahr. Nach einer Studie der EU-Kommission zum Verzehr von Lebensmittelzusatzstoffen nehmen die Kleinen bei Phosphorsäure und Phosphaten bis zum 1,7-Fachen der akzeptablen Menge auf.

Unproblematisch ist offenbar das Phosphat, das von Natur aus in der Nahrung vorkommt, beispielsweise in Fleisch, Kartoffeln oder auch Käse, Joghurt, Nüssen und Eiern. Dieses natürliche Phosphat, so das Ärzteblatt, sei gesundheitlich weniger bedenklich. Denn zum einen enthält die natürliche Nahrung Phosphat in weitaus geringeren Mengen als Fertiggerichte und Industrie-Food. Zum anderen wird das »natürliche« Phosphat vom Körper weniger aufgenommen (»resorbiert«). Das meiste wird ausgeschieden, ohne schädliche Folgen. Wer also echte Lebensmittel bevorzugt, bleibt länger jung – oder hat zumindest kein Problem mit den Zutaten, die das Altern beschleunigen.

[12] ALLERGIE

Schmutzimpfung fürs Baby

Natürliche Nahrung stärkt das Immunsystem

Manchmal sind sie nur lästig und unangenehm, verursachen Ausschläge, Niesen oder eine triefende Nase. Manchmal bestimmen sie aber auch das ganze Leben und schränken die Nahrungsauswahl mehr oder weniger deutlich ein. Und in einigen Fällen führen sie sogar zum Tode, und zwar binnen weniger Minuten. Allergien sind längst zur Volkskrankheit geworden. Jeder Dritte gilt als Allergiker, bei Kindern zählen über 40 Prozent zumindest latent zu den Allergikern.

DAS STECKT DAHINTER

In der Welt der echten Nahrungsmittel ist es für Allergiker nicht allzu schwer, die problematischen Stoffe zu umgehen: Ein Apfel ist ein Apfel, ein Fisch ein Fisch. Erdnuss ist Erdnuss. Besondere Probleme bereiten den Betroffenen allerdings die komplexen Produkte der Nahrungsindustrie. Immer wieder kommt es zu Todesfällen, sogenannten anaphylaktischen Schocks, weil im Essen versteckte Allergieauslöser enthalten sind. In der PIZZA [02], im HAMBURGER [01], im EIS [26]. Das Bundesgesundheitsblatt warnte deshalb immer wieder vor »unter Umständen lebensbedrohlichen Schockreaktionen« durch die unsichtbaren Allergene. Insbesondere in Fertiggerichten: »Der Genuss von Lebensmitteln, die nicht selbst zubereitet werden, stellt für Allergiker ein nicht kalkulierbares Risiko dar.«

Beispiel **SURIMI [07]**, jenes Meeresfrüchteerzeugnis, das aus verschiedenen Rohstoffen vom Leuchtkrebs Krill bis zum Abfall aus Fischfabriken gewonnen wird, umgeformt, standardisiert, aromatisiert und eingefärbt, um dann sozusagen als Hummervertreter auf der Pizza aufzutreten oder im Meeresfrüchtesalat. Zahlreiche Lebensmittelzusatzstoffe können Allergien oder andere Lebensmittel-Intoleranzen auslösen, allen voran die sogenannten Sulfite (E 220–228). Nach einem Todesfall in Kanada wurde die Verwendung von Schwefelzusätzen in Restaurants untersagt.

Auch Farbstoffe können anaphylaktische Schocks auslösen, etwa Patentblau V (E 131) oder Karminrot (E 120). Allergologen berichteten von teilweise schweren Anaphylaxien nach dem Genuss von Campari. Ursache: Der darin enthaltene Farbstoff. Auch der Zuckerersatz Mannit (E 421) kann in sehr seltenen Einzelfällen die Ursache allergischer Reaktionen sein. Eine indische Studie beschreibt den Fall einer 32-jährigen Frau, die einen schweren anaphylaktischen Schock mit Nesselsucht, Gefäßödemen, Atemnot bis hin zur Bewusstlosigkeit erlitt, nachdem sie eine Antibiotika-Kautablette zu sich genommen hatte, die Mannit enthielt. Manche Konsumenten reagieren auch auf Maltit, die Süße mit der E-Nummer 421, mit einem solchen anaphylaktischen Schock. Oder auf Glutamat: auch der **GESCHMACKSVERSTÄRKER [21]** kann anaphylaktische Schocks hervorrufen. Sogenannte Transfette spielen nach neueren Erkenntnissen ebenfalls nicht nur bei Übergewicht und Herzproblemen, sondern auch bei der Entstehung von Allergien und Asthma bei Kindern eine Rolle.

Eine neue Bedrohungslage entsteht durch den Trend zur »Natürlichkeit«, auf den die Nahrungsindustrie mit neuen Produkten und Zusätzen reagiert, die nicht deklariert und auch nicht auf ihre gesundheitliche Wirkung hin überprüft werden müssen, die sogenannten **CLEAN-LABEL**-Produkte [10]. »Natur«-Produkte wie etwa Weizen werden mit High-Tech-Methoden behandelt und für die Einsatzzwecke in der Food-Industrie passend gemacht, wobei sich die Eigenschaften verändern und auch allergene Elemente entstehen können.

Selbst scheinbar Gesundes wie etwa **VITAMIN**Präparate [54] können zu Schockreaktionen führen. In einem Fall, von dem eine Studie aus Taiwan berichtet, war solch ein Schock bei einem 15-jährigen Jungen eindeutig auf Riboflavin (E 101) zurückzuführen. Es war in einem mit Vitaminen angereicherten Saftgetränk und einer Multivitamintablette enthalten. US-Kinderärzte haben in einer Studie mit 8000 Kindern nachgewiesen, dass die Einnahme von Multivitaminpräparaten das Allergierisiko erhöht. Je früher, desto mehr. Erklärt wird das dadurch, dass die künstlichen Vitamine die Aktivität der Immunzellen beeinflussen könnten.

BESSER

Das Immunsystem scheint bei Allergien eine Schlüsselrolle zu spielen. Es arbeitet umso besser, je näher die Natur ist – und ruhig auch ein bisschen Schmutz. So sind Kinder, die auf Bauernhöfen aufwachsen, im Stall spielen und frische Kuhmilch trinken, offenbar besser vor Allergien geschützt. Dadurch sei das Immunsystem der Kinder besser ausbalanciert. Das ergaben zahlreiche Studien, bei denen die Allergie-Anfälligkeit von Bauernkindern untersucht wurde. Die Bauernhof-Forscher wollen deshalb den Schmutz, den sie als Schutz gegen Allergien betrachten, den Babys künstlich zuführen – als Impfstoff für eine Schmutzimpfung sozusagen. »Wir haben Dreck im Stall abgekratzt und daraus Extrakt gewonnen«, berichtete Erika von Mutius vom Haunerschen Kinderspital der

Ludwig-Maximilians-Universität München, eine der Bauernhof-Forscherinnen. »Wir gehen heute davon aus, dass das lernfähige Immunsystem der Kinder früh herausgefordert werden muss, damit es eine gesunde Balance zwischen Toleranz und Abwehr lernt«, sagt die Kinderärztin. So sind sie auf die Idee mit der Schmutzimpfung verfallen.

Eine naturnähere Ernährung wäre womöglich effektiver und weniger riskant. Sie präpariert das Immunsystem auf sanftere Weise. Muttermilch zum Beispiel, die natürlichste Nahrung für den Säugling, wirkt wie eine Stärkung für das kindliche Immunsystem. Schluck für Schluck erhält das Baby Abwehrstoffe gegen all die Krankheiten, die die Mutter zeit ihres Lebens durchgemacht hat. Muttermilch liefert darüber hinaus jede Menge Antikörper, die körperfremde Stoffe erkennen, blockieren und so das Risiko, an einer Lebensmittelallergie zu erkranken, um mehr als 50 Prozent senken können.

Auch nach dem Stillen muss ein Kind nicht Gläschenkost futtern, die sterilisiert wird, damit der Brei im Supermarkt länger hält und die Kleinen nicht mit Krankheitserregern konfrontiert werden. Durch die keimfreien Gläschen fehlen den Kindern die »Sparringspartner« fürs Immunsystem, die die Schmutzimpfung nun liefern soll.

TIPP

Statt einer Impfung mit Schmutz könnte man den Kleinen auch einen selbst gemachten Brei anbieten. Pastinake, Möhren, Spinat oder Apfel mit wenig Wasser weich köcheln und mit dem Kochwasser und 1 Teelöffel Rapsöl pürieren. Oder ganz einfach das, was die Großen essen: Kurz mit dem Pürierstab zu Brei verarbeitet. Vielleicht noch ½ Teelöffel LEINÖL [89] *dazu: Das kann das Allergierisiko weiter verringern.*

[13] NIERE

Reif für die Kläranlage

Zucker und Zusatzstoffe: Ab in die Entsorgung

Hallo? Denkt eigentlich einmal irgendjemand an seine Nieren? Beim Fertig-Cappuccino aus dem Supermarkt? Bei der Cola? Oder bei den Chicken McNuggets? Niemand? Niemand! Schon gar nicht beim genüsslichen Verspeisen von Junk Food. Dabei sind die Nieren die »Kläranlage des Körpers«. Sie sind zuständig für die Entsorgung von Stoffen, die in unserem Organismus nichts zu suchen haben. Und sie sind gerade im Zeitalter von Fast Food und Industrienahrung besonders gefordert – weil sie vieles, was heute angeblich als essbar gilt, als Müll entsorgen müssen.

DAS STECKT DAHINTER

Die Nieren sind für die Entgiftung zuständig. Und überraschenderweise betrachten sie viele Stoffe, die ganz legal als Lebensmittel oder Nahrungszusätze verkauft werden dürfen, als Gift. Weil solche Stoffe mit der modernen Industrienahrung immer häufiger in den Körper gelangen, werden die Nieren immer mehr strapaziert. »Es gibt ja keine Müllhalde im Körper«, sagt Dr. Axel Versen, Arzt und Spezialist für Nierenkrankheiten in Friedrichshafen am Bodensee, der häufig Patienten mit Nierenproblemen behandelt – beispielsweise infolge von PHOSPHATEN [11]. Auch diese völlig legalen Zusätze in Supermarktnahrung sind aus der Perspektive der Niere Gift. ZUCKER [33] scheint ebenfalls so ein Fremdstoff zu sein, der im Übermaß das

Klärwerk überfordert. Die Zuckerkrankheit Diabetes jedenfalls führt, unter anderem, schließlich auch zu »Niereninsuffizienz«. Der Zuckerkritiker Max Otto Bruker sah den Zucker als Hauptverdächtigen bei vielen Störungen, unter anderem auch bei Nierensteinen.

Während Zucker für viele als »Grundnahrungsmittel« gilt, ist er für die Nieren nur eins: Gift. Auch der vermeintlich gesündere Fruchtzucker FRUKTOSE [37] kann Nierenkrankheiten verursachen, wie verschiedene Untersuchungen ergaben. Nach Ansicht von Professor Richard J. Johnson vom Zentrum für Nierenkrankheiten an der Universität im US-Bundesstaat Colorado sollte Fruktose als »Umweltgift« angesehen werden.

SÜSSSTOFFE [35] sind auch nicht besser: Sucralose (E 955) etwa, die als unschädlich gilt, hat dennoch bei Tierversuchen in hohen Dosen unter anderem die Niere vergrößert.

Viele der üblichen Chemikalien im Essen, die Zusatzstoffe mit den E-Nummern, können auf die Nieren gehen. Sogar ein scheinbar harmloses Rot, das Cochenillerot A (E 124). Auch die in Limonaden und Fertiggerichten beinahe allgegenwärtige Zitronensäure (E 330) kann bei Erkrankungen der Nieren – wie auch der Leber – eine Rolle spielen.

Selbst Zusätze, die als gesund propagiert werden, sieht der Körper oft als Entsorgungsproblem. VITAMIN C [54] zum Beispiel. Immer mehr Ärzte in Europa und den USA berichten von Nierensteinen bei Patienten, die täglich mehr als 1,5 Gramm davon geschluckt haben. Nierensteine können jedoch auch die Folge einer Vitamin-D-Vergiftung sein. Oder von einer Überdosis Cranberrysaft. Sogar zu viel GRÜNTEE [88] kann, in einer Dosis von mehr als zehn Tassen am Tag, die Nieren schädigen. Genauso zeigten Fütterungsversuche bei genverändertem Mais Veränderungen an den Nieren.

Die Belastung der »Kläranlage« im Körper beginnt früh: schon bei der Nahrung für die Kleinsten, in den Fläschchen: So darf zum Beispiel der Muttermilchersatz mit der Bezeichnung »2« frühestens im fünften Lebensmonat ins Fläschchen kommen. Andernfalls werden die Nieren des Babys zu stark belastet. Was die Babynahrungskonzerne sozusagen als Nektar für die Kleinsten anpreisen, betrachtet deren winziger Körper offenbar als entsorgungspflichtigen Fremdstoff.

BESSER

Für die Nieren ist es natürlich besser, wenn sie mit den potenziell schädlichen Stoffen erst gar nicht behelligt werden. Je weniger Schadstoffe durch das Organ geschleust werden müssen, um so besser für die Kläranlage – und umso länger und besser kann sie ihren Dienst tun. Aber selbst wenn die Nieren schon geschädigt sind, können manche Lebensmittel offenbar ihre Funktion verbessern, wie zum Beispiel LEINÖL UND LEINSAMEN [89]. Der Mediziner William F. Clark aus dem kanadischen London in der Provinz Ontario verabreichte über zwei Jahre täglich 30 Gramm Leinsamen an chronisch Nierenkranke. Bei jenen, die die Leinsamendiät konsequent einhielten, konnten deutlich verbesserte Nierenwerte (»Kreatininwerte«) gemessen werden. Bestätigt wurden diese positiven Effekte auch durch Tierversuche an Ratten mit Nierenentzündung.

Der nierenschützende Mechanismus des Leinsamens ist noch nicht so richtig aufgeklärt. Möglicherweise spielt auch der blutdrucksenkende Effekt eine Rolle, der die Niere zusätzlich vor Schäden schützt. Und natürlich die in Leinsamen reichlich enthaltenen OMEGA-3-FETTE [55]. Denn diese Fette haben, wie mehrere Studien ergaben, unter anderem auch nierenschützende Effekte.

[14] HERZ

Futter fürs Zentralorgan

**Was ist gut für die Pumpe?
Und was ist von Schaden?**

Sie hing mit Freunden in einem Einkaufszentrum ab und hatte zwei Dosen ENERGYDRINKS [28] getrunken. Am nächsten Tag erlitt sie einen Herzinfarkt, sechs Tage später war sie tot. Offizielle Todesursache: Herzrhythmusstörungen aufgrund von Koffein im Energydrink. Die 14-jährige Anais Fournier aus der 40 000-Einwohner-Stadt Hagerstown im US-Staat Maryland hatte allerdings auch schon eine Vorschädigung, einen angeborenen Herzklappenfehler (Mitralklappenprolaps), ein Herzleiden, das bei fünf Prozent aller Amerikaner vorkommt und ihnen im Alltag normalerweise keine Probleme bereitet. Wenn kein Energydrink kommt.

DAS STECKT DAHINTER

Was ist gut fürs Herz? Was nährt es, was schützt es vor Schäden? Es sind nicht nur die Gefühle, die das Herz berühren, die Liebe, das Leid, die Freude, der Hass. Auch die Nahrung spielt eine Rolle. Das Herz ist das menschliche Zentralorgan. Es pumpt ohne Pause das Blut, den Lebenssaft, durch den Körper. Und seine Leistung wird beeinflusst durch das, was der Mensch isst und trinkt. Ob die Adern sauber und rein sind, ob der Lebenssaft leicht fließt oder zäh, all das entscheidet die Nahrung, deren Bestandteile über den Darm ins Blut gehen. Und vieles ist nicht gut für unser Blut. Falsche Fette, zu viel ZUCKER [33], chemische Zutaten: Die Wissenschaft fördert immer neue Erkenntnisse über die gesundheitlichen Risiken des Fast-Food-Konsums zutage. Bisher hatten die Fachleute Blutfette wie das CHOLESTERIN [38] in Verdacht. Jetzt zeigt sich: Das Blutfett ist womöglich, zumindest teilweise, nur verwandelter Zucker. Je mehr Zucker verzehrt wird, desto schlechter sind die Cholesterinwerte. Auch Fruchtzucker kann die Blutwerte beeinflussen. Je mehr FRUKTOSE [37], desto höher sind die sogenannten Triglyzeride, die die Blutadern »verstopfen« und daher als Risikofaktor für Herzkrankheiten, Schlaganfall und sogar Lungenembolien gelten. SÜSSSTOFFE [35] sind auch nicht besser für die Blutfettwerte. Nach einer Untersuchung von Vasan Ramachandran von der medizinischen Fakultät der Universität Boston aus dem Jahre 2007 hatten die Leute, die mindestens einmal am Tag ein mit Süßstoff gesüßtes Getränk zu sich nahmen, die gleichen Risiken für Herzerkrankungen wie die anderen. Und sogar der neue Hoffnungsträger unter den Süßungsmitteln, der »Birkenzucker« XYLIT [39], kann die Triglyzeride verschlechtern. Das ergab eine im Journal of the American Medical Association (JAMA) veröffentlichte Studie. Neu in der Gruppe der Herzschädlinge sind die sogenannten PHOSPHATE [11], die häufig in Fast Food und Fertiggerichten, aber auch in Wurst und PIZZA [02] enthalten sind. Schon »hochnormale«, also im oberen Bereich des Üblichen liegende Phosphatkonzentrationen können, so das deutsche Ärzteblatt, selbst bei gesunden jungen Männern zu Herzschäden führen und sogar das Leben verkürzen. »Phosphat: das neue Cholesterin?« So fragten schon Forscher von der Abteilung für kardiovaskuläre Forschung an der Universität im britischen Sheffield.
Zudem besteht einigen Studien zufolge ein direkter Zusammenhang zwischen dem erhöhten Verzehr von mit Nitriten und Nitraten

konservierten Fleischwaren und dem Risiko für koronare Herzerkrankungen.

Auch die künstlichen **TRANSFETTE [43]** gelten als Risikofaktor für Herzkrankheiten. Der Harvard-Professor Walter Willett errechnete, dass sie allein in den USA jährlich schuld am Tod von 30 000 Menschen sind.

Neuerdings gibt es immer öfter Berichte über Herzprobleme im Zusammenhang mit den sogenannten Energydrinks. Nach Ansicht der Experten kann eine Kombination der verschiedenen Inhaltsstoffe wohl zum Verhängnis fürs Herz werden. Zu viel Koffein etwa kann das Herzkreislaufsystem schädigen. Der Zucker im Energydrink kann die Probleme noch verschärfen: Er kann, vor allem im Zusammenwirken mit dem Koffein, die Flüssigkeitsaufnahme im Körper blockieren, damit das Blut verdicken und Herz-Kreislauf-Probleme verursachen. Tragischerweise können auch manche der vermeintlich besonders gesunden Zusätze das Herz schädigen. So greift **VITAMIN** C **[54]**, in hoher Dosis, das Herz an. Genauso kann auch zu

viel Eisen das Herzinfarktrisiko erhöhen. Und wer Vitamine und Mineralstoffe im Kombi-Pack über Pillen zu sich nimmt, kann sogar, so eine Studie des US-Internisten Max Horwitt, eher an Herzinfarkt sterben als seine Mitmenschen. Zudem kann künstlich der Nahrung zugesetztes Kalzium auch zu einem Herzinfarkt führen – das Risiko kann sich dadurch um 30 Prozent erhöhen, so eine Übersichtsarbeit, die Studien mit 12 000 Teilnehmern ausgewertet hatte und im British Medical Journal erschienen ist. Ironischerweise kann schließlich ausgerechnet eine **MARGARINE [52]**, die vermeintlich das Herz schützt, wie die berühmte »Becel pro.activ«, zum Risiko fürs Herz werden. Schuld daran sind die darin enthaltenen Phytosterine, auch Phytosterole genannt. Phytosterine senken zwar den **CHOLESTERINSPIEGEL [38]** im Blut und gelten daher, jedenfalls für die Hersteller, als Schutz vor Herzerkrankungen. Doch sie können auch, ganz im Gegenteil, Herzerkrankungen befördern, weil sie die Adern verstopfen. Das deutsche Bundesinstitut für Risikobewertung (BfR) rät daher: »Menschen mit normalen Cholesterinwerten sollten auf den Verzehr von Lebensmitteln mit zugesetzten Pflanzensterinen verzichten.« Der Hersteller hält sein Produkt trotzdem für sicher.

BESSER

Herzschutz fängt früh an – am besten schon mit der Muttermilch. Sie ist der beste Schutz für Kinderherzen. Zwei Studien aus England und Schottland ergaben, dass Kinder, die mehr als fünfzehn Monate gestillt worden waren, später seltener Risikofaktoren für Herz-Kreislauf-Erkrankungen zeigen als Flaschenkinder. Auch wichtig: Milch von glücklichen Kühen, die das ganze Jahr über frisches Gras und Heu fressen dürfen statt Kraftfutter. Sie enthält deutlich mehr gesunde **OMEGA-3-FETTSÄUREN [55]**.

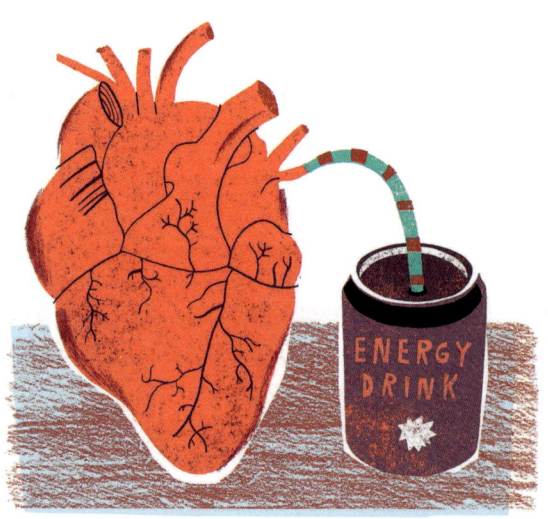

Die industriellen Fütterungsmethoden in der Landwirtschaft haben die Omega-3-Gehalte in der Milch, aber auch im Fleisch gesenkt. Das Fleisch von Rindern aus artgerechter Haltung dagegen, die im Sommer auf der Weide Gras fressen und im Winter Kraftfutter mit Leinsamen erhalten, enthält doppelt so viele Omega-3-Fettsäuren wie das Fleisch reiner Stallrinder, so das Ergebnis einer Langzeitstudie des Forschungsinstituts für die Biologie landwirtschaftlicher Nutztiere (FBN). Auf die Omega-3-Fette wurden Wissenschaftler aufmerksam, weil Eskimos aus Grönland so gesund sind und selten an Herz- und Kreislauf-Krankheiten leiden. Der Grund: Sie verzehren viel Hering und Makrele, fette Fische, die besonders reich an diesen Fettsäuren sind. Am meisten Omega-3-Fette unter allen Lebensmitteln enthält **LEINÖL [89]**, das deswegen auch aufs Herz positiv wirkt. Leinöl und Leinsamen können die Arteriosklerose (Arterienverkalkung) verhindern und damit das Risiko für Schlaganfall und Herzinfarkt mindern. **WEIN [91]** ist ebenfalls ein probates Herzschutzmittel. Das ergaben diverse wissenschaftliche Untersuchungen.

INFO

BIO [84] *ist gut fürs Herz! »Biologisches Essen kann helfen, Ihr Risiko für Herzattacken, Schlaganfall und Krebs zu reduzieren«, meldete das britische Wissenschaftsmagazin New Scientist. In Studien konnte nicht nur nachgewiesen werden, dass Nahrung in Bioqualität einen höheren Gehalt an* **SEKUNDÄREN PFLANZENSTOFFEN [66]** *aufweist, die in richtiger Dosierung beispielsweise vor Herz-Kreislauf-Erkrankungen schützen soll. Bio-Nahrung enthält auch mehr Salicylsäure, die jenem Wirkstoff des Aspirins verwandt ist, der – unter anderem – für seine herzschützenden Wirkungen bekannt ist.*

[15] SHELF LIFE

Lang lebe der Babybrei

Der Kampf gegen die Natur richtet sich auch gegen uns selbst

Wenn der Brei älter ist als das Baby, dann stammt er sicher aus dem Gläschen. Echter Brei, Apfel-Banane beispielsweise, hält ein paar Stunden, zwei Jahre sind es beim Brei aus dem Gläschen. Das ist das Wichtigste in der industriellen Parallelwelt: dass die Nahrung lang hält. Es geht um die Lebensdauer der Produkte im Regal. Die Lebensdauer der Menschen, die so etwas essen? Nebensache.

DAS STECKT DAHINTER

»Shelf Life«, die Haltbarkeit der Produkte im Regal, ist in der Supermarktkultur das oberste Ziel. Echte Lebensmittel sind dafür nicht geeignet. Äpfel, Bananen, Himbeeren oder Erdbeeren sind vergänglich und verderben schon nach kurzer Zeit. In der Welt der echten Lebensmittel hält ein Erdbeerjoghurt allenfalls ein paar Stunden, ein Kartoffelpüree ein paar Tage. In den Supermärkten aber muss ein sogenannter **ERDBEERJOGHURT [05]** zwei Wochen lang halten, das **KARTOFFELPÜREE [08]** von Knorr oder Maggi sogar ein ganzes Jahr. Und der Brei im Babygläschen zwei Jahre. Kein Wunder, dass er oft älter ist als das Baby, das ihn isst. Es ist eine ganz eigene Welt, die Welt der industriellen Nahrung, die Welt von Big Food. Es ist ein eigener Kosmos, der eigenen Gesetzen folgt – und sich sogar von den Naturgesetzen emanzipiert hat. In der Welt von Big Food wurde die Verderbnis vertagt, alles hält praktisch ewig. Dafür müssen aber auch ganz spezielle Nahrungsmittel geschaffen werden, mit einer ganz speziellen Zusammensetzung. Es müssen neue Zutaten eingesetzt werden, völlig neue Designerstoffe, »maßgeschneidert«, wie die Hersteller sagen, für die Bedürfnisse der Fabriken und Supermärkte. Andere Inhaltsstoffe müssen dagegen entfernt werden, vor allem, wenn sie das »Shelf Life« gefährden. Es ist ein ständiger Kampf gegen die Natur, der sich irgendwann auch gegen uns Menschen richtet. Für die Verlängerung des »Shelf Life« im Supermarkt werden von den Food-Fabriken für die Nahrung bestimmte Zutaten und Zubereitungsweisen gewählt, die gravierende Auswirkungen auf die menschliche Gesundheit haben – und auf die Lebensdauer der Produkte. Dafür gibt es Methoden, wie Pasteurisieren, Sterilisieren oder auch die Bestrahlung. Es gibt chemische Hilfsmittel, Konservierungsstoffe, ganz neue, künstliche Zutaten. Sie sind perfekt angepasst an die Bedürfnisse des industriellen Food-Business.

Die meisten Chemikalien und Zusatzstoffe dienen diesem Ziel. Die FARBSTOFFE [50] zum Beispiel sind häufig dazu da, die Produkte für ein langes Leben im Regal ansprechend aussehen zu lassen. Die AROMEN [23] und GESCHMACKSVERSTÄRKER [21] sollen den Geschmack, der schnell verblassen würde, länger erscheinen lassen. Konservierungsstoffe sollen Bakterien bekämpfen, Emulgatoren und Stabilisatoren die Produkte in Form halten.

Auch die Überfrachtung der Nahrung mit ZUCKER [33] dient unter anderem diesem Ziel: Zucker ist nicht nur der billigste Brennstoff, den die Food-Fabriken bekommen können, er hält im Supermarkt auch nahezu unbegrenzt und konserviert so die Nahrung. Oder Salz: Die Salzschwemme in modernen Nahrungsmitteln ist nicht den Geschmacksvorlieben geschuldet,

sondern der Haltbarkeit der Produkte. Auch die Verpackungen dienen, jenseits des Marketings, diesem Zweck.

Viele andere Zusatzstoffe sollen das Produkt im Regal lange fit und ansehnlich erhalten. Carrageen (E 407) beispielsweise ist in nahezu jeder Schlagsahne im Supermarkt enthalten, es verhindert das Aufrahmen und verlängert die Haltbarkeit, kann aber auch zu Schäden im Darm führen. Nur Sahne in BIO-Qualität [84] ist immer carrageenfrei. Zitronensäure dient ebenfalls der Haltbarkeit, kann allerdings den Zähnen schaden und ALUMINIUM [42] ins GEHIRN [41] transportieren. Schließlich E 223, Natriummetabisulfit: Es sorgt dafür, dass das Kartoffelpulver im Fertigpüree nicht braun wird, aber auch dass Bakterien wachsen, die die Darmwand durchlöchern können. Zu den umstrittensten Zusätzen zählen die industriellen TRANSFETTE [43], die es in der Natur gar nicht gibt. Sie dienen der Haltbarkeit, verkürzen aber das menschliche Leben. Allein in den USA sollen sie am vorzeitigen Tod von 30 000 Menschen jährlich schuld sein.

So hat der Triumph der Technik im Dienst des »Shelf Life« erhebliche Risiken und Nebenwirkungen – für den Menschen. Die Erhitzung, Pasteurisierung und Sterilisierung zerstört VITAMINE [54]. Zucker bringt den Körper nachhaltig aus dem Konzept, Salz führt zu Bluthochdruck. Sogar die Kunststoffe aus vielen Verpackungen können als PLASTIKHORMONE [72] wirken, die heimlich dick machen und die Fortpflanzung stören.

Was die Haltbarkeit einschränkt, wird eliminiert, etwa die OMEGA-3-FETTE [55]. Die sind zwar fürs GEHIRN [41], fürs HERZ [14] und vieles andere lebensnotwendig, aber in der Nahrungsindustrie unerwünscht, weil sie nicht so haltbar sind, wie die Supermarktketten sich das von ihrer Ware wünschen.

[16] PARALLEL-WELT

Kampf der Kulturen

Der Weg zum selbstbestimmten Essen

BESSER

Eigentlich kann uns Menschen das »Shelf Life« schnuppe sein. Es geht ja um unser eigenes Wohlbefinden. Ein Baby kann den Brei ja auch gleich essen, frisch zerquetschte Banane, geriebener Apfel dazu. Der echte Brei muss nicht zwei Jahre warten, wie der im Gläschen aus dem Drogeriemarkt. Schmeckt ja auch besser, der echte Brei, und nicht so nach Konserve, wie der aus dem Gläschen.

Früher, da war es manchmal wichtig, Nahrung zu konservieren – zum Beispiel über den Winter, wenn es kein frisches Obst gab, oder weil nur selten geschlachtet wurde. Doch was damals nötig war, hat sich verselbstständigt, und findet nicht mehr zugunsten des Menschen statt, sondern zugunsten der Konzernbilanzen. Für die Menschen gibt es ganz andere Kriterien: Geschmack, Nährwert, Bekömmlichkeit. In diesen Disziplinen sind die echten Nahrungsmittel unschlagbar. Wichtiger als die Lebensdauer der Produkte im Regal ist für uns die eigene Lebensdauer. Und vor allem: die Lebensqualität.

Kein Mensch braucht die ganzen Methoden, Mittelchen und technologischen Tricks, um die Natur zu überlisten. Besser als die High-Tech-Methoden der industriellen PARALLELWELT [16] ist eine kulinarische Kultur, die uns Menschen dient, unseren Bedürfnissen, nicht den Bedürfnissen der Industrie.

Für die Lebensdauer aber scheint es von Vorteil, wenn Lebensmittel nicht mit künstlichen Mitteln widernatürlich lange haltbar gemacht werden. Für die geistige Fitness und sogar für die Schönheit. Denn die Zusätze fürs Shelf Life schaden dem Gehirn, Frisches ist nachweislich auch gut für die Haut. Also: Für die Menschen sind die echten Nahrungsmittel besser. Die anderen, die industriellen, sind besser fürs Regal im Supermarkt. Dort können sie auch bleiben.

In dieser Welt gibt es Nahrungsmittel, die nirgends gewachsen sind. Es ist eine Welt mit völlig neuen Schöpfungen, die Namen tragen wie »Milchschnitte«, »Cola« oder »Fruchtzwerge«. Es ist eine Parallelwelt aus Produkten, die zunehmend dominiert gegenüber der Welt der echten Nahrungsmittel aus Äpfel und Avocados, Chicoree, Datteln, Erdbeeren, **KNOBLAUCH**, und **INGWER [96]** oder Zimt. An die Welt der echten Lebensmittel hat sich der Körper im Lauf der Evolution angepasst. Die Produkte der industriellen Parallelwelt sind ein evolutionäres Wagnis, geschaffen von der Food-Industrie, nach eigenen Maßstäben. Die Wirkung auf den menschlichen Organismus? Negativ.

DAS STECKT DAHINTER

Es ist der Alltag der Supermärkte, der Cafeteria, der Kantine. Und doch ist es in Wahrheit eine Parallelwelt, die keine Jahreszeiten mehr kennt und keine natürlichen Beschränkungen des Angebots und der Haltbarkeit akzeptiert. Eine Parallelwelt, die keine Rücksicht nimmt auf die kulinarischen Kulturen, die überall die gleichen Chemikalien einsetzt und ihre Produkte mithilfe von Geschmacksstoffen auf regionale Vorlieben trimmt.

===================== **INFO** =====================

ALLERGIEN [12] *und Unverträglichkeiten sind die offensichtlichsten gesundheitlichen Probleme, die mit industriellen Zusätzen in der Nahrung zunehmen. Glutamat und andere* GESCHMACKSVERSTÄRKER [21] *stehen in Verdacht, zu Übergewicht beizutragen. Auch* HYPERAKTIVITÄT [44], *Lernstörungen und* MIGRÄNE [48] *können von Lebensmittelzusätzen ausgelöst werden.* ZUCKER [33] *sowie manche* SÜSSSTOFFE [35] *sollen sogar* KREBS [36] *begünstigen. Konservierungsstoffe können den* DARM [98] *schädigen und das Immunsystem stören. Wer mehr Fast Food und Fertiggerichte isst, altert schneller und erkrankt mit größerer Wahrscheinlichkeit an* DEPRESSIONEN [46].

Es sind auch die ganz großen Geißeln der Menschheit. In der Welt der echten Nahrung haben Menschen für die ihnen Nahestehenden die Speisen bereitet – Mütter vor allem, Großmütter, zunehmend auch Väter und Köche. In der Welt der echten Nahrung wachsen in unterschiedlichen Gegenden unterschiedliche Früchte. Es gibt Jahreszeiten, es gibt einen Rhythmus der Natur.

Mit der Etablierung dieser industriellen Parallelwelt hat sich die Nahrungsversorgung fundamental verändert.

Während früher die Nahrung aus der näheren Umgebung kam und binnen Kurzem konsumiert wurde, kann sie heute aus weiter Ferne herangeschafft werden, lange Zeit im Supermarkt überdauern – und hernach im heimischen Kühlschrank. Es gibt alles immer und überall. Es gibt keinen Mangel, nur Überfluss.

»Üblicherweise werden im Haushalt die zubereiteten Speisen unmittelbar nach ihrer Zubereitung verzehrt«, stellt eine österreichische Regierungsstudie zu Zusatzstoffen fest:

»Bei Convenience-Produkten liegt hingegen zwischen der Verarbeitung beziehungsweise der Garung im Produktionsbetrieb und dem Verzehr durch die Konsumenten eine mehr oder weniger große zeitliche und räumliche Spannung.«

»Durch gesellschaftliche und wirtschaftliche Umwälzungen und technische Neuerungen«, so die Studie (Titel: »Zusatzstoffe, Aromen und Enzyme in der Lebensmittelindustrie«), »haben sich die Art der Lebensmittelversorgung und die Ernährungsformen in den letzten 150 Jahren drastisch verändert.« Die Autoren sehen sogar eine »neue Stufe der Nahrungsversorgung« nach den »Jagd- und Sammlerkulturen und den Ackerbau- und Viehzüchterkulturen«. In der industriellen Parallelwelt der Nahrung steht zwischen den Menschen und der Natur eine mächtige Industrie, die ihren eigenen Gesetzen und Sachzwängen folgt, und auch ihren eigenen Maximen. Und die oberste Maxime ist in der kapitalistisch organisierten Industrie der Gewinn.

In dieser Parallelwelt wachsen immer mehr Menschen auf. Ihre Körper formen sich neu, basierend auf den Nahrungskomponenten der Industrie. Es ist ein evolutionäres Experiment, dessen Ausgang noch offen ist. Verlierer, darauf deutet vieles hin, ist der menschliche Körper. Die Gesundheitsexperten der Weltgemeinschaft, der internationalen Organisationen für Gesundheit und Ernährung, sehen diesen Übergang von der traditionellen zur industriellen Nahrung mit wachsender Besorgnis. Sie haben dafür eine eigene Bezeichnung, im englischen Experten-Jargon: »Nutrition Transition« (deutsch etwa: Nahrungs-Übergang).

Die Produkte aus der industriellen Parallelwelt haben ganz andere Eigenschaften als die echten Nahrungsmittel. Die oberste Maxime ist das SHELF LIFE [15], die Lebensdauer der Produkte im Supermarktregal. Was in der Welt der echten Lebensmittel ein paar Stunden, vielleicht ein paar Tage hält, bleibt in der Parallelwelt Tage, Wochen, sogar Jahre haltbar. **ERDBEERJOGHURT [05]**, **KARTOFFELPÜREE [08]**, Babybrei. Dafür müssen aber auch ganze Rezepturen geschaffen werden, eine ganz spezielle Zusammensetzung der Nahrung. Plötzlich werden völlig andere Stoffe verzehrt, Chemikalien, vorbehandelte Rohstoffe. Die Nahrungssubstanz hat sich fundamental verändert.

Das hat natürlich Folgen, für die Konsumenten. Die Parallelwelt der Tütensuppen, Fruchtjoghurts, **HAMBURGER [01]** und **PIZZEN [02]** wird, je weiter sie sich auf dem Globus verbreitet, zu einem wachsenden Gesundheitsrisiko für große Teile der Weltbevölkerung.

Die westliche Art der Ernährung (in der Sprache der Experten als »Western Diet« bekannt), gilt als Risikofaktor für die großen Zivilisationskrankheiten: Erkrankungen des **HERZENS [14]**, **DIABETES [34]**, **ALZHEIMER [51]**, **KREBS [36]**. Es sind die »nicht übertragbaren Krankheiten« (»Non Communicable Diseases«). Nach Berechnungen der Vereinten Nationen sterben daran weltweit jedes Jahr 30 Millionen Menschen. Aber wer ist schuld daran? In der Welt der echten Nahrung ist der Koch, der Winzer, der Bäcker für die Qualität seiner Produkte verantwortlich. Besonderes Merkmal der Parallelwelt ist das Verschwinden der Verantwortung. Die Behörden haben kapituliert und die Verantwortung weitgehend den Herstellern überlassen. Doch angesichts komplexer Lieferketten und Produktrezepturen weisen auch diese die Verantwortung von sich.

BESSER

Wer sein Glück und die Gesundheit nicht den undurchschaubaren Lieferketten der Parallelwelt anvertrauen will, sucht den Weg der »kulinarischen Selbstbestimmung«. Und steht damit nicht allein: Immer mehr Menschen möchten die Hoheit über ihre Ernährung zurückgewinnen, kochen selbst, orientieren sich an den Traditionen, die sich evolutionär bewährt haben. Und sie können dabei dank **GLOBALISIERUNG [99]** auch von den kulinarischen Kulturen anderer Regionen profitieren, Rezepturen und Zutaten erproben, die neue Erfahrungen ermöglichen, neue Genussoptionen eröffnen – und damit neue Wege zu Gesundheit und Wohlbefinden.

Denn Geschmack, **GENUSS [18]** und Gesundheit hängen durchaus zusammen. In der Welt der echten Nahrung liegt es an der Qualität der Rohstoffe, ob der Geschmack gut wird. Das weiß jeder Koch: Nur wenn das Huhn gut ist, kann auch die Suppe gut werden. Nur wenn die Erdbeeren reif sind, schmeckt der Erdbeerjoghurt auch gut. Und der Körper bekommt, was er braucht.

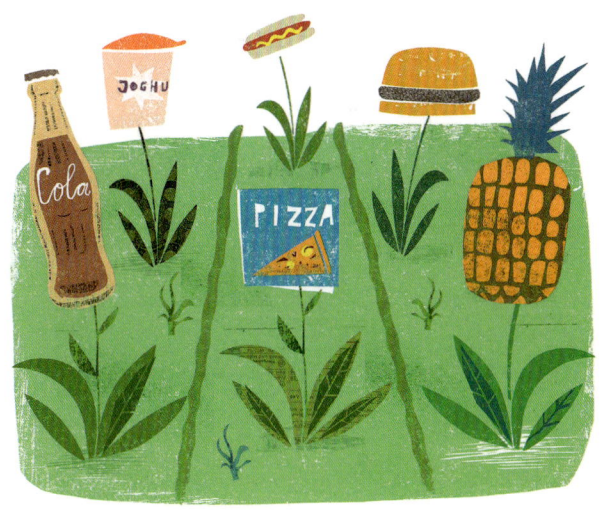

DAS LUSTPRINZIP IM DIENSTE DER NAHRUNGSVERSORGUNG

WENN AROMA DRAUFSTEHT, IST IMMER ETWAS FAUL

2.

MMMH LECKER

Geschmack und seine Quellen

[17] VANILLE

Königin der Gewürze

Das beliebteste Aroma stammt oft aus zweifelhaften Quellen

Es soll die Lust fördern und auch die Produktion des »Glückshormons« Serotonin. Und es ist der angenehmste Geschmack. Alle lieben ihn. »Es ist unglaublich«, sagte die Duft-Expertin Eliane Zimmermann: »Mir ist noch nie jemand begegnet, der beim Duft von Vanille nicht sofort gelächelt hätte.« Kein Wunder, dass Vanille in der Nahrungsindustrie der beliebteste Geschmack ist. Nur: Echt ist das Aroma in der Regel nicht. Meist wird es aus minderwertigen Rohstoffen gewonnen. Und so etwas soll das Glück fördern?

DAS STECKT DAHINTER

Vanille gilt als »Königin der Gewürze«. Seine positiven Wirkungen sind vielfältig, vor allem auf die Psyche. Vanille soll als Aphrodisiakum wirken, denn ihre Bestandteile ähneln menschlichen Sexualbotenstoffen. Sie wirkt beruhigend, ermunternd, hebt die Stimmung und vermittelt Vertrauen und Geborgenheit. Sie soll außerdem die geistige Aktivität und Energie steigern. Sogar für verschiedene medizinische Zwecke wird Vanille eingesetzt: Naturvölker verwenden sie gegen Infektionen, Entzündungen und Fieber. Zudem wirkt sie gefäßerweiternd, was die aphrodisierende Wirkung, vor allem beim Mann, erklären könnte. Vanille enthält auch sogenannte Katecholamine, körpereigene Stoffe, die das Herz-Kreislauf-System sowie die Produktion der Hormone und Neurotransmitter

Adrenalin, Noradrenalin und Dopamin anregen, zum Beispiel in den Nebennieren und im zentralen Nervensystem.

Eigentlich müssten alle Menschen heute mit einem Vanille-Dauerlächeln durch die Welt laufen. Denn sie steckt beinahe überall drin: im Vanilleeis, im Vanillepudding, in der Vanillesauce zum Apfelstrudel, in der Schokolade und sogar schon in der Babynahrung. Schade nur, dass es meist gar nicht Vanille ist, was so riecht und schmeckt wie Vanille. Es ist bloß ein billiges Imitat. Vanillin, die Substanz, die für den Geschmack von Vanille sorgt, ist der Aromastoff mit der größten Produktionsmenge auf dem Weltmarkt. Bei Lebensmittelkontrolleuren gilt es als »Betrugsmolekül«. Denn besonders in Speiseeis und Milchprodukten steckt oftmals bloß synthetisches Vanillin, das sich kaum von dem natürlichen unterscheiden lässt. Nicht einmal die kleinen schwarzen Pünktchen im Vanilleeis müssen ein Beweis für echte Vanille sein: Lebensmittelkontrolleure aus Baden-Württemberg fanden heraus, dass dafür in vielen Fällen nur die Reste der Schoten zermahlen wurden, ohne deren aromatische Bestandteile.

Gerade der teure Vanillegeschmack, der wichtigste Geschmack der industriellen **PARALLEL-WELT [16]**, wurde schon früh künstlich nachgebildet. Dem Chemiker Dr. Wilhelm Haarmann gelang 1874 das folgenschwere Kunststück: Er fand einen synthetischen Ersatz für Vanille, hergestellt aus den Rinden heimischer Fichten, in einer Stadt namens Holzminden. Er nannte den Stoff Vanillin, gründete auch gleich eine Fabrik und hob damit, so die Firmenchronik, »einen völlig neuen Industriezweig aus der Taufe«. In der Stadt im hügeligen Weserbergland hat heute noch der Aromenkonzern Symrise seinen Sitz, der größte in Deutschland, Nachfolger von Haarmanns Firma.

Die Entwicklung ging natürlich weiter. Später diente Erdöl als Rohstoff und schließlich waren es Abfälle aus der Papierindustrie. In den 1980er-Jahren stammte zeitweilig 60 Prozent der weltweiten Vanillinproduktion aus einer einzigen Quelle, den Abwässern einer Papierfabrik in der kanadischen Stadt Thorold, der Ontario Pulp and Paper (OPP). Der Betrieb wurde 1987 aus Umweltgründen geschlossen. Doch auch nach der Schließung der kanadischen Vanillinquelle kam der beliebte Geschmack weiter aus dem Kanal. Mitunter entsteht dabei das sogenannte Ethylvanillin. Das sehen Gesundheitsexperten kritisch: Ethylvanillin gilt in bestimmten Dosen als krebserregend und erbgutverändernd, außerdem fördere es den Appetit und mache zudem nervös. Es gilt außerdem als künstlich – und heute sind »natürliche« AROMEN [23] beliebt. Die werden immer noch gern aus Abwässern der Papierindustrie gewonnen, auch aus Papierpulpe. Dabei sind oft Bakterien am Werk, etwa der Aneurinibacillus aneuvinilyticus. Die Mitwirkung von Bakterien des Typs Streptomyces bei der Vanilleproduktion hat sich der weltgrößte Aromenkonzern Givaudan aus der Schweiz patentieren lassen (Patent Nummer EP 0885968 B3). Sehr beliebt sind auch Bakterien der Gattung Pseudomonas, auch Pseudomonaden genannt. Sie sind in der Natur allgegenwärtig, gelten als »Pfützenkeim«, sind aber nicht nur im Wasser, sondern auch im Boden anzutreffen. Manche Mitglieder der Pseudomonas-Familie sind als Krankheitserreger tätig, bei Pflanzen und Tieren. Mit Bakterien können auch »Reststoffe« wie Getreidekleie oder Zuckerrübenmelasse zu einem »natürlichen« Produkt »upgegradet« werden, so eine österreichische Regierungsstudie (Titel: »Zusatzstoffe, Aromen und Enzyme in der Lebensmittelindustrie«). In China sind es angeblich jährlich bis zu 10 Millionen Tonnen anfallender »Abfälle der Reiskleieölraffination«. Das Schöne daran aus Sicht der Hersteller: Solche Aromen dürfen als »natürlich« bezeichnet werden. Bakterien sind schließlich pure Natur. Und Reisreste ohnehin.

Aber auch wenn es total künstlich hergestellt wird, wenn der Geschmack also pure Chemie und kein Hauch Vanille im Spiel ist, steht nicht »künstlich« auf der Packung, sondern zum Beispiel »Vanille Aroma«. Nur wenn »Vanille Extrakt« in den Inhaltsstoffen aufgelistet wird, müssen die Komponenten tatsächlich aus der Vanillepflanze stammen. Und selbst dann können sie auch mithilfe von Mikroben aus dieser herausgelöst werden.

BESSER

Wer also möchte, dass wirklich Glückshormone strömen, greife lieber zur echten Vanilleschote. Sie ist ohnehin unübertroffen: Über 170 verschiedene Geschmacksstoffe sorgen für die vielgerühmten Wirkungen. Man presse sie mit einem Messer sorgfältig aus und verrühre das Mark sorgsam. Es gibt auch fertiges Vanillepulver zu kaufen. Es ist erschreckend teuer, vor allem in der Bio-Version. Aber wenn Sie es zu selbst gemachtem Vanillezucker mischen, relativiert sich das. Und es reicht bei mäßigem Bedarf ein halbes Jahr oder länger.

TIPP

Für ein Glas selbst gemachten Vanillezucker geben Sie 1 Teelöffel Bourbon-Vanillepulver und 200 Gramm ZUCKER [33] in ein Marmeladenglas, schrauben dieses fest zu und schütteln kräftig. Dann einfach in den Schrank stellen und bei Bedarf ins Müsli, in die Vanillesauce oder in die Sahne zum Erdbeerkuchen geben. Ihre Gäste werden selig lächeln.

[18] GENUSS

Kick im Gehirn

**Das Wohlgefühl beim Essen –
und die Gefahr der Sucht**

Bei den einen ist es **SCHOKOLADE [30]**, die für Wohlgefühle sorgt. Bei den anderen **EIS [26]** mit **SAHNE [90]** oder ein knuspriges Hähnchen. Bei manchen reicht auch schon der Gedanke an Omas Erdbeerkuchen, damit ihm »das Wasser im Munde zusammenläuft«. Allerdings kann dieser Effekt auch missbraucht werden: Wenn das Essen zur Droge wird und der Kick im Gehirn zum Suchtauslöser [75].

DAS STECKT DAHINTER

Essen kann ganz unwillkürliche Reaktionen hervorrufen. Das Genussempfinden ist offenbar irgendwo im Gehirn einprogrammiert. Es ist ein faszinierender Mechanismus und hat durchaus einen tieferen Sinn. Essen ist ja lebensnotwendig, der Körper braucht die Nahrung und deswegen soll es auch Spaß machen, zu essen und zu trinken. Daher können Nahrungsinhalte, die fürs Überleben wichtig sind, Glücksgefühle auslösen.

Heute enthalten viele industrielle Lebensmittel Substanzen, die den Kick im **GEHIRN [41]** provozieren. Früher wurde der von süßen Früchten ausgelöst und hatte eine lebenserhaltende Funktion. Das Gehirn reagiert auf den süßen Geschmack besonders sensibel, damit der Mensch schnell zugreift. Die süßen Früchte gab es ja ganz selten, in hiesigen Breiten nur im Sommer. Da war eine gesteigerte Sensibilität gegenüber dem Süßen sinnvoll, sagt die Suchtforscherin Magalie Lenoir von der Universität Bordeaux. Sie führt das »suchterzeugende Potenzial des intensiven Süßgeschmacks« auf eine »angeborene Überempfindlichkeit gegenüber süßen Geschmacksrichtungen« zurück. Die Ratten in ihren Versuchen reagierten darauf sogar stärker als auf Kokain.

Die Genussfähigkeit ist im Gehirn angelegt, in jenem Bereich, den die Forscher »Belohnungszentrum« nennen. Solange es nur wenig Süßes gibt, gibt es auch keine Suchtgefahr, so die Studie von Forscherin Lenoir und ihren Kollegen: »Bei den meisten Säugetieren entstanden die Süßrezeptoren vor Urzeiten in einer Umgebung, in der es noch kaum Zucker gab. Der Mensch ist daher nicht eingestellt auf hohe Konzentrationen von süßem Geschmack.«

In der industriellen **PARALLELWELT [16]** wird dieses Belohnungszentrum einer permanenten Belastungsprobe ausgesetzt. Der Geschmack, der für wohlige Gefühle sorgt, wird oft isoliert verabreicht, ohne dass auch die nötige Substanz folgt. **AROMEN [23]**, **GESCHMACKSVERSTÄRKER [21]** und die allgegenwärtige Süße sorgen für wohlige Gefühle und für dauerhaftes Weiteressen. Und es kommt nicht nur süß, sondern auch fett. Oft beides zusammen. Gemeinsam wirken Fette und **ZUCKER [33]** auf die entsprechenden Zonen im Gehirn stärker als Kokain, wie eine amerikanische Studie ergab. »Diese Ergebnisse unterstützen die These, dass Nahrungsmittel mit einem hohen Anteil an Fett und Zucker süchtig machen«, schreiben die Forscher um Psychologieprofessor Joseph Schroeder vom Connecticut College. Zucker und Fett: Das sind doch die beiden wichtigsten Bestandteile in Nutella! Der Suchteffekt könnte eine Erklärung für den weltweiten Erfolg solcher Aufstriche sein.

Tatsächlich sind die Mechanismen im Gehirn, die Sucheffekte von Nahrungsmitteln, vor allem für die Übergewichtsforscher wichtig. Sie wunderten sich immer, warum Dicke nicht einfach aufhören zu essen, warum die vielen Appelle an die Vernunft, die Macht der Erziehung, ans Maßhalten nichts bringen. Das Konzept der Drogenabhängigkeit könnte »uns helfen, das Übergewicht zu verstehen«, meint Nora D. Volkow, Direktorin des Nationalen Instituts für Drogenmissbrauch in Bethesda im US-Staat Maryland: »Die Daten sind so überwältigend, dass man es einfach akzeptieren muss.«

BESSER

Der Weg zum Genuss setzt die Befreiung von der Sucht voraus. Die Fähigkeit zum Genuss muss wieder freigelegt werden. Das Belohnungszentrum aber ist sozusagen durch Dauerbeschuss überstrapaziert. In erster Linie durch den Zucker. Rüdiger Krech beispielsweise, der als Direktor bei der Weltgesundheitsorganisation (WHO) in Genf versucht, den Zucker in der globalen Nahrungskette zurückzufahren, hat damit auch selbst begonnen. Zunächst beim Kaffee. »Ich hab mal zwei Löffel genommen, hab aber gedacht, das ist ja bescheuert, hab irgendwann mal nur einen Löffel genommen, und erst schmeckte der Kaffee fad, dann hab ich das aber mal eine Woche durchgehalten, fand das okay und hab auf einen halben Löffel reduziert und bald gedacht, den halben Löffel kannst du dir auch schenken, und jetzt nehme ich keinen Zucker mehr.«

»Bewusster zu essen«, das ist jetzt sein Motto – mit mehr Genuss. »Ja, das ist interessant, ich hab das erlebt, wenn Sie mal vier Wochen keine Schokolade essen, dann ist ein Stück der Wahnsinn, das ist der Hammer.« Damit ist es aber nicht getan, sagt Krech: »Was ich nicht beeinflussen kann, das sind die ganzen vorgefertigten Nahrungsmittel. Zum Beispiel in der Grillsauce. Mach ich jetzt aber nicht mehr, weil ich gesehen habe, wie viel Prozent Zucker da drin ist. So schmeckt das Kotelett jetzt auch mit einer Kräuterbutter.«

Der US-Professor Robert Lustig fasst es so zusammen: »Richtiges Essen essen.« Der Mensch solle seine Nahrungsmittel so essen, wie er sie in der Natur vorfinde. Lustig sagt: Alle Lebensmittel seien »von Natur aus gut«, ob Fleisch, ob Fett, ob Kohlenhydrate. Der Genuss wird gesteigert durch den angemessenen Umgang mit den Nahrungsmitteln, durch mitunter aufwendige Zubereitungsformen. Sie sind wichtig fürs Wohlbefinden, auch fürs Wirken der drogenähnlichen Inhaltsstoffe in den Lebens- und Genussmitteln. Bei Schokolade etwa sorgt das sogenannte Conchieren der Kakaobohnen, das langsame Rühren, Walzen und Kneten, für optimale Bedingungen, um die Opiate im Kakao herauszulösen. Bei Billigschokolade ersetzen Zucker und Emulgatoren diese aufwendige Zubereitungsart.

Auch beim fachgerechten Anbraten des Fleisches entstehen viele Geschmacksstoffe, die Opiaten ähneln und deshalb gut sind für die Stimmung. Und genauso bilden sich natürliche Geschmacksverstärker, wenn die Suppe langsam auf dem Herd vor sich hin köchelt.

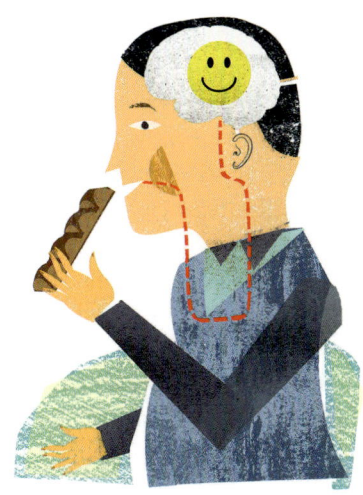

[19] APPETIT

Schöne Figur

Das Lustprinzip im Dienste der Nahrungsversorgung

Es war ein Versuch: Die Kinder durften essen, worauf sie Lust hatten. Und das taten sie auch. Ein Kind hatte eine Woche lang verschärften Appetit auf Orangen und verdrückte 800 Gramm davon am Tag. Danach pendelte sich der Orangenkonsum wieder auf das vorherige Niveau ein. Ein Kind mit wenig Magensäure aß vorzugsweise Saures, ein anderes mit Rachitis nahm sogar freiwillig Lebertran – jedenfalls so lange, bis die Krankheit abklang. Die Erkenntnis: Die Kinder aßen nach ihren individuellen Bedürfnissen. Ganz so, wie ihr Körper es brauchte. Es war die Lust, die sie leitete.

DAS STECKT DAHINTER

Die mittlerweile klassischen Studien der kanadischen Kinderärztin Clara Davis aus dem frühen 20. Jahrhundert zeigen: Schon bei Kindern im Alter von gerade mal einem Jahr funktioniert die Nahrungsauswahl nach dem Lustprinzip. Davis hatte ihren kleinen Studienteilnehmern eine breite Auswahl an Nahrungsmitteln vorgelegt und sie durften essen, worauf sie Appetit hatten. Bei einer ihrer berühmten Studien, die 1928 im American Journal of Diseases of Children erschien, hatten die Kinder die freie Wahl zwischen 34 verschiedenen Lebensmitteln, darunter Äpfel, Bananen, Fisch, ja sogar Innereien und Knochenmark. Auch Getränke konnten sie sich aussuchen: Es gab Wasser, Orangensaft oder Milch.

Appetit ist offenbar weit mehr als die bloße Lust aufs Essen. Er regelt auch, was wir essen, und ist daher ganz entscheidend an der Bedarfsdeckung beteiligt. Er schützt zugleich vor einer Überdosis: Nach einer Woche Spaghetti mit Tomatensoße reicht es, dann ist man auch der bisherigen Leibspeise überdrüssig. Der Appetit ist sozusagen das Lustprinzip im Dienste des Körpers. Im Sinne der Deckung von Körperbedürfnissen, Gesundheit und der guten Figur. Der Appetit steuert die Nahrungsaufnahme je nach Typ, Lebenslage, Geschlecht und dem aktuellen Nährstoffbedarf. »Der jeweilige Bedarf an Nährstoffen sorgt für einen sehr ausgeprägten Appetit auf die bestimmte Substanz«, schreibt eine Autorengruppe um die US-Psychobiologin Stacy Markison. Wobei sich der Bedarf natürlich je nach körperlicher Aktivität verändert. Je mehr Sport ein Menschen zum Beispiel treibt, desto mehr verlangt er nach Salzigem und desto geringer ist sein Appetit auf süße Speisen.

INFO

Die Vorlieben unterscheiden sich auch nach Geschlecht: Weiblichkeitshormone etwa fördern das Verlangen nach Süßem. Das fand die US-Medizinprofessorin Kathleen S. Curtis heraus. Je weiblicher, desto süßer. So jedenfalls war das bei ihren Rattenweibchen. Ob das auch bei den Menschen so ist, ist natürlich nicht sicher. Aber die Beobachtungen bei den Ratten könnten immerhin die »weibliche Vorliebe für süße Lebensmittel« auch bei den Menschen erklären.

Frau Curtis fand zudem heraus, dass Frauen, also wieder Rattenweibchen, im Vergleich zu männlichen Ratten generell eine erhöhte Abneigung gegen Salz haben. Während Männer mehrheitlich eher nach einem Steak verlangen, lehnen Frauen dieses tendenziell eher ab.

Es ist ein faszinierender Mechanismus: Wenn der Körper Salziges braucht, wird die Schwelle heraufgesetzt. Also braucht der Mensch mehr, um seine Lust darauf zu befriedigen. Selbst wenn die Suppe versalzen ist, wird sie noch als angenehm empfunden. Wenn der Körper aber genug Salze intus hat, schraubt er einfach die Wahrnehmungsschwelle herunter. Minimale Salzgehalte werden dann als unangenehm wahrgenommen. Nein danke, das ist ja völlig versalzen. Die Abwehr hat ihren Sinn. Sie schützt vor Überdosierung. Wenn der Körper beispielsweise mit zu viel Salz belästigt wird, aktiviert er offenbar ein Alarmsystem. Dann werden nicht nur die einschlägigen Salzigkeits-Geschmackszellen aktiviert, sondern auch noch zwei andere, die sonst für Bitteres und Saures zuständig sind. Mit vereinten Kräften leiten sie Signale ans Gehirn, die eine Aversion auslösen. Im Körper schrillen dann die Alarmglocken: Zu viel Geschmack! Das ergab eine Studie, die amüsanterweise von einem Mann namens Charles Zuker von der New Yorker Columbia Universität durchgeführt und im wichtigsten Wissenschaftsmagazin der Welt, der »Nature«, veröffentlicht wurde.

Der Appetit auf bestimmte Nahrungsmittel ist natürlich eine ganz persönliche Angelegenheit. Jedes Individuum hat ganz persönliche Bedürfnisse nach ganz bestimmten Nahrungsmitteln für seinen ganz speziellen Körper. Gespeichert sind diese Präferenzen offenbar in den Genen. Es gibt zum Beispiel Menschen, die mögen Koriander. Sie besitzen eine bestimmte Genvariante mit einem »Snip« namens rs72921001. Snips sind bestimmte Genabschnitte (benannt nach dem Kürzel SNP: Single Nucleotide Polymorphism). Den Zusammenhang zwischen Snip-Charakter und Koriander haben Nicholas Eriksson und seine Freunde von 23 and Me herausgefunden, die

individuelle Risikoprofile aufgrund von Genanalysen verkaufen.

Bei komplizierteren Nahrungsmitteln oder industriell verarbeiteten Speisen kann der Appetit hingegen auch irren. Er läuft heute oft ins Leere. Denn er richtet sein Begehren zwar auf, sagen wir, Erdbeeren, bekommt aber sozusagen nur den Anschein von Erdbeeren. Etwa im ERDBEERJOGHURT [05]. Der Geschmack darin kommt nicht von Erdbeeren, sondern von industriellen AROMEN [23]. Und es gibt viele solcher Zusätze, die den Körper über die Qualität der Nahrung täuschen, Zusätze, die geeignet sind, die Appetitsteuerung des Körpers zu stören und dazu führen, dass der Mensch zu viel und das Falsche isst. Die Folgen: Übergewicht und Mangelernährung. Oft sogar gleichzeitig.

BESSER

Der Appetit kann nur dann seinen Dienst richtig tun, wenn er nicht irregeführt wird. Und die Supermarktnahrung ist voll von Stoffen, die den Geschmackssinn in die Irre führen. Neben industriellen Aromen sind das auch GESCHMACKS-VERSTÄRKER [21] wie Glutamat, Zusätze wie HEFEEXTRAKT [22] oder Substanzen für eine Süße, die es in der Natur nirgends gibt – angefangen beim ZUCKER [33] über die vielen Ersatzstoffe, FRUKTOSE [37], den Holzzucker XYLIT [39], SÜSSSTOFFE [35] wie Aspartam und Saccharin bis hin zu STEVIA [40].

Der »Trick« bei der appetitgesteuerten Nahrungswahl sei, meinte die kanadische Kinderärztin Clara Davis, dass die Speisen möglichst unverfälscht dargeboten würden. Die Lebensmittel in ihren Studien waren naturbelassen, teils roh, teils gegart, aber immer ungemischt und ungewürzt. Den kleinen Versuchsteilnehmern tat das Experiment offenbar gut. Denn das Ergebnis war, so die Ärztin: »Lachende, aktive, glückliche Kinder.«

[20] HUNGER

Was tun gegen den dauernden Drang zum Kühlschrank?

In manchen Familien gibt es ein Schloss am Kühlschrank. Andere schließen sogar die Biotonne ab. Einige »nur« die Küche. Wie die Mutter von Johannes in Mannheim. Sie hatte ihrem Sohn erklärt, dass es bei ihm mit dem Essen ein Problem gibt, dass bei ihm der Schalter nicht funktioniert, der normalerweise regelt, wann man Hunger hat und wann man satt ist. Johannes muss unablässig essen. »Es ist wie ein Zwang«, sagt seine Mutter.

DAS STECKT DAHINTER

Das Problem, dauernd essen zu können, kennen viele. Offenbar funktioniert dieser Schalter häufig nicht so richtig. Das System von Hunger und Sättigung ist aus dem Gleichgewicht. Der Hunger ist es, der uns zum Essen treibt. Das ist auch ganz praktisch, denn so wird verhindert, dass wir das Essen vergessen. Essen ist ja lebensnotwendig und sollte auch regelmäßig stattfinden. Daran erinnert uns der Hunger. Wenn wir satt sind, haben wir keinen Hunger. Manche Menschen auf der Welt haben immer Hunger. Und das nicht nur, weil sie unterversorgt sind wie jene Menschen in den ärmeren Regionen der Welt, aber auch in den Industriestaaten, etwa in den Vereinigten Staaten von Amerika, sogar in Mitteleuropa. Manche Menschen fühlen sich wie Johannes nie so richtig satt. Eigentlich kennen sie den Unterschied zwischen hungrig und satt gar

nicht (mehr). Bei ihnen fehlt die Balance zwischen Hunger und Sättigung. Sie essen einfach immer.

Weil das immer häufiger der Fall ist, interessieren sich Forscher für Menschen wie Johannes. Er leidet an einer seltenen Krankheit, dem »Prader-Willi-Syndrom«, benannt nach den Schweizer Kinderärzten Andrea Prader und Heinrich Willi, die das Krankheitsbild 1956 erstmals beschrieben. Wer an diesem Syndrom leidet, hat keine Kontrolle über sein Essverhalten. Prader-Willi-Leute schlingen alles in sich hinein. Es ist eine seltsame, aber gefährliche Krankheit, die sogar tödlich enden kann: »Ohne Hilfe würden sie innerhalb weniger Jahre ein lebensbedrohliches Übergewicht entwickeln«, sagt Dr. Constanze Lämmer, Deutschlands führende Prader-Willi-Expertin, Oberärztin am St. Bernward Krankenhaus im niedersächsischen Hildesheim. Für sie gilt: »Das Magische am Essen ist stärker als der Verstand.« Das ist nicht nur bei Prader-Willis so. Und vielleicht kann die Erklärung für den Fress-Drang bei Leuten wie Johannes auch den anderen helfen. »Die haben ganz bestimmte Auffälligkeiten bei Hormonen«, sagt die Prader-Willi-Expertin Lämmer. Bei ihren Patienten funktioniert das körpereigene Regelsystem nicht, das normalerweise signalisiert, wann Zeit zum Essen ist und wann Zeit zum Aufhören. Bei den Prader-Willis ist das einem Gen-Defekt auf Chromosom 15 geschuldet. Doch es kann auch andere Gründe geben. So können verschiedene Nahrungsbestandteile die Balance von Hunger und Sättigung stören. Manche Inhaltsstoffe der modernen Industrienahrung beispielsweise, allen voran ZUCKER [33]. Er führt dazu, dass das Hormon INSULIN [32] ausgestoßen wird, ansteigt, wieder abfällt – und verstärkter Hunger entsteht und die Menschen mehr essen.

INFO

Der Hunger wächst sogar durch die Werbespots im Fernsehen, und zwar messbar: So ergab eine Studie des Münchner Max-Planck-Instituts für Psychiatrie, dass Werbung die Ausschüttung des appetitanregenden Hormons Ghrelin stimulieren kann: »Die allgegenwärtige Präsenz von appetitanregenden Lebensmitteln in den Medien könnte zur Gewichtszunahme in der westlichen Bevölkerung beitragen«, schlussfolgerten die Forscher um den Medizinprofessor Axel Steiger.

Dass auch FRUKTOSE [37], der häufig industriell produzierte Fruchtzucker, dick machen kann, zeigte eine Gemeinschaftsarbeit verschiedener amerikanischer Forschungseinrichtungen, die im Fachblatt Journal of Clinical Endocrinology and Metabolism veröffentlicht wurde. Fruktose drosselte demnach den Ausstoß des Sättigungshormons LEPTIN [73]. Dieses informiert das Gehirn über die Vorratslage im Körper. Wenn es manipuliert wird, bekommt die Steuerungszentrale falsche Nachrichten – und der Mensch isst mehr, als er braucht. Denn das Gehirn fühlt sich noch nicht satt, obwohl alle Vorratsdepots gut gefüllt sind. Auch das »Guten-Appetit-Hormon« Ghrelin wird durch Fruktose manipuliert. Der Botenstoff sendet Signale ans Gehirn, wenn die Vorratsspeicher des Körpers leer werden und ein Gang zum Kühlschrank, ins Restaurant oder zur Pommesbude angebracht wäre. Nach einer Mahlzeit sinkt logischerweise der Ghrelin-Spiegel ab, es wäre ja zu früh für neuerlichen Kohldampf. Fruktose aber hält den Ghrelin-Level künstlich hoch – und damit auch die Lust aufs Essen.
Bei Leuten mit Prader-Willi-Syndrom scheint der Level des Hormons Ghrelin dauerhaft erhöht zu sein: Sie leiden also an Dauer-Hunger oder an »Nie-Satt«.

Auch der GESCHMACKSVERSTÄRKER [21] Glutamat kann den Level des »Schlankheitshormons« Leptin manipulieren und völlig unnötigen Hunger provozieren.

BESSER

Eigentlich ist es ganz einfach. Der Hunger regelt die Nahrungsversorgung. Bei allen Lebewesen auf der Welt funktioniert das so. Wenn die Balance gewahrt ist, gerät auch die Figur nicht außer Kontrolle. Übergewicht ist in der Natur unbekannt. Es gibt in freier Wildbahn keine dicke Gazelle, keine korpulenten Löwen, keinen Adler, der wegen einer großen Wampe nicht abheben kann. So gesehen kann es eigentlich gar kein Problem geben. Jedenfalls kein Figurproblem.
Es kommt darauf an, dass die Balance wieder stimmt. Dass man isst, wenn man hungrig ist, und aufhört, wenn man satt ist. Dass man den Dingen ihren Lauf lässt, sozusagen die natürlichen Schalter wieder funktionstüchtig macht, die die Figur kontrollieren. Dass man sich von den Manipulatoren und den Zwängen, die durch sie ausgelöst werden, befreit.
Wer die natürliche Balance wiedergewinnen will, muss vor allem die Störer ausschalten. Dann regelt der Hunger ganz zwanglos die Gestalt, die Figur. Der Mensch ist ja keine Marionette der Moleküle: Er kann Entscheidungen treffen. Für einzelne Nahrungsmittel, für echte Nahrung wie Apfel, Brokkoli, Chili und gegen die chemischen Substanzen, die das empfindliche System stören. Sogar Menschen mit dem seltsamen Prader-Willi-Syndrom können ihre Figur kontrollieren. Sie müssen sich zwingen, ganz streng die Mengen zu begrenzen. Auch bei Johannes hat es geklappt. Seine Mutter erinnert sich noch genau, wie er eines Tages zu ihr kam und sagte: »Mama, mein Schalter funktioniert. Ich bin jetzt satt.«

[21]
GESCHMACKS-VERSTÄRKER

Das gewisse Etwas

und der Betrug an den Sinnen

Die Firma Senomyx sitzt in New York und manipuliert den Geschmack auf ganz neuem Niveau: an den Schlüsselstellen der Wahrnehmung, auf der Zunge, im Gehirn. Die Gene, die unsere persönlichen Vorlieben bestimmen, hat sie schon entschlüsselt. Das Unternehmen arbeitet mit den großen Food-Konzernen zusammen und will dafür sorgen, dass wir nichts von all dem erfahren, was sie ins Essen mischen: »Wir helfen den Firmen, ihre Etiketten zu säubern«, sagt Senomyx-Chef Kent Snyder.

DAS STECKT DAHINTER

Süßer, schärfer, intensiver: So ging das bisher. Die Menschen brauchten von allem eine immer härtere Dosis und Geschmacksverstärker liefern die gewünschte Dröhnung. Doch die Technologien zur Geschmacksmanipulation entwickeln sich stetig weiter. Es gibt mittlerweile auch Geschmackswandler, Geschmacksmodulierer. Mit ihnen kann ein Geschmack in einen anderen verwandelt werden oder sogar, schwuppdiwupp, verschwinden.

Für den Körper ist das verhängnisvoll: Der Geschmackssinn ist ja ein Kontrollsinn, um die Qualität der Nahrung, die Eigenschaften und den Zustand zu überprüfen. Und mit den neuen Möglichkeiten der Manipulation wird er jetzt ganz kirre gemacht. Und dick. Und krank. Das zeigt der klassische Geschmacksverstärker Glutamat, der wegen möglichen Nebenwirkungen in Verruf geraten ist und im Übermaß genossen das Hirn schädigen kann. Das ergaben Untersuchungen, etwa die des US-Forschers John Olney von der Washington University in St. Louis im US-Staat Missouri, schon in den 1960er-Jahren. Glutamat kann eine Rolle spielen bei Alzheimer, Parkinson, Multipler Sklerose (MS) oder der Amyotrophen Lateralsklerose (ALS). Und es kann zu »Gefräßigkeit« und Übergewicht führen, sagen die Glutamat-Kritiker unter den Professoren. Die Glutamat-Hersteller und ihnen nahestehende Professoren halten dagegen: Glutamat sei harmlos.

Ein Glutamat-Ersatz ist schon gefunden: HEFE-EXTRAKT [22]. Dieser ist aber nicht nur Ersatz, sondern auch Versteck für Glutamat, enthält die umstrittene Substanz ebenfalls. Hat ebenfalls Nebenwirkungen – und gerät dadurch ebenfalls in Misskredit.

Doch Hefeextrakt ist nicht das einzige Versteck des Glutamats. Auch die sogenannten Hydrolisierten Pflanzenproteine gehören zu ihnen – geheimnisvolle Zusätze, die unter Bezeichnungen wie »Aufgeschlossenes Pflanzeneiweiß«, »Aufgeschlossenes Sojaeiweiß« oder »Aufgeschlossenes Weizeneiweiß« auf dem Etikett auftauchen. Beispielsweise auf der Pizza. Oder in der berühmten Maggi-Würze: »Ein Hauptbestandteil der beliebten Würze ist biologisch aufgeschlossenes Pflanzeneiweiß«, verrät die Firma in einem Werbetext (»Das gewisse Tröpfchen Etwas – 125 Jahre Maggi Würze«). In der Fachwelt werden derlei Geschmacksstützen unter dem Kürzel »HVP« geführt (nach dem englischen Fachbegriff »Hydrolized Vegetable Protein«. Das »aufgeschlossene Pflanzeneiweiß« enthält bis zu 30 Prozent Glutamat (Monosodiumglutamat, kurz: MSG). Nach dem Genuss können offenbar ähnliche Symptome auftreten wie bei Glutamat. So kann HVP auch **KOPFSCHMERZEN [48]** verursachen, wie eine Studie in der Zeitschrift Headache ergeben hat.

Das »aufgeschlossene Pflanzeneiweiß« ist weitverbreitet: Es steckt zum Beispiel in **PIZZA [02]**, **CHIPS [03]**, Knabberbrezeln, Suppen, Pasta, **HAMBURGERN [01]** und im Hundefutter.

»Geschmackswandler«, das sind die neuesten Hits zur Täuschung der Sinne. »Bekannte Beispiele für Geschmackswandler«, so die österreichische Regierungsstudie zu Zusatzstoffen, seien etwa die Stoffe mit so schönen Namen wie »Miraculin« oder auch »Curculin«. Beide haben wunderbare Fähigkeiten: »Sie verwandeln einen sauren in einen süßen Geschmack.« Die Säure ätzt natürlich trotzdem, nur eben unbemerkt. Auch Süßgeschmack kann verwandelt werden – oder komplett gelöscht. Sogenannte Gymnemnasäure aus einem westafrikanischen Schlingstrauch (*Gymnemna sylvestris*) wirkt als Geschmacksblocker und kann Geschmack unterdrücken, beispielsweise den von Süßem: **ZUCKER [33]**, so weiß die österreichische Studie, »schmeckt danach wie Meersand und Zuckersirup wie klares Wasser«.

Auch persönliche Vorlieben und Abneigungen werden ausgehebelt. Denn die neuesten Substanzen zur Geschmacksmodulation nutzen die Macht der Gene, die die ganz persönliche Nahrungsauswahl lenken, abgestimmt auf die Bedürfnisse des eigenen Körpers. Diejenigen Gene, die das ganz persönliche, individuelle Geschmacksempfinden bestimmen. Manipuliert wird der Mensch jetzt also an seiner persönlichsten, subjektivsten Stelle, im Unbewuss-

ten. Dort, wo der Geschmackseindruck entsteht. Im Gehirn. Und sogar tief drinnen im Bauch. Die US-Firma Senomyx hat dafür schon hunderte Patente, kooperiert mit Firmen wie Nestlé, Kraft und Cola-Konzernen. Sie verkauft Stoffe, die den Geschmacksdruck, die Wahrnehmung im Gehirn gezielt täuschen und lenken.

Damit ist eine neue Dimension erreicht, eine neue Eskalationsstufe in der Manipulation des Menschen und seines Geschmacksempfindens. Ohne dass es für den Verbraucher zu erkennen ist. Die Methoden werden immer undurchschaubarer, denn das oberste Ziel lautet: Die Menschen sollen davon nichts merken.

Kritiker befürchten schon, dass das Suchtverhalten durch solche Manipulationen noch gefördert wird. Denn sie greifen in unbewusste Abläufe ein, mit denen der Körper seine Versorgung steuert. Und wenn dort die Schalter neu gestellt werden, wird das Essverhalten neu justiert – hinter unserem Rücken sozusagen. Der Mensch wird entmündigt.

Das ist es, was die Sucht ausmacht. Und es geht nicht nur um Sucht, es geht um die Figur, um den Organismus, um den ganzen Körper, um die Versorgung mit den Lebenselementen.

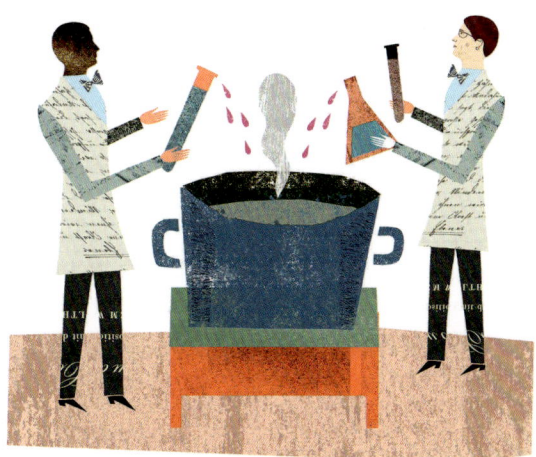

BESSER

Die Gegenbewegung wächst. Immer mehr Menschen erobern die Souveränität über ihren Bauch zurück. Zurückgewonnen wird damit jenes Menschenrecht, das der Frankfurter Rechtslehrer Professor Wolf Paul proklamiert hat: das Recht auf »kulinarische Selbstbestimmung«, die »Freiheit des Geschmacks und der Lebensmittelwahl nach eigener Lust und eigenem Urteil.« Es geht um die »Herrschaft über Speise und Trank«, auch in Zeiten industrieller Nahrungsproduktion.

Es kommt darauf an, dass der Körper wieder wahrnehmen und seinen Wahrnehmungen auch trauen kann. Darauf, dass Geschmack eine Bedeutung hat. Und dass er ein Signal ist für Substanzen. Lebensnotwendige Substanzen. So können auch die Gene ihre Aufgaben wieder erfüllen: die persönlichen Vorlieben und Abneigungen steuern, damit der Körper bekommt, was er braucht. Was er nicht braucht: manipulierten Geschmack.

TIPP

Für eine selbst gemachte Sauce nehme man 1 Handvoll Kalbsknochen, hacke sie klein und brate sie scharf an. Tomatenmark dazu, 1 Teelöffel vielleicht, und mit Wein oder Wasser aufgießen, bis alles bedeckt ist. Eine Zehe fein gehackten KNOBLAUCH [96] *dazu und die gleiche Menge* INGWER [96]. *½ Nelke, ein Lorbeerblatt, 2 Körner Piment und 6 Koriandersamen im Mörser zerstoßen und ebenfalls zugeben. Alles im Schnellkochtopf eine halbe Stunde garen (in einem normalen Topf etwa doppelt so lang), dann durchseihen, und fertig ist die Würzbasis. Sie können die Soße auch in Eiswürfelbehältern einfrieren und bei Bedarf portionsweise verwenden. Verstärkt wird nichts, nur das Wohlbefinden beim Genuss.*

[22] HEFE-EXTRAKT

Der geheime Geschmack

Die spinnen, die Briten: Ganz verrückt auf braune Schmiere

Sie hatte das Pulver für den Kartoffelsalat genommen, damals im Campingurlaub in Italien. Und es enthielt: Hefeextrakt. Dann ging es los, ganz ähnlich wie bei Glutamat, dem GESCHMACKSVERSTÄRKER [21], erzählt Friedlinde Berger: »Das fängt an den Augen an, geht übers ganze Gesicht, bis zum Hals. Also ganz übel. Das war echt furchtbar. Nässender Ausschlag. Das hat so gebrannt, hat gejuckt, da bin ich dann halt immer im Meer gelegen. Damit das kühlt und mit dem Meerwasser heilt. Das dauert dann immer ganz lang, bis das wieder weg ist. Gute fünf, sechs Wochen. Da hab ich gedacht, ich krieg echt die Krise. Seit damals bin ich vorsichtig.« Ein Einzelfall? Das weiß leider niemand: Hefeextrakt wurde nie auf seine Risiken und Nebenwirkungen untersucht.

DAS STECKT DAHINTER

Hefeextrakt macht Karriere. Er ist ein beliebter Ersatz für den umstrittenen Geschmacksverstärker Glutamat. Immer mehr Supermarktlebensmittel enthalten Hefeextrakt, ob Bio oder nicht Bio: Tütensuppen, Salatsaucen, Chips, in allen kann Hefeextrakt stecken. Hefeextrakt ist der Geschmacksverstärker der Zukunft. Pardon: Er ist ja gar kein Geschmacksverstärker, gilt nicht einmal als Zusatzstoff, obwohl er natürlich als solcher eingesetzt wird. Er wurde auch noch nie auf seine medizinischen Folgen untersucht, durchlief kein Zulassungsverfahren. Er gilt ja als »Lebensmittel«. Das macht den Glutamat-Ersatzstoff bei der Industrie noch beliebter. Denn so können die Hersteller »Ohne Geschmacksverstärker« auf ihre Produkte schreiben, auch wenn Hefeextrakt den Geschmack verstärkt. Besonders beliebt ist die Zutat bei den Lieferanten für Kantinen, Krankenhausküchen, Kindergärten. Sie müssen dann nichts davon in die Speisekarte schreiben. Verhängnisvoll für Menschen, die das nicht vertragen.

Hefeextrakt profitiert vom schlechten Ruf, den Glutamat genießt. Doch es steht auch selbst unter Verdacht. Denn es enthält ebenfalls Glutamat. Das könnte erklären, dass bei manchen Konsumenten ganz ähnliche Folgen auftreten. Auf die Kritik an ihrem Hoffnungsträger reagieren die Hersteller fast ein bisschen beleidigt: Hefeextrakt sei doch ein »klassisches Lebensmittel«. Jedoch: Hefeextrakt gibt es nicht in der Natur. Es gibt keinen Acker, auf dem Hefeextrakt wächst. Auf dem Wochenmarkt gibt es keinen Hefeextrakt, in der Geschichte der Menschheit gibt es keine Zeugnisse dazu, Kleopatra hat nicht darin gebadet, Napoleon hat ihn nicht auf seine Feldzüge mitgenommen. Hefeextrakt wurde erfunden, im Jahre 1902 in Großbritannien. Hauptproduzent ist die Marmite Food Company in Burton upon Trent, 215 Kilometer nordwestlich von London, gegründet von der Familie Gilmour. Als Rohstoff dienten »Nebenprodukte« der nahen Bass-Brauerei. Man könnte auch sagen: Abfälle. Die Marmite Food Company, die heute zum Unilever-Konzern (Becel, Du darfst) gehört, ist immer noch der bekannteste Hersteller der braunen Schmiere, die im anglophonen kuli-

narischen Kosmos Kultstatus genießt. In Neuseeland gab es sogar schon Panikkäufe, als durch ein Erdbeben in der Fabrik in der Küstenstadt Christchurch Verknappung drohte. Konsumenten reagierten mit Verzweiflung, der Premierminister trat im Fernsehen auf und gestand Betroffenheit aufgrund seiner knappen persönlichen Vorräte, zu Hause und im Büro. Was nicht bekannt ist: wie Hefeextrakt auf den menschlichen Körper wirkt. Die medizinischen Fragen sind bei diesem Lebensmittelzusatz völlig ungeklärt. Es gibt »sehr wenig aufschlussreiche Literatur zu Hefeextrakt«, bemängelte eine Studie der Fachhochschule Münster, die versucht hat, das Geheimnis ein bisschen zu lüften. Derweil rühmen die Hefeextrakt-Freunde die gesundheitlichen Vorzüge, die enthaltene Folsäure, das Vitamin B im Extrakt. Aber das ist nie gründlich untersucht oder gar abgewogen worden gegen mögliche Unverträglichkeitsreaktionen. Dass es diese geben kann, räumt allerdings auch ein Sprecher der Hefeextrakt-Branche auf Anfrage ein: »Da Hefe Proteine enthält, können wir nicht ausschließen, dass es wegen dieser Proteine in besonderen Fällen zu allergischen Reaktionen kommt.« Umso misslicher, dass die potentiell Betroffenen nicht immer erfahren, ob sie diese Zutat verspeisen. Hefeextrakt ist ja eine sogenannte CLEAN-LABEL-Zutat [10] und muss deshalb in Kantinen und Restaurants überhaupt nicht deklariert werden. In Supermarktprodukten kann es auf der Zutatenliste als »Hefeextrakt« erscheinen, manchmal steht dort aber auch nur »natürliches Aroma«. Doch mit Natur hat der Herstellungsprozess wenig zu tun. Bisher wurden zwei Herstellungsvarianten unterschieden, die sogenannte Autolyse, bei der hefeeigene Enzyme am Werk sind, und die Hydrolyse mit zugesetzten Enzymen oder Säuren. Heute allerdings haben sich die beiden Varianten offenbar angenähert: »Im Prinzip besteht kaum ein Unterschied zwischen diesen Herstellungsverfahren«, sagt Carola Strassner, Professorin an der Fachhochschule Münster. Mit modernen industriellen High-Tech-Enzymen kann der Prozess beschleunigt und damit verbilligt und überdies die Geschmacksproduktion gezielt gesteuert werden. So gibt es jetzt Hefeextrakte vom Geschmackstyp Brathähnchen, Rinderbraten und Hühnersuppe. Die dänische Firma Novozymes (früher: Novo Nordisk), nach eigenen Angaben weltweit führend in Sachen Enzyme, hält zum Beispiel ein Patent für ein ganz besonderes »Verfahren zur Herstellung eines Hefeextrakts« mithilfe eines solchen Enzyms. Dabei kommen die emsigen Kleinstlebewesen zum Einsatz, die in der schönen neuen Welt der Nahrung so beliebt sind. In diesem Fall sind es, so das Patent mit der Nummer EP2097510 A1, Bakterien aus der Familie Nocardiopsis, beispielsweise Nocardiopsis alba (vormals Nocardiopsis dassonvillei). Mit diesen Innovationen können auch ganz neue Rohstoffquellen erschlossen werden. Bisher wird Hefeextrakt aus Hefe hergestellt. Das teilt beispielsweise die Firma Nestlé mit: »Hefeextrakt wird aus Hefe hergestellt. Es handelt sich hierbei um Saccharomyces cerevisiae (Backhefe; Synonym: Bierhefe, Bäckerhefe).« Doch das Verfahren ist nicht mehr so ganz auf der Höhe der Zeit. Die Europäische Union hat sich jetzt in die Geschmacksproduktion eingeschaltet und fördert die Forschung nach neuen Hefearten zur Aromaproduktion. Im »Königreich der Hefen«, so die Projektbeschreibung, gebe es schließlich mehr als 1500 Arten. »Cornucopia« heißt das Projekt. Das bedeutet Fülle, Reichtum, Überfluss und klingt auch ein bisschen nach Utopia. Manche Fortschritte sind aber wohl mit Vorsicht zu genießen, warnt sogar Eurasyp, die Vereinigung der europäischen Hefeextraktproduzenten: »Hinweis: Manche Hefen werden auf Nicht-Lebensmittelsubstraten kultiviert, wie Abfällen aus der Papier- oder Holzindustrie.« Geschmack aus Abfällen? Besonders appetitlich klingt das nicht.

BESSER

Geschmack aus Gemüse, das ist besser. Hat auch mehr Nährwert. Hefeextrakt aber wird dazu verwendet, Geschmack vorzuspiegeln, der nicht da ist. Zum Beispiel den Geschmack von Gemüse, das in der Suppe überhaupt nicht drin ist. Der Körper jedoch, wenn er nach Gemüse verlangt, braucht Gemüse, also sollte man es ihm auch geben.

Friedlinde Berger, die im Italienurlaub so heftig auf Hefeextrakt reagiert hat, macht jetzt natürlich einen großen Bogen um diese Substanz. »Wenn ich einkaufen gehe, muss ich gucken, was drin ist.« Und der Geschmack ist hausgemacht. »Die Würze krieg ich jetzt von meiner Mutter, die macht sie selber.«

TIPP

Wer keine Lust auf Hefeextrakt und andere Geschmacksverstärker hat, mischt sich die Würze nach Mutters Rezept: Jeweils 500 Gramm Lauch, Möhren, Sellerie, Petersilienwurzel, Zwiebeln und Tomaten sowie ein paar Zweige Liebstöckel (heißt nicht umsonst Maggikraut) mit der Küchenmaschine sehr klein hacken und mit 500 Gramm Salz mischen. In saubere Schraubgläser füllen, fest verschließen, fertig! Weil das Salz konserviert, hält sich die Würze im Kühlschrank viele Monate. Sie eignet sich statt Brühwürfel für die Suppe genauso wie für Saucen oder Salatdressings. Weil die Würze schon sehr salzig ist, ansonsten erst einmal sparsam und nur falls nötig salzen.

[23] AROMA

Sägespäne zu Lebensmitteln

Wenn Aroma draufsteht, ist immer etwas faul

Der Geschmack ist das Wichtigste beim Essen, und nirgendwo hat sich die Realität der Nahrungsindustrie weiter von den Wünschen und Vorstellungen der Konsumenten entfernt. Zum Beispiel bei der Frage, was »natürlich« ist. Das Erdbeeraroma aus Sägespänen: Absolut »natürlich«, im Sinne des Gesetzes. Auch das Vanillearoma, das aus dem Abwasser einer Papierfabrik gewonnen wird. Selbst wenn Bakterien dabei mitwirken, gern auch genmanipuliert. Appetitlich ist das alles nicht, aber »natürlich«. Fragt sich nur: Was macht das mit dem Körper?

DAS STECKT DAHINTER

Erdbeeren sind Erdbeeren und Kirschen sind Kirschen. Und nur Erdbeeren schmecken wie Erdbeeren. So ist das in der Welt der echten Lebensmittel. In der industriellen **PARALLEL-WELT [16]** sieht das anders aus. Da können ganz andere Dinge als Quelle fürs Erdbeeraroma dienen und für Vanille- oder Himbeeraroma. Aroma ist die Leitsubstanz der industriellen Nahrungsproduktion. Viele Produkte aus dem Supermarkt würden ohne die zugesetzten Geschmackschemikalien – insgesamt 2748 sind es laut Aromastoffregister der Europäischen Kommission – ganz anders oder nach gar nichts schmecken.

Aroma ist nötig, um geschmacklose Rohstoffe aufzuwerten. Es ist wichtig, um den unangenehmen Beigeschmack der Lebensmitteltechnik zu übertünchen (ihn zu »maskieren«, wie das in der Fachsprache heißt). Aroma wird gebraucht, um die Haltbarkeit der Supermarktnahrung zu verlängern – auch wenn der echte Geschmack längst verflogen ist. Für die Konsumenten sind diese Zustände verhängnisvoll. Denn der Körper wird durch die Geschmacksmanipulationen über die tatsächliche Qualität der Nahrung getäuscht. Außerdem ist es dank einer erstaunlich entgegenkommenden Gesetzgebung möglich, auf dem Etikett trotz High-Tech-Produktion den Anschein von Natürlichkeit zu erwecken.

Neben den »natürlichen« gab es bisher auch noch die »naturidentischen« Aromen. Das war ein bisschen verwirrend, weil die »naturidentischen« Aromen ebenfalls vollsynthetisch hergestellt werden konnten. Aber es klang halt noch ein wenig nach Natur, und das ist es ja, was die Verbraucher wünschen. Mittlerweile wurde die Vokabel »naturidentisch« aus der gesetzlichen Sprachregelung gelöscht.

INFO

Der Begriff »künstlich« ist in der Lebensmittelsprache völlig verschwunden. Er kommt im Verordnungstext gar nicht vor. Die chemischen, mithin künstlichen Aromen gibt es natürlich weiter. Sie heißen bloß nicht mehr so. Die Industrie darf alle Chemikalien einsetzen, die bisher als künstlich galten. Das Aroma heißt nur nicht mehr »künstlich«, sondern zum Beispiel: »Vanille Aroma«. Obwohl es pure Chemie ist, ohne eine Spur von Vanille. Auch die Sägespäne fürs Erdbeeraroma hat die Europäische Union jetzt angemessen gewürdigt und sie sogar zu »Lebensmitteln« erklärt, in der EU-Verordnung Nummer 1334/2008. Die mikrobiologischen Verfahren unter Mitwirkung von Schimmelpilzen oder Bazillen führen zu »natürlichen« Aromen.

Der Körper kommt dabei natürlich zu kurz: Statt echter Nahrung, statt echten Erdbeeren oder echter Vanille bekommt er lediglich ein paar Milliardstel Gramm Geschmacksersatz. Oder er bekommt statt Grapefruit einen Stoff namens Menthenthiol, der mit nur 0,2 Milliardstel Gramm (0,0000000002 Gramm) pro Liter den Geschmackseindruck von frischem Grapefruitsaft auslöst. Pech für den Körper: Es ist kein Grapefruitsaft. Nur eine Illusion.

So ist das mit Vanille, Himbeere, Huhn: Alles nur Täuschung. Der Körper muss dann, um zu seinem Recht auf Nährstoffe zu kommen, entsprechend mehr futtern. Das Ergebnis: Übergewicht. Das hat vor Jahren sogar der Lobbyverband der Aromaindustrie eingeräumt. Auf die Frage: »Sind Aromen gesundheitsschädlich?«, gab der Verband die Auskunft, »dass Gesundheitsschäden, die auf dem Verzehr aromatisierter Lebensmittel beruhen, bislang nicht bekannt geworden sind, sieht man vom Übergewicht ab«.

BESSER

Wer sich um seine Figur, seinen Körper sorgt, muss natürlich um alle Nahrungsmittel mit gefälschtem Geschmack einen großen Bogen machen. Der Körper braucht schließlich Substanz und nicht Illusion. Aroma ist weit mehr als eine Geschmacksfrage. Es ist auch eine Frage des Gehalts, des Nährwerts der Nahrung.

Bei einer Bouillon beispielsweise, die immer noch gerne auch »Kraftbrühe« genannt wird, kommen die nahrhaften Substanzen aus dem Fleisch, aus Sellerie, Möhren, Zwiebeln, Lauch. Ohne Substanz keine Kraft.

Die Regel lautet: Immer wenn Aroma draufsteht, ist irgendetwas faul. Der Mensch bekommt dann nur chemisch erzeugte Geschmacksillusionen und es fehlt ihm etwas – nämlich all das, was Kraft macht. Der Weg zur Wiedergewinnung der kulinarischen Selbstbestimmung führt also über Sellerie, Möhren, Zwiebeln, Lauch. Zu dem, was Kraft macht. Es ist die Verbindung zwischen dem Eigenen, dem Gehalt der Speisen und dem Empfinden ihrer Qualität, zwischen Gemüse und Genuss, Lachslasagne und Lustgefühl. Wenn wir unserem Körper die echten Lebensmittel geben, bekommt er die echten Nährstoffe, die er braucht, und nicht bloß die Illusion von Geschmack. Echter Geschmack hat schließlich eine Bedeutung: Erdbeeren schmecken wie Erdbeeren, weil es Erdbeeren sind. Und was wir als Geschmack wahrnehmen, sind die Inhaltsstoffe, die zwar oft nur in winzigen Mengen vorhanden sind, aber vom Körper gebraucht werden. Und: Wir sind auch vor einer Überdosis geschützt. Denn hier signalisiert der Geschmack: Jetzt ist es zu viel des Guten. Dann können auch die Mechanismen wieder wirken, die für die Gewichtskontrolle und die Versorgung mit Nährstoffen sorgen: der APPETIT [19] und der HUNGER [20]. Damit wird zwar nicht jeder schlank wie eine Gazelle. Aber er bekommt die angemessene Figur, je nach persönlicher genetischer Ausstattung.

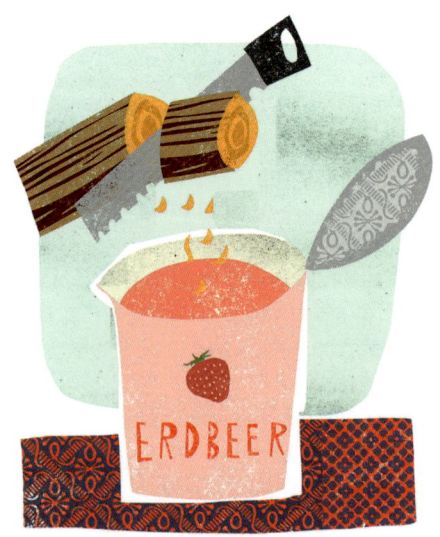

[24] FLÜSSIG-RAUCH

Aus dem Kübel

Wer will das Würstchen aus der Dusche?

Die Pioniere sitzen in den USA. Und wie so oft bei der modernen Geschmacksproduktion markierte auch dort ein Entsorgungsproblem den Beginn der Innovationsbewegung. Die Sägewerke standen offenbar vor einem Berg von Sägmehl. Die Lösung: anzünden, verkokeln lassen und ab in den Kübel damit. Jetzt hatten sie etwas völlig neues: flüssigen Rauch. Eine preisgekrönte Lösung, erinnerte sich Feuchträucher-Veteran Freddy Conley im Lokalblatt Crossville Chronicle: »Wir bekamen Preise vom Staat Tennessee, weil wir eine Lösung für den Abfall der Sägemühlen gefunden hatten.« Offen ist, wie das auf die Gesundheit wirkt.

DAS STECKT DAHINTER

Früher war es streng verboten, heute ist es völlig legal: Die Dusche mit flüssigem Rauch fürs Würstchen. Er kommt als braune Brühe aus dem Kübel und breitet sich immer mehr im Supermarkt und Fast-Food-Schuppen aus. Flüssiger Rauch ist ein großer Erfolg. Nur gesund ist er nicht unbedingt.

Räuchergeschmack war einst das Resultat des Räucherns, das zur Konservierung von Würstchen, Schinken, Forellen oder Lachs diente. Heute hat sich der Rauch emanzipiert, sich befreit aus der Enge von Räucherkammern und neue Existenzformen gefunden, als Flüssig- oder Trockenrauch. Er ist nicht mehr an Würstchen und Forelle gebunden. Jetzt durchweht der Rauchgeschmack auch Nahrungsmittel, die eigentlich gar nicht räucherbar sind, wie Saucen, Knabberzeug, Chips. Solche Sachen. Es gibt den Rauchgeschmack als Pulver, aufgesprüht auf Trägermaterialien wie Dextrose, Salz oder Maltodextrin. Die fehlen beim traditionellen Räuchern natürlich. Beim Flüssigrauch kommen sie mit in die Wurst oder die Knabbersachen. Möglich ist auch ein Rauchbad. Und es gibt den »Flüssigrauch zum Vernebeln«, wie das die Feuchträucherfirma »Tastemakers« nennt. Führende Feuchträucherfirmen empfehlen die Rauchdusche »Smoke-A-Matic«. Dabei wandern beispielsweise Wiener Würstchen durch eine vollautomatische Duschstraße. Doch dabei bleibt es nicht. Jetzt findet sich der »Rauch«, da befreit, auch an unerwarteter Stelle, in ungezählten Nahrungsmitteln, die früher niemand in die Räucherkammer gehängt hätte. Deshalb müsse, so die einschlägige EU-Verordnung 2065/2003, bei den »Sicherheitsbewertungen« auch »die vielseitigere Verwendungsmöglichkeit von Raucharomen im Vergleich zum herkömmlichen Räuchern berücksichtigt werden.« Denn die Konfrontation mit Geräuchertem hat ja eher noch zugenommen.

In Tierversuchen hatten die Rauchpräparate aus dem Kübel zu Lymphknotenerkrankungen und Erbgutschäden geführt. Auch Nierenprobleme, Veränderungen an den Lungen und der Zahl der weißen Blutkörperchen waren beobachtet worden. Die Effekte seien zwar erst in höherer Dosis aufgetreten, doch angesichts der weiten Verbreitung der Stoffe seien Gesundheitsbedenken angebracht. Sie können in Würstchen und Forellen, in Käse, Tofu, Knabbereien wie Chips und Crackers, Pizza, Suppen, Fleischmarinaden,

Salatsaucen, Suppen, Baked Potatoes, Saucen, Dips und Ölen vorkommen. Welche Produkte den riskanten Rauch enthalten, weiß allerdings niemand. So machte die deutsche Bundesregierung auf Anfrage keine Angaben dazu, in welchen Produkten die bedenklichen Aromen enthalten sind.

Leider wissen auch die Herstellerfirmen nicht genau, was sie wo in welchen Mengen einsetzen. Nestlé jedenfalls hat keinen Überblick über die eingesetzten Aromen. Der Konzern beziehe sie, so die Firma auf Anfrage, von Lieferanten und habe daher selbst keine genaue Kenntnis: Es handele sich »um komplizierte Rezepturen, die von den Aromenlieferanten aus Wettbewerbsgründen nicht im Detail bekannt gegeben werden«. McDonald's hüllte sich ebenfalls in Schweigen über das eingesetzte Raucharoma.

BESSER

Wieder einmal müsste eigentlich der Verbraucher selbst entscheiden, was er sich zumuten möchte. Das Problem ist nur: Er kann es nicht. Er weiß ja nicht, worin die gesundheitsschädlichen Rauchprodukte enthalten sind. Denn auf dem Etikett kann »Raucharoma« stehen, nur »Aroma« oder sogar »Rauch«, auch wenn der bloß aus dem Kübel kommt.

Wer also keinen Rauch aus dem Kübel schlucken möchte, dem bleibt nichts anderes übrig, als vorsichtshalber auf alles, was im Kleingedruckten die Vokabeln »Rauch« oder »Raucharoma« enthält und nach Rauch schmecken könnte, weiträumig zu umgehen. Oder gleich alles, wo »Aroma« draufsteht. Manche kultivieren schon das Selbsträuchern. Andere kaufen nur beim Metzger ihres Vertrauens. Man kann ihn ja fragen, wo der Rauch für seine Ware herkommt, oder ob man mal die Räucherkammer besichtigen könnte.

[25] BITTER

Signale aus der Artischocke

Bedenkliche Praktiken: Wenn Geschmack »maskiert« wird

Es ist generell der Geschmack des Giftigen und gilt deshalb als Warnsignal: das Bittere. Auch die Zutaten der Food-Fabriken haben oft eine bittere Note. Doch die lässt man einfach »maskieren«, wie das in der Fachsprache heißt. Wegschminken. Das wiederum finden manche Fachleute bedenklich.

DAS STECKT DAHINTER

In der Nahrungsindustrie ist der bittere Geschmack unerwünscht. Denn er hängt oft gerade solchen Produkten mit Extra-Zusätzen an, die eigentlich teuer verkauft werden sollen. Industriell hergestellte VITAMINE [54] und Mineralstoffe etwa haben häufig einen bitteren Nachgeschmack, genauso wie SÜSSSTOFFE [35] – eigentlich ein Zeichen, dass sie wohl doch nicht ganz so gesund sind, wie man behauptet. Wenn Warnsignale einfach übertüncht werden, ist das wiederum für die Verbraucher bitter. Denn sie konsumieren Produkte, um die sie sonst aus instinktiver Abneigung eigentlich einen Bogen machen würden. Weil ihr Geschmackssinn, der ja der wichtigste Kontrollsinn ist, mit Nachdruck davor warnt.

Doch die Nahrungsindustrie hat eine Fülle von Chemikalien entwickelt, mit denen Bitternoten »maskiert« werden können. Beispielsweise einen Stoff namens »Sclareolide«, den sich der Geschmacks-Gigant IFF patentieren ließ (US-Patentschrift Nummer 4,988,532).

Damit kann der etwas bittere Süßgeschmack des Süßstoffes Aspartam »moduliert« werden. Ein »unangenehmer Nachgeschmack« kann gelöscht und stattdessen ein frischer, voller Geschmack vorgespiegelt werden. Die patentierte Chemikalie kann allerlei Süßes verbessern, zum Beispiel Schokolade, Mousse, Kuchen, Eiscreme, ja sogar Süßweine. Genauso kann sie laut Patentschrift eventuelle Bittertöne in Hundefutter, Salzstangen, Brezeln, Suppen und Käse-Imitaten beseitigen. Sclareolide selbst hat dabei überhaupt keinen Geschmack.

Oder die Heidelberger Firma Wild (»Capri-Sonne«): Sie hat den »Wild Resolver« entwickelt, einen sogenannten Bitterblocker. Er verändert die bitteren Bestandteile im Essen so, dass die Zunge sie nicht mehr als bitter erkennt.

Doch die Bittermaskierer stoßen auch auf Kritik. Wenn der bittere Geschmack einfach wegretuschiert wird, wird das Produkt zwar leichter gekauft. Gesünder wird es aber nicht. Nur das Warnsignal fehlt. Man müsse sich »darüber im Klaren sein, dass ein solcher Bitterblocker eine natürliche Schutzfunktion austrickst«, so der Molekularbiologe Bernd Bufe von der Universität des Saarlandes.

BESSER

In der Welt der echten Nahrungsmittel hat auch die Wahrnehmung des Bitteren eine persönliche Note. Manche stört es sehr, andere gar nicht. Das hängt von den Genen ab. Eine Bittersubstanz namens PROP (6-n-Propylthiouracil) wird von 30 Prozent der Bevölkerung gar nicht wahrgenommen, 70 Prozent hingegen gelten im Forscherslang als PROP-Schmecker oder gar »Superschmecker«. Wer PROP nicht mag, empfindet Bitteres generell als unangenehm, zum Beispiel Brokkoli, Rosenkohl, Sauerkraut, Spinat, Rhabarber, Grapefruitsaft, Bier und Kaffee sowie einige streng schmeckende Käsesorten. Andere mögen genau das. Und wiederum andere mögen Bier, aber keine Grapefruit. Frauen sind übrigens auffallend häufig Bitterhasser.

Das bedeutet: Manche Menschen sind genetisch gesteuert für bestimmte Warnsignale sensibler als andere. Das hängt womöglich damit zusammen, dass einige Nahrungsmittel für die einen eher gesünder sind und für die anderen eher gefährlich.

ANTIOXIDANTIEN [56] beispielsweise, die etwa in Kaffee oder GRÜNTEE [88] für die entsprechenden Noten sorgen, sind oft leicht bitter. Kakao, auch SCHOKOLADE [30] enthält antioxidativ wirkende Polyphenole: je bitterer, desto mehr. Und umso gesünder für die, die das lieben. Diese Antioxidantien können allerdings, wie neuerdings zum Beispiel der Nobelpreisträger James Watson warnt, in manchen Fällen auch krebsfördernd wirken. Das bedeutet: Ganz persönliche Geschmacksvorlieben dienen auch der individuellen Gesundheitsvorsorge.

Glücklicherweise gibt es die Welt der echten Lebensmittel noch. Die Wochenmärkte, auf denen es Artischocken gibt für die, die das leicht Bittere mögen. Mit einer Vinaigrette oder Aioli-Sauce schmeckt es noch besser (siehe Tipp).

TIPP

Kochen Sie die Artischocken in reichlich Salzwasser mit einem Schuss Essig 30–45 Minuten, bis sie gar sind. Unterdessen für die Aioli 1 Eigelb mit dem Rührgerät verquirlen, bis es hell wird. Dann tropfenweise Öl zugeben, insgesamt etwa 100 Milliliter. Weiterrühren, bis alles schön fest ist. Dann den Saft von ½ Zitrone hinzufügen, ein bisschen Senf, 1 Knoblauchzehe und genauso viel Ingwer fein hacken und mit einer Gabel zerquetschen, dazugeben, alles mit ein bisschen Salz abschmecken, noch mal umrühren. Fertig!

WAS IST DRAN

AN DER SUCHT NACH

DER SÜSSEN LECKEREI?

180 000 TOTE IM JAHR DURCH

SÜSSE GETRÄNKE

3.

SOOO SÜSS

Zucker & Co

[26] EIS

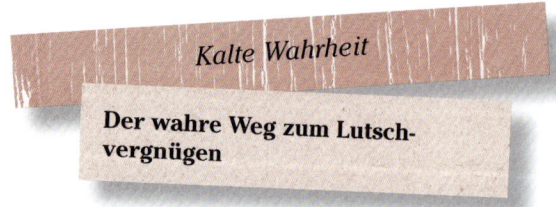

Kalte Wahrheit

Der wahre Weg zum Lutsch-vergnügen

»Papa, ein Eis!« Kinder sind die eifrigsten und vor allem die lautesten Eiskonsumenten. Aber auch Erwachsene schlecken gern. Eis ist auch immer und überall erhältlich, im Zoo, am Bahnhof, sogar im Kinderkrankenhaus, gleich neben den Plakaten, die über die Zuckerkrankheit DIABETES [34] aufklären. Was drin ist im Eis? Das will eigentlich niemand so genau wissen. Es könnte ja das Schleckvergnügen trüben.

DAS STECKT DAHINTER

Rücksichtsvollerweise haben die Hersteller die Zutaten, all die Stoffe mit und ohne E-Nummern, nur winzig klein hintendrauf geschrieben, irgendwo im Falz auf der Packung. Die wird dann ganz schnell weggeworfen und keiner muss beim Eisschlecken an all die Chemikalien denken, die für Farbe, Geschmack und »Mundgefühl« sorgen.

Die Leckerei kommt heute nur noch selten aus der Eisdiele Venezia oder Dolomiti, wo ein rundlicher Italiener mit verträumtem Blick Milch und Sahne rührt, ein Liedchen auf den Lippen. Die großen Nahrungskonzerne haben das Geschäft weltweit organisiert, und weil das so ist, ist am Eis auch nicht mehr viel natürlich. Mit dem Geschmack fängt es schon an: Häufig ist das VANILLE [17], meist aber keine echte, sondern bloß industrielles AROMA [23], oft aus zweifelhaften Quellen. Etwa den Abwässern aus Papierfabriken. Vanillearoma bedeutet: Es

ist pure Chemie. Vanilleextrakt? Der muss, immerhin, aus der Vanillepflanze stammen, kann dort aber auch mithilfe von Mikroben herausgelöst werden.

Auch der Rest ist nicht ganz echt. Meist ist so ein Eis eine ausgewogene Mischung aus Mono- und Diglyzeriden, von Zuckerkulör und Natriumalginat, Emulgatoren, Farbstoffen und Füllmittel. Und, mitunter, Schellack als Überzug. Die englische Boulevardzeitung Daily Mail fand im Supermarkt-Eis statt Milch und Sahne vor allem Wasser und Molke – und hat diese Erkenntnis unter der Überschrift veröffentlicht: »The chilling truth about ice cream«. Die kalte Wahrheit über Eiskrem. Selbst in den beliebtesten Marken: Keine Sahne, dafür aber massenhaft Butterreinfett und einen »Füllstoff« namens Polydextrose. »Shocking«, fand die Daily Mail. Schockierend.

Wer die Zutatenliste wieder aus dem Papierkorb herausfieselt, kann sie sehen, all die zweifelhaften Zutaten. Ein ganzes Arsenal von Farbstoffen ist für die Eisherstellung zugelassen. Der Farbstoff E 150d beispielsweise, Zuckerkulör, findet sich im Cola-Eis. Ein sehr umstrittener Zusatz. Kann zu KREBS [36] führen, finden jedenfalls amerikanische Behörden. Die europäischen glücklicherweise nicht. Oder Riboflavin (E 101). Eigentlich ein harmloser Farbstoff, der aber ALLERGIEN [12] auslösen kann, bis hin zum anaphylaktischen Schock. Oder E 104, Chinolingelb. Gehört zu den umstrittenen Azofarbstoffen, wie Azorubin (E 122): Die können zu Hyperaktivität führen. Das blaue Indigotin (E 132) ist ebenfalls ein künstlicher Farbstoff, über den immerhin nichts Negatives bekannt ist, sieht man von vereinzelten Allergien ab. Auch Carotine sind zugelassen (E 160a), sie gelten ja eher noch als gesund, ebenso wie Betenrot (E 162). Aber Eis isst ja ohnehin niemand aus Gesundheitsgründen, sieht man einmal vom klassischen Fall der Mandelentzündung ab. Citrate dienen als Konservierungsstoffe und Stabilisatoren und sorgen für eine säuerlich-frische Note im Geschmack. Irgendwie muss das Ganze auch zusammenhalten. Dafür sorgen etwa Alginate (E 400–405). Sie helfen, Wasser zu binden, wie auch Agar Agar (E 406). Carrageen, der umstrittene Stabilisator, E-Nummer 407. Er soll im Darm Geschwüre fördern und sogar Brustkrebs begünstigen. Die dauerhafte Konsistenz erhält auch E 410, Johannisbrotkernmehl. Das kann im Übermaß abführend wirken, aber eigentlich isst ja niemand Eis im Übermaß. Guarkernmehl (E 412) quillt im Darm stark auf und kann so zu Bauchkrämpfen und Blähungen führen, mitunter auch schweren allergischen Schocks. Im Eis verhindert es das Auskristallisieren von Wasser. Dem gleichen Zweck dient Gummi Arabicum (E 414). Das darf auch in Öko-Lebensmitteln benutzt werden. Also vielleicht doch nicht gar so schlimm, außer für manche Allergiker. Xanthan (E 415) wirkt im Eis ebenfalls als Verdickungs- und Bindemittel. Es wird von Mikroorganismen produziert; das klingt unappetitlich, soll aber gesundheitlich harmlos sein.

Eine tragende Rolle spielen auch die Emulgatoren: Lecithin zum Beispiel (E 322), das für Menschen, die allergisch auf SOJA [63] reagieren, möglicherweise ein Problem ist. Sogenannte Polysorbate (E 432–436) waren früher in Deutschland nicht erlaubt, wurden im Zuge der EU-weiten Harmonisierung jedoch auch hierzulande zugelassen. Mikrokristalline Cellulose (E 460), aus Holz gewonnen, sorgt ebenfalls für Stabilität in der Eismasse. Und auch die ominösen Mono- und Diglyceride der Speisefettsäuren (E 471, 472), reine Designerprodukte, die es in der Natur nirgends gibt, finden sich im Eis.

Das Fett ist oft auch nicht allererste SAHNE [90], sondern: »Pflanzenfett, gehärtet«. Das heißt: Hier stecken die gefürchteten industriellen TRANSFETTE [43] drin.

Manche Stoffe werden von Kindern auffällig häufig verspeist: E 491 etwa, Sorbitanmonostearat. Das kennt kein Mensch, ebenso wie E 494, Sorbitanmonooleat. Den kindlichen Körpern aber ist es vertrauter, als ihnen lieb ist. Nach einer Untersuchung der EU-Kommission liegt überhaupt kein Kind mit seiner täglichen Dosis innerhalb des als sicher geltenden Bereiches. Alle verzehren ein Vielfaches dessen, was als gesundheitlich akzeptabel gilt. Das liegt daran, dass E 491 bis E 495 nicht nur in Eis, sondern auch in vielen anderen Kinderlieblingsspeisen enthalten sind: In Desserts und Süßigkeiten, Kuchen, Kekse, Kaugummi. Natürlich will all das niemand wissen. Dass Eis nicht gesund ist, weiß ja jedes Kind. Eis ist ja auch süß und ZUCKER [33] macht dick und ist ein Risikofaktor für Diabetes, ALZHEIMER [51], Krebs. Von Karies ganz zu schweigen.

INFO

Eis mit SÜSSSTOFFEN [35]? Auch nicht viel besser: Ob Acesulfam-K (E 950), Aspartam (E 951) oder Saccharin (E 954): Künstliche Süßstoffe sind ebenfalls als Dickmacher in Verruf, und immer wieder unter Krebsverdacht. Wenn das Eis mit dem Zuckerersatz Sorbit (E 420) gesüßt ist, lautet das Risiko: Durchfall. Der Stoff steht zudem, wie die anderen Zucker-Alternativen Mannit (E 421) und Xylit (E 967) auch, als ADHS-Auslöser im Verdacht, beim »Zappelphilipp-Syndrom« also. Sorbit oder XYLIT [39] können sogar die CHOLESTERINWERTE [38] verschlechtern, wie eine Studie der Emory University in Atlanta im US-Staat Georgia ergab. Genau wie normaler Zucker.

BESSER

Vielleicht kennt noch jemand eine kleine Eisdiele, und hinten rührt tatsächlich Luigi Sahne
und Schokolade, und pfeift wohlgelaunt ein
Liedchen … Was auch möglich ist: am Eis-
stand vorübergehen. Einfach kurz an Xanthan
denken oder Sorbitanmonooleat. Oder den Vanillegeschmack aus dem Abwasser von Papierfabriken. Die Eiseslust lässt schlagartig nach.
Echter ist: Eis aus **BIO**-Produktion **[84]**. Dafür
sind weit weniger Zusätze zugelassen und
deshalb schmeckt es auch deutlich besser.
Puristische Eisliebhaber vertrauen vielleicht
am liebsten der eigenen Eismaschine aus dem
Elektromarkt. Es ist ein bisschen aufwendig,
Eis selbst zu rühren, dafür garantiert es die
volle Souveränität über die Zutaten.

TIPP

*Mein eigenes Eis? Die Luxemburger Köchin Lea
Linster macht das zum Beispiel so: Fürs Vanilleeis nehme man 1 Vanilleschote, ½ Liter Milch,
125 Gramm Zucker, 6 Eigelb und 100 Gramm
Schlagsahne, kratze das Mark aus der Schote,
gebe die Milch und die Hälfte des Zuckers in
einen Topf, die Schote und das ausgekratzte
Mark dazu. Alles aufkochen, vom Herd nehmen
und eine Viertelstunde ziehen lassen. Dann die
Dotter mit dem Rest des Zuckers verrühren. Die
Vanillemilch wieder aufkochen, Schote herausfi-
schen und die heiße Milch langsam rührend zur
Zucker-Ei-Masse gießen. Alles im heißen Wasser-
bad unter Rühren andicken lassen, bis die Masse dickflüssig vom Löffel tropft. Sofort die kalte
geschlagene Sahne unterrühren. Jetzt folgt die
Abkühlphase: Erst die Schüssel mit der Eismasse auf ein Bett aus Eiswürfeln setzen und die
Masse kalt rühren. Die kalte Eismasse durch ein
feines Sieb gießen, dann in die Eismaschine geben und laufen lassen, bis das Eis fertig ist.*

[27] GUMMI-BÄRCHEN

Ein Lob auf die Bärchen?

Abnehmen mit Gummibärchen – geht das?

Es gibt Ernährungsexperten, die kein Problem
darin sehen, Gummibärchen zu essen, wenn
man abnehmen will. Auch in großen Mengen.
Das kommt gut an. Aufgrund solcher Meldungen jubelte auch gleich das Magazin der Süd-
deutschen Zeitung: »Die Sensation: Zucker
macht nicht mehr dick!« Unsinn war's trotzdem.

DAS STECKT DAHINTER

Zu dem uneingeschränkt positiven Ruf der
Gummibärchen bei Publikum, Fachwelt und
Medien hat sicher der Umstand beigetragen,
dass sie immer prominente Fürsprecher hatten.
Nicht nur Fernsehstars als Werbeträger. Sogar
berühmte Professoren, wie den ehemaligen
Präsident der Deutschen Gesellschaft für Ernährung (DGE), der wichtigsten Fachgesellschaft in diesem Feld.
Trotzdem: Abnehmen mit Gummibärchen: Das
ist natürlich ausgewiesener Quatsch. Gummibärchen sind süß, enthalten bis zu 70 Prozent
ZUCKER [33], der mitunter auch als »Dextrose«
oder »Glukosesirup« erscheint und bei Bonbon-
fabriken wegen ihrer Klebrigkeit besonders
beliebt ist.
Gummibärchen können auch Auslöser von
schweren allergischen Schocks werden, wie im

Fall eines zweijährigen Mädchens namens Isabelle aus der Schweiz. Sie bekam plötzlich einen Asthmaanfall, einen Ausschlag am ganzen Körper, Augen und Lippen schwollen an und schließlich brach sie zusammen. Der Auslöser: Gummibärchen. Der Allergologe bat daraufhin die Herstellerfirma, ihm Proben der Bestandteile zu schicken, um damit die üblichen Allergietests zu machen. Doch diese bedauerte: »Leider« sei es »nicht möglich«, Proben zu schicken, weil die Produkte und ihre Zusammensetzung »äußerst vertraulich behandelt werden« müssten – ein in der Nahrungsindustrie gängiges Verhalten, da die verwendeten Inhaltsstoffe und Rezepturen als Betriebsgeheimnis betrachtet werden.

Weil chemische Zutaten mittlerweile einen schlechten Ruf genießen, verwenden manche Hersteller vermehrt »natürliche« Farben oder sogar sogenannte färbende Lebensmittel sowie »Fruchtzubereitungen«. Klingt schön, hat aber mit echten Früchten nicht viel zu tun: schließlich würden Orangen, Kiwis oder Äpfel im Bärchen nässen, außerdem bald verfaulen. Das geht gar nicht, Gummibärchen müssen schließlich lange halten. Deshalb braucht es »Frucht« aus dem Chemiebaukasten. Und die neu geschaffenen »Natur«-Zutaten müssen sich dazu weder einer Gesundheitsprüfung unterziehen noch findet eine Zulassung statt. Das ist praktisch, weil sie dann auch nicht bei den Zutaten auf der Verpackung stehen müssen (siehe: CLEAN LABEL [10]).

Gummibärchen enthalten auch »AROMA« [23] ohne nähere Herkunftsangabe. Das bedeutet, der Geschmack kommt aus Quellen, von denen die kleinen und großen Leckermäuler leider überhaupt nichts erfahren. Wenn es ein bisschen säuerlich schmeckt, dann könnte das an der Zitronensäure liegen. Auch die kann den Zähnen schaden, und zudem dazu führen,

dass ALUMINIUM [42] aus der Nahrung ins Gehirn gelangt. Gummibärchen können dieses Aluminium zudem selbst enthalten, allerdings nur in recht geringen Mengen. Bei Stichproben wurden lediglich etwa 2,5 Milligramm pro Kilo davon gefunden.

BESSER

Man kann Gummibärchen selbst machen, sogar zuckerfrei und vegetarisch. Das ist ein bisschen umständlich und aufwendig, hat aber zwei wesentliche Vorteile: erstens reduziert sich der Verbrauch dadurch erheblich und zweitens hat man die Kontrolle über die Zutaten. Gelatine oder Agar-Agar, (Vollrohr-)Zucker, Frucht- und Zitronensaft, Wasser – das ist alles. Man kann sich Zuckerbärchen natürlich einfach abgewöhnen – und zwar in jedem Alter. Der Mensch braucht ja keine Zuckerbärchen, auch wenn sie noch so bunt und knuffig sind. Wer länger einmal keine Gummibärchen mehr genossen hat, merkt sofort, wenn die Kinder eine Tüte aufreißen, was für ein furchtbar künstlicher Geruch aus dieser entströmt. Und ist vermutlich ganz automatisch immun dagegen, so etwas in den Mund nehmen zu wollen.

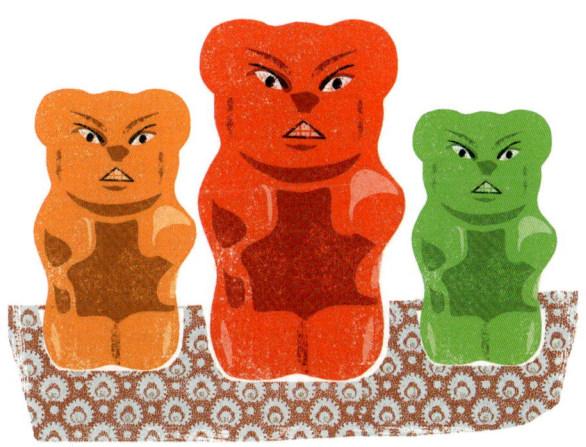

[28] ENERGY-DRINKS

Plötzlicher Herztod

Frühes Ableben in der Disco: Sind die Opfer selbst schuld?

Es war in einer Disco in Stockholm. John Andersson war dabei, als seine Freundin Therese, 31, auf der Tanzfläche starb, nachdem sie zwei Dosen Red Bull mit Wodka getrunken hatte. »Sie fiel einfach neben mir tot um«, sagte er laut Londoner Times. Die Behörden haben schon viele solcher mysteriöser Todesfälle untersucht, im Zusammenhang mit Energydrinks. Vor Risiken und Nebenwirkungen warnen jetzt Mediziner und Behörden in aller Welt.

DAS STECKT DAHINTER

Eigentlich sollen sie fit halten und, wie die Werbung verspricht, sogar »Flüüügel« verleihen. Doch je erfolgreicher die Energydrinks werden, auch dank solcher Sprüche, desto mehr häufen sich Berichte über ganz andere Effekte. Das Bundesinstitut für Risikobewertung (BfR), wenn es um Gefährdungen durch Nahrungsmittel geht in Deutschland die höchste staatliche Stelle, hat sogar versucht, die besonders konzentrierten »Energy Shots« verbieten zu lassen. Doch die Verbotsforderung ist irgendwo im Kompetenzdickicht zwischen den zuständigen Stellen versandet. Dabei hatte das Risiko-Institut eine eindrucksvolle Liste von Fällen vorgelegt.

So wurden in Schweden insgesamt drei mysteriöse Todesfälle in Zusammenhang mit dem Energydrink Red Bull untersucht. Es gab auch, so das Risiko-Institut, den »Fall eines 23-Jährigen aus Griechenland«, der »im Zusammenhang mit Energydrink-Konsum« Fußball spielte und einen Herzinfarkt erlitt. Oder den »Fall eines 18-Jährigen« aus der Stadt Limerick im Südwesten Irlands: ein Junge namens Ross Cooney, der während eines Basketball-Turniers »bis zu drei Dosen eines Energydrinks getrunken« hatte »und plötzlich, vermutlich infolge einer Herzrhythmusstörung, verstarb«. Sechs Energydrinks mit Wodka waren es bei »einer 19-jährigen Frau«, am Vorabend ihres Todes. Gegen 19 Uhr hatte sie noch etwas gegessen, nach Mitternacht dann nichts mehr zu sich genommen. Sie »war auch nicht ausnehmend betrunken«, so das BfR. »Sie wurde am darauffolgenden Morgen tot im Bett aufgefunden.« Das BfR kennt noch mehr solcher Todesfälle.

Das Medical Journal of Australia berichtete über den 28-jährigen Matthew Penboss, der bei einem Motocross-Rennen einen Herzstillstand erlitten hatte. Penboss hatte innerhalb von sieben Stunden acht Red Bull getrunken, sonst waren es immer vier dieser Drinks am Tag.

Die Frage ist natürlich immer, welchen Einfluss die Energydrinks hatten. Ein kausaler Zusammenhang lässt sich in der Regel nicht belegen. Und die Hersteller weisen jede Verantwortung weit von sich. Sicher ist: Eine besondere Rolle spielt das Koffein. Zu viel davon kann das Herzkreislaufsystem schädigen, führt zu Zittern, Erbrechen, Atemproblemen. Der Kardiologe Scott Willoughby vom Herzforschungszentrum im Royal Adelaide Hospital im Süden Australiens sagt, Energydrinks könnten für Menschen, die unter Stress stehen oder hohen Blutdruck haben, lebensgefährlich sein. Er fürchtet, dass eine Kombination mit diesen

Risikofaktoren »potenziell tödlich« sein könnte. Schon eine Dose Red Bull ohne Zucker könnte das Risiko eines Herzanfalls erhöhen. Der ZUCKER [33] im Energydrink kann die Probleme noch verschärfen: Er kann, vor allem im Zusammenwirken mit dem Koffein, die Flüssigkeitsaufnahme im Körper blockieren, damit das Blut verdicken und somit Herz-Kreislauf-Probleme verursachen.

Mit steigendem Konsum wächst auch die Bedeutung der Energydrinks als Dickmacher: »Weil das Übergewicht epidemische Ausmaße angenommen hat, wird die erhöhte Kalorienaufnahme durch Energydrinks wichtiger«, konstatierte eine Studie der Universität Miami. Als Konsequenz forderte Studienleiter Steven E. Lipshultz, Energydrinks sollten gesetzlich reguliert werden wie Tabak, Alkohol und Arzneimittel. »Für die meisten Kinder, Heranwachsenden und Jugendlichen gibt es keine sicheren Verzehrmengen.«

BESSER

Wenn Produkte, die nach Auffassung der zuständigen Behörde eigentlich verboten gehören, trotzdem weiter verkauft werden, dann liegt es natürlich an den Konsumenten, sich zu schützen: Wer nicht auf der Tanzfläche tot umfallen möchte, trinkt vorsichtshalber etwas anderes. Als ungefährlicher gilt zum Beispiel Bier, jedenfalls in geringer Dosierung. Auch WEIN [91] ist eine Alternative – und in Maßen sogar gesund fürs Herz. Auch bei den üblichen Cocktails wurde bislang nicht über tödliche Nebenwirkungen berichtet. Manche sind zwar ebenfalls recht süß, doch bei begrenzter Verzehrmenge halten sich auch die Nebenwirkungen in Grenzen. Als klassischer Muntermacher kann auch immer noch der Kaffee gelten, Espresso, Latte Macchiato … Davon ist jedenfalls, soweit bekannt, noch niemand auf offener Tanzfläche einfach so umgefallen.

[29] COLA

Eine Dose zu viel

180 000 Tote im Jahr durch süße Getränke

Es war einmal eine Clique von Mäusen, die durfte Cola trinken: die einen ganz normal mit ZUCKER [33], die anderen in der Light-Variante mit SÜSSSTOFF [35]. Manche ihrer Freunde bekamen nur Wasser, die Armen. Die Trinkexperimente fanden natürlich nicht zum Spaß statt, sondern im Rahmen einer wissenschaftlichen Untersuchung, die im Fachblatt Cardiovascular Diabetology veröffentlicht wurde. Das Ergebnis in Kurzfassung: Am besten waren diejenigen Nager dran, die nur Wasser bekamen. Klingt karg, war aber ein Glücksfall.

DAS STECKT DAHINTER

Eigentlich steht Cola ja für Spaß und Freude am Leben. Doch Cola ist süß und steckt voller Chemie. Es gibt Berge von wissenschaftlichen Studien, die gegen das Getränk sprechen. Die Hersteller verweisen in so einem Fall immer gern auf Orangensaft, der auch ziemlich zuckrig sei. Und tatsächlich sind eigentlich alle süßen Softdrinks gesundheitlich problematisch. In vielen Fällen führen sie sogar zu vorzeitigem Ableben. Eine Studie der Harvard School of Public Health in Boston im US-Bundesstaat Massachusetts ergab, dass weltweit jährlich 180 000 Menschen an den Folgen des Genusses von zuckrigen Softdrinks sterben. Auch den armen Colamäusen aus der Zeitschrift Cardiovascula Diabetology ging es nicht gerade blendend.

INFO

Schädliche Zusatzstoffe in Softdrinks: Der Cola-Farbstoff E 150 d (Ammoniumsulfit-Zuckerkulör) gilt in den USA als krebserregend (in Europa nicht). Der in Softdrinks oft verwendete Konservierungsstoff, Natriumbenzoat (E 211), kann DIABETES [34] *fördern und zu* HYPERAKTIVITÄT [44] *sowie zu Wachstumsstörungen führen. Oder Zitronensäure (E 330): Sie kann zu sogenannten neuartigen Zahnschäden führen, Erosionsschäden, bei denen der Zahnschmelz im Extremfall vollständig abradiert wird. Die Säure ermöglicht zudem den Transport von* ALUMINIUM [42] *ins* GEHIRN [41] *und kann somit Hyperaktivität, Lernschwäche und sogar das Risiko für Krankheiten wie* ALZHEIMER [51] *und möglicherweise Brustkrebs fördern. Phosphorsäure (E 338) kann Knochen schwächen, die Blutbahnen und das* HERZ [14] *verkalken lassen und zum frühen Tod führen.*

Bei den Labormäusen waren binnen Kurzem die Arterien verkalkt – und zwar unabhängig davon, ob die Cola mit Zucker oder mit Süßstoff gesüßt war. Bei den Mäusen aus der »Classic-Gruppe« stiegen zudem Zucker- und Fettgehalt im Blut an, was das Risiko für Diabetes und Herzkrankheiten erhöht. Bei ihren Süßstoff-Freunden deuteten sich dagegen Störungen in der NIERE [13] an, der »Kläranlage des Körpers«. Zudem fanden sich bei ihnen Stoffe im Blut, die als Indikatoren für Lebererkrankungen und Herzinfarkt gelten.
Weil Softdrinks zu zahlreichen gesundheitlichen Schäden führen können, hat sogar die Weltgesundheitsorganisation (WHO) solche Limonaden ausdrücklich verurteilt.
Am gravierendsten sind sicher die Effekte als Dickmacher. Der Übergewichtsforscher George A. Bray vom Pennington Biomedical Research

Center im US-Bundesstaat Louisiana meint: »Die gegenwärtige Übergewichtsepidemie kann mit dem Verzehr von zwei 0,3-Liter-Dosen Softdrinks am Tag erklärt werden«. Eine Studie der Cleveland Klinik im US-Bundesstaat Ohio und der Harvard Universität in Boston ergab ein höheres Risiko für Schlaganfälle durch den Konsum von Zuckergetränken. Hauptursache: die Süße in den Drinks. Aber auch die anderen Zusätze in Softdrinks sind fragwürdig. Daneben gibt es natürlich entlastende Untersuchungen. Die wurden jedoch zumeist von der Industrie unterstützt. 80 Prozent dieser Studien sehen keine besonderen Gefahren durch Softdrinks – das ergab eine Auswertung deutscher und spanischer Forscher. Sie fanden auch heraus: Von jenen Studien, bei denen keine Industriegelder im Spiel waren, kamen ebenfalls 80 Prozent zu kritischen Ergebnissen.

BESSER

Als Getränk eignet sich am besten Wasser. Vor allem für Kinder ist das ein klarer Fall. Denn Wasser löscht den Durst am schnellsten und ganz ohne unangenehme Nebenwirkungen. Die Abkehr von Softdrinks erweist sich auch als Glück für die Figur: Eine Studie der Johns Hopkins Bloomberg School of Public Health in Baltimore im US-Staat Maryland ergab, dass man allein durch den Verzicht auf ein zuckriges Getränk pro Tag in einem halben Jahr ein Pfund abnimmt.
Ihr Hauptgetränk erwies sich daher auch für die Wasserschlucker unter den Testmäusen als Glücksfall: Sie blieben im Vergleich zu ihren colatrinkenden Artgenossen kerngesund und zeigten in den Versuchen der Zusatzstoffforscherin Matilde Otero-Losada von der Buenos Aires Universität nur die für diese stressigen Laborbedingungen und die Versuchsdauer zu erwartenden Veränderungen.

[30] SCHOKOLADE

Wichtiger als Sex

Was ist dran an der Sucht nach der süßen Leckerei?

Braun, knackig, süß und manchmal auch ein bisschen bitter: Jeder liebt sie. Sie kann sogar süchtig machen, behaupten die – zumeist weiblichen – Schokoholics. Tatsächlich berührt Schokolade die Wohlfühlregionen im Gehirn. Dabei soll sie auch noch gesund sein – zumindest in manchen Varianten.

DAS STECKT DAHINTER

Schokolade essen ist wie Kokain schnupfen: Wissenschaftler der Northwestern-University im US-Bundesstaat Illinois stellten bei 15 Testpersonen, die sich selbst als »Schocoholics« bezeichneten, fest, dass beim Konsum ihres »Suchtmittels« dieselben Regionen im Mittelhirn aktiviert waren wie bei Kokainschnupfern. Es scheint eine besondere Schwäche der Frauen zu sein. Und eine, gegen die sie nur schwer ankommen, weil sie hormonell bedingt ist. »Frauen brauchen Schokolade«, sagt die amerikanische Autorin und Ernährungsberaterin Debra Waterhouse. Bei den Frauen gaben bis zu 76 Prozent an, öfter Schokolade oder andere Süßigkeiten zu brauchen, bei Männern keimt ebenso häufig der Wunsch nach Fleisch, Eiern oder einem Wurstbrot auf. Für 50 Prozent aller Frauen sei Schokolade sogar wichtiger als Sex.

Diese Liebe zu Kakaoerzeugnissen basiert offenbar auf der weiblichen Körperchemie. Frauen bilden nur halb so viel vom »Glückshormon« SEROTONIN [80] im GEHIRN [41] wie Männer. Nach dem Eisprung sinkt der Serotoninspiegel zudem weiter ab. »Das Bedürfnis nach Süßem ist der natürliche Weg, den Serotoninspiegel zu heben und zu größerer Ausgeglichenheit zu finden«, sagt Autorin Waterhouse. Aber es ist nicht nur eine Geschlechterfrage. Wenn die Menschen auf der nördlichen Erdhalbkugel im Winter mehr Schokolade essen, versuchen sie damit auch gegen jahreszeitlich bedingte DEPRESSIONEN [46] anzufuttern. Das liegt unter anderem daran, dass die Serotoninproduktion lichtabhängig ist: Im Winter wird es dunkler, der Serotoninspiegel sinkt– und damit auch die Stimmung. Alkohol kann da helfen oder eben Schokolade.

Ob Sucht oder Wohlgefühl, das hängt nicht zuletzt auch von der Qualität der Schokolade ab. In der Regel ist es der ZUCKER [33], der für Suchteffekte sorgt.

INFO

Droge Schoko? Theobromin, Phenylethylamin und Anandamid sind psychoaktive Substanzen, die auch in Haschisch und Morphium enthalten sind. Salsolino bindet sich an Dopaminrezeptoren und fördert die Endorphinausschüttung. Doch die rauschmittelartigen Substanzen sind in der Schokolade nur in homöopathischen Dosen vorhanden, die kaum ausreichen, eine »Schokoladensucht« zu verursachen. Forscher des Nestlé-Konzerns etwa fanden von den haschischartigen Rauschsubstanzen Anandamiden nur winzige Mengen: »Man müsste schon 25 Pfund Schokolade essen, um marihuanaähnliche Effekte zu erzielen«, meint Nestlé-Forscherin Gayle Crozier-Willi.

BESSER

Je aufwendiger eine Schokolade hergestellt wird, desto mehr psychoaktive Substanzen werden eliminiert. Durch das »Conchieren« der Kakaobohnen, das langsame Rühren, Walzen und Kneten, werden die Opiate im Kakao herausgelöst. Bei Billigschokolade ersetzen Zucker und Emulgatoren die aufwendige Zubereitung. Daneben gilt: Je bitterer die Schokolade, desto gesünder. In der dunklen Variante ist der Anteil antioxidativ wirkender Polyphenole höher. Sie enthält außerdem weniger Zucker – und damit weniger Sucht-, aber mehr Genusspotenzial.

[31] FETTLEBER

Wie die dummen Gänse

Eine elegante Form der Vorsorge wird zum Verhängnis

Eine Fettleber kannte man bisher nur bei Alkoholikern. Oder bei Stopfgänsen, denen unter Anwendung physischer Gewalt so viel Futter einverleibt wird, dass sie gar nicht anders können, als eine Fettleber zu entwickeln: die sogenannte Gänsestopfleber. Mittlerweile reden manche schon von der »Menschenstopfleber«. Klingt absurd, ist aber weitverbreitet.

DAS STECKT DAHINTER

»Nicht alkoholische Fettleber« heißt das Phänomen, von Fachleuten NAFD gekürzt (im englischen Medizinerjargon: Non Alcoholic Fatty Liver Disease). Etwa 40 Prozent der Erwachsenen in den Industrieländern und schon 30 Prozent der übergewichtigen Kinder haben

nach Schätzungen eine solche Fettleber. Und wie bei den Gänsen liegt es an der Kost, die die Leber verfetten lässt.

Da ist zum Beispiel ein Stoff, der bisher einen guten Ruf hatte, und der vom Körper sogar so geschätzt wird, dass er ihn für schlechte Zeiten einlagert: FRUKTOSE [37]. Der heute oft industriell hergestellte Fruchtzucker kann die Leber verfetten lassen. Ein Phänomen, das Forscher zu ihrer Überraschung vermehrt schon bei Minderjährigen feststellen. Der Ulmer Professor Martin Wabitsch etwa beobachtete dies bei vielen Kindern in seinen Untersuchungsgruppen: »Fast ein Drittel litt unter einer Fettleber.« Am Anfang war das eine große Überraschung: »Fettlebern gab es bei Kindern bislang nicht.« Die Verfettung der Leber ist die Folge einer eigentlich sinnvollen Fähigkeit des Körpers. Früher gab es süße Früchte nur im Sommer und damit recht selten. Da war es eine Form der Vorratswirtschaft, dass der Körper den Zucker aus den Früchten in Fett verwandeln und einlagern konnte – um dieses Fett bei Bedarf in schlechten Zeiten aus dem Depot wieder in ZUCKER [33] zurückzuverwandeln. Es kommen aber keine schlechten Zeiten mehr. Stattdessen kommt Zucker im Überfluss: Softdrinks jeden Tag, CORNFLAKES [53] zum Frühstück und ein ganzes Arsenal von Kinderzuckerbomben – von Nutella über EIS [26] bis zu den bunten SCHOKOLINSEN [06]. Der Körper kann sich nicht dagegen wehren. Er reagiert, wie er es für sinnvoll hält, und lagert den überschüssigen Fruchtzucker in sein wichtigstes Speicherorgan ein, die Leber. Und so beginnt die Kettenreaktion. Der US-Professor Robert Lustig, schärfster Kritiker des Zuckers, sieht genau das als Ausgangspunkt einer Krankheitskaskade: »Fruchtzucker geht direkt in die Leber und kann sie überladen und vergiften. Wenn das passiert, kommt es zu verschiedensten Stoffwechselstörungen.

Am Ende steht dann eine Erkrankung, die wir Metabolisches Syndrom nennen.« – jenes Symptombündel, das ein erhöhtes Risiko für verschiedene Leiden des HERZENS [14] und die Zuckerkrankheit DIABETES [34] anzeigt.

BESSER

Die Fettleber ist ein Symptom für einen gestörten »Stoffwechsel« – weil der »Stoff«, den der Mensch bekommt, für seine Bedürfnisse nicht angemessen ist. Besser ist ein »Stoff«, der die Leber nicht belastet, weniger Zucker, vor allem weniger Fruchtzucker. Fruktose ist nicht nur in Früchten enthalten, sondern dient oft als Ersatz für normalen Zucker. Sie steckt daher auch in modernen industriellen Süßungsmitteln, wie Fruktose-Glukose-Sirup. Und auch der normale Haushaltszucker besteht zur Hälfte aus Fruktose (die andere Hälfte ist Glukose: Traubenzucker). Ernährungsexperten raten im Falle einer nicht alkoholischen Fettleber auch von Fruchtsaft, Marmelade, Honig, Trockenfrüchten sowie den modernen SMOOTHIES [60] ab. Stattdessen empfehlen sie: Eier, Innereien, fetten Fisch, Olivenöl, Nüsse, Haferflocken. Die Leber ist offenbar erstaunlich regenerationsfähig, schon ein paar Wochen sollen genügen, um sie wieder ins Gleichgewicht zu bringen.

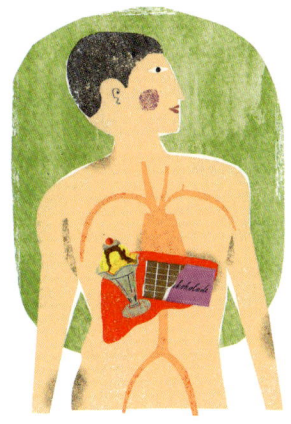

[32] INSULIN

Dauereinsatz an der Zuckerfront

Die zwei Gesichter eines unterschätzten Hormons

Ein Sandwich morgens am Bahnhof, zwischendurch ein Schokoriegel, dann eine COLA [29], zu Mittag Pasta, später noch ein paar GUMMI-BÄRCHEN [27] und abends eine Tüte CHIPS [03]: das bedeutet Großeinsatz fürs Insulin. Denn Insulin ist das wichtigste Hormon bei der Nahrungsaufnahme – und das am meisten unterschätzte. Es versorgt Muskeln und Gehirn mit Energie. Es ist aber auch ein »Masthormon«, ein übler Dickmacher. Und es kann sogar KREBS [36] wachsen lassen.

DAS STECKT DAHINTER

Insulin hat die Aufgabe, den ZUCKER [33] im Blut für den Körper nutzbar zu machen, indem es ihn in die Muskeln und ins GEHIRN [41] überführt. Durch die Überfütterung mit Zucker und anderen Kohlenhydraten ist das System zunehmend gefährdet, sozusagen ausgeleiert. »Wenn Sie zu viel Zucker zu sich nehmen, überfordern Sie das Insulinsystem«, sagt der Heidelberger Alzheimerforscher Konrad Beyreuther. Das Insulin wirkt nicht mehr, die sogenannte Insulinresistenz entsteht, schließlich lässt die Produktion ganz nach. Diagnose: DIABETES [34].
Der hohe Verbrauch von Zucker schadet auch dem Gehirn. Zwar ist Zucker (Glukose) der Treibstoff fürs Hirn. Doch zu viel davon ist schädlich. Wenn das »Insulinsystem im Gehirn nicht mehr stimmt«, sagt Beyreuther, »können die Nervenzellen keinen Zucker mehr aufnehmen.«

Die Folge: Die Gehirntätigkeit lässt nach. Genau dies ist bei Patienten mit ALZHEIMER [51] nachgewiesen worden. Sie können »tatsächlich keinen Zucker mehr aufnehmen«.

Wenn die Bauchspeicheldrüse ermattet, kann sie nicht mehr genug Insulin produzieren. Dann schlägt die Stunde der Pharmaindustrie. Sie liefert das Insulin, das der Körper nicht mehr herstellt. Es hat nur einen Nachteil: Insulin verschärft die Probleme. Insulin kann zum Beispiel dick machen. Manche nennen es ein »Masthilfsmittel«. Insulin kann auch den Blutdruck erhöhen, die CHOLESTERIN-Werte [38] verschlechtern, das Risiko für unser HERZ [14] erhöhen. Wenn zu viel davon im Blut schwimmt, kann das zudem Folgen fürs Sexleben haben, es gibt nämlich dadurch weniger Sexualhormone. Daher leiden Diabetiker oft auch an »Hypogonadismus«. So nennen Mediziner es, wenn die Geschlechtsorgane zu klein sind und auch sonst mit der Männlichkeit einiges im Argen liegt.

Und Insulin hat noch eine verborgene Seite: Es ist auch ein potentes Wachstumshormon. Das kann gefährlich werden. Schließlich kann es auch den Krebs wachsen lassen. So ließ sich nachweisen, dass ein ständig überhöhter Insulinspiegel bei der Entstehung von Brustkrebs und Tumoren in der Gebärmutter eine Rolle spielt. Auf den Krebsvorläuferzellen sitzen sogar Rezeptoren für das Insulin. Doch gerade die Zuckerkranken bekommen oft Insulin – als Medikament. Dabei macht die Behandlung mit Insulin den Patienten nicht gesund, sondern alles nur noch schlimmer. Das wissen auch die Diabetologen: »Behandlungsstrategien für Typ-2-Diabetes, die mit einer unangemessenen Erhöhung der Insulinspiegel einhergehen, müssen kritisch betrachtet werden«, sagt Professor Stephan Matthaei, der Präsident der Deutschen Diabetes Gesellschaft.

BESSER

In der Natur gibt es eine Fülle von Nahrungsmitteln, die auf wundersame Weise das Insulinsystem beeinflussen und regulieren. Das klingt überraschend, ist aber eigentlich ganz selbstverständlich. Schließlich hat sich der Mensch seit Jahrtausenden sozusagen mit jener Nahrung evolutionär arrangiert, die für ihn geeignet ist. So war das jedenfalls in der Welt der echten Nahrungsmittel. Und deswegen sind es ganz normale Pflanzen, Früchte, Kräuter und Gewürze, die dafür sorgen, dass der natürlich in Pflanzen vorhandene Zucker, den der Mensch ja braucht, in angemessenem Tempo und in angemessener Menge dort im Körper ankommt, wo er benötigt wird. Manche bremsen die Aufnahme des Zuckers im Blut, andere verstärken die Wirkung des Insulins, sodass weniger davon im Spiel ist. Das Austernkraut zum Beispiel verstärkt die Insulinwirkung. Der gute alte Kohl hält den Insulinspiegel niedrig. Dadurch bleibt auch Heißhunger aus, was bei der »magischen Kohlsuppendiät« das Abnehmen erleichtert. LEINÖL UND LEINSAMEN [89] kappen die Blutzuckerspitzen nach den Mahlzeiten. Wissenschaftler der US-amerikanischen Michigan State University fanden heraus, dass Polyphenole aus Kirschen die Insulinproduktion der Bauchspeicheldrüse anregen können.

INFO

Selbst Alkohol kann regulierend wirken, sagt Professor Kristian Rett vom Krankenhaus Frankfurt Sachsenhausen: »Offenbar verstärken alkoholische Getränke die Insulinwirkung, wobei Wein am günstigsten zu sein scheint. Bei bestimmungsgemäßem Gebrauch kann der Nutzen die Risiken überwiegen.« Das bedeutet für Männer 0,375 Liter, für Frauen 0,25 Liter am Tag – bei Wein mit 10 Volumenprozent Alkohol.

[33] ZUCKER

Giftige Umgebung

Die Schattenseiten des süßen Lebens

Ein paar Fragen an den berühmtesten Kritiker des Zuckers: Robert Lustig, Professor für Kinderheilkunde an der Universität von Kalifornien in San Francisco.

»Herr Professor Lustig, wie halten Sie es persönlich mit dem Süßen?«

Lustig: »Ich gebe zu, es schmeckt gut. Das zu leugnen wäre lächerlich.«

»Sie essen Schokolade?«

Lustig: »Sicher. Ich esse dunkle Schokolade, immer mal wieder, aber sehr selten.«

»Und sonst?«

Lustig: »Ein Dessert nach dem Essen, vielleicht zweimal im Jahr. Und in New York esse ich mal einen Junior's Cheesecake, den New Yorker Käsekuchen.«

»Eiskrem?«

Lustig: »Nein.«

»Coca-Cola?«

Lustig: »Niemals.«

»Angst vor Kalorien?«

Lustig: »Es geht nicht um die Kalorien. Es geht um die Rolle im Körper. Zucker hat einzigartige Konsequenzen im Körper. Er ist ein Gift an sich.«

DAS STECKT DAHINTER

Er schmeckt süß und verlockend und seine Beliebtheit ist rund um den Globus stetig gewachsen. In der COLA [29], im Ketchup, in den CORNFLAKES [53] zum Frühstück. Er tritt ganz offen auf: im Kaffee, im Tee, im EIS [26] und in Bonbons. Das ist aber nur ein kleiner Teil des Problems. Neuerdings wird er nämlich immer häufiger versteckt serviert – in der PIZZA [02], im Schinken, im Aufbackbrötchen aus dem Supermarkt. Seine Allgegenwart macht Zucker zur Bedrohung.

Nur knapp 17 Prozent des Zuckers, den die Deutschen verspeisen, kaufen sie selbst im Laden. 83,1 Prozent verzehren sie als zugesetzten, häufig auch »versteckten Zucker«. Die Welt wird von einer gigantischen Zuckerschwemme heimgesucht. Die Deutschen essen 36 Kilo Zucker im Jahr, die Österreicher 37 Kilo, die Schweizer sogar 59 Kilo. Das hat Folgen. Zum Beispiel auf den Zähnen, da entstehen hässliche schwarze Stellen: Karies. Zucker ist bekanntlich auch ein Dickmacher, führt zu einem Anstieg des Hormons INSULIN [32] im Blut – mit der Folge, dass man verstärkten HUNGER [20] entwickelt und mehr isst. Der Zucker kann sich in Fett verwandeln und damit das Risiko für Erkrankungen des HERZENS [14] erhöhen. Bisher hatten die Fachleute Blutfette wie das CHOLESTERIN [38] in Verdacht. Jetzt zeigt sich: Das Blutfett ist womöglich, zumindest teilweise, nur verwandelter Zucker.

Auch bei DIABETES [34] spielt der Zucker eine tragende Rolle. Und sogar zur Entstehung von ALZHEIMER [51] kann er beitragen. Kristine Yaffe, Professorin an der Universität von Kalifornien in San Francisco, fand sogar eine direkte Abhängigkeit vom Zucker im Blut: Je höher der Blutzuckerwert dauerhaft ist, desto schlechter ist die geistige Leistungsfähigkeit.

Studien haben gezeigt, dass Kinder, die viel Zucker aßen, bei INTELLIGENZ-Tests [45] schlechter abschnitten, schlechtere Noten bekamen und launischer waren. Der amerikanische Psychologe Larry Christensen von der Universität South Alabama fand heraus, dass eine Ernährung mit hohem Zuckeranteil über einen längeren Zeitraum ständige Müdigkeit und **DEPRESSIONEN [46]** fördern kann. Die hohe Zuckerdosis kann auch das Lernvermögen beeinträchtigen und die Konzentrationsfähigkeit mindern – und spielt womöglich auch eine Rolle beim »Zappelphilippsyndrom« ADHS, der Aufmerksamkeits-Defizit-**HYPERAKTIVITÄTS**-Störung [44]. Selbst **KREBS [36]** wird durch Zucker gefördert. Das haben Forscher in den vergangenen Jahren herausgefunden.

Angesichts des überbordenden Angebots und der immer phantasievolleren Verstecke des Zuckers stellt sich die Schuldfrage neu. Bisher galt: Die Leute sind selbst schuld, wenn sie zugreifen und zu viel Süßes essen. Jetzt nascht aber plötzlich auch, wer nur einen Schweinegulasch aus dem Supermarkt essen will oder die vegetarischen Würstchen.

Für den eingangs erwähnten US-Kinderneurologen Professor Robert Lustig ist Zucker Teil einer »giftigen Umgebung«, die den Menschen ein Angebot aufdrängt, das sie sogar abhängig macht. Denn die ständige Zuckerzufuhr verändert die Verschaltungen im Gehirn – und führt zur »Zuckersucht«.

BESSER

Judith aus Düsseldorf hat eine Selbsthilfegruppe für Zuckersüchtige gegründet. Sie isst jetzt gar keinen Zucker mehr und nichts, was Zucker enthält oder künstlich gesüßt ist. Und sie fühle sich wohl dabei, wesentlich ruhiger und ausgeglichener, auch selbstbewusster. Sie arbeite wieder mit Elan und Spaß, habe wieder ein gesundes Hungergefühl, genieße gutes Essen und nehme sogar ab dabei: »Die Kilos purzeln nur so.« »Wenn man den Zucker aus der Nahrungskette nimmt, beseitigt man das Übergewicht«, sagt Professor Lustig. Und nicht nur das. Auch die Folgen im Gebiss.

Ein Pilotprojekt fand bereits vor geraumer Zeit im Schwarzwald statt, es ist nur etwas in Vergessenheit geraten. In den 60er-Jahren des vorigen Jahrhunderts machte der Zahnarzt Dr. Johann Georg Schnitzer in der 3000-Seelen-Gemeinde Mönchweiler ein interessantes Experiment. Mit dem Einverständnis der Eltern wurden an der Schule des Ortes Süßwaren verboten. Die Bewohner des kleinen Dorfes stiegen auf Vollkorn um und bevorzugten ab sofort Obst gegenüber Zucker aller Art. Das Ergebnis: Nach fünf Jahren hatten die Ein- bis Dreijährigen überhaupt keine Karies mehr, immerhin noch 86,5 Prozent der Drei- bis Sechsjährigen waren kariesfrei. Bei den Sechs- bis Zehnjährigen war die Kariesquote um 31 Prozent zurückgegangen, bei den Zehn- bis 14-Jährigen um 36,5 Prozent. Wie man den Zucker weglassen kann? Rüdiger Krech, Direktor bei der Weltgesundheitsorganisation (WHO) in Genf, hat es so geschafft, beim Kaffee: »Ich hab mal zwei Löffel genommen, hab aber gedacht, das ist ja bescheuert, hab irgendwann mal nur einen Löffel genommen, und erst schmeckte der Kaffee fad, dann hab ich das aber eine Woche durchgehalten, fand das okay und hab auf einen halben Löffel reduziert und bald gedacht, den halben Löffel kannst du dir auch schenken, und jetzt nehme ich keinen Zucker mehr.« So einfach geht das.

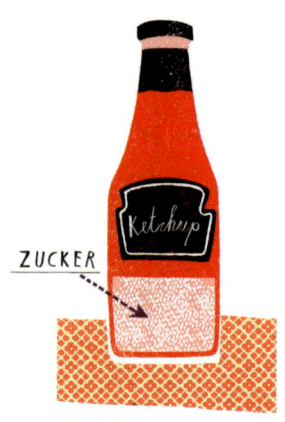

ZUCKER

[34] DIABETES

Gefährliche Höhen

Was tun gegen die Zucker-schwemme im Blut?

Am Anfang ist gar nichts zu spüren. Und das ist wohl das Tückische an dieser Krankheit. Dann kommt das Kribbeln in den Beinen, als erstes Zeichen, dass etwas nicht stimmt. Irgendwann folgen die anderen Krankheiten, das, was die Ärzte »Komorbidität« nennen. Erkrankungen der NIEREN [13] und/oder des HERZENS [14]. Der KREBS [36]. Und ALZHEIMER [51]. Oder auch: die Amputation, die Erblindung.

Für die Betroffenen und ihre Familien ist die »Zuckerkrankheit« Diabetes eine Katastrophe. Dabei ist sie eigentlich ganz einfach zu heilen, oft schon binnen einer Woche. Wodurch? Ganz einfach: durch andere Nahrung.

DAS STECKT DAHINTER

Früher war Diabetes eine Krankheit der Alten. Jetzt trifft es schon die Kinder. Hauptursache ist der ZUCKER [33] im Blut. Normalerweise dient das Hormon INSULIN [32] dazu, den Zucker, der im Blut schwimmt, in die Zellen zu schaffen, in die Muskeln und ins Gehirn. Bei Diabetes ist dieser Mechanismus gestört. Die Zellen können irgendwann nichts mehr aufnehmen, werden »insulinresistent«. Die Bauchspeicheldrüse macht schlapp, produziert nicht mehr genug Insulin. Der Zuckerspiegel steigt in gefährliche Höhen.

Die Fachleute unterschieden bisher zwischen zwei Typen: Beim Diabetes Typ 1 herrscht Insulinmangel. Die Bauchspeicheldrüse stellt die Hormonproduktion ein – aus bislang unbekannten Gründen. Beim Typ-2-Diabetes herrscht Insulinresistenz. Die Körperzellen sprechen nicht mehr auf Insulin an, können keinen Zucker mehr aufnehmen. Ursache: Überlastung des Systems. Die bislang gültige Unterscheidung ist aber vielleicht auch schon überholt. Jetzt zeigt sich, dass die verschiedenen Typen »mehr Gemeinsamkeiten haben als bisher angenommen«, so der Schweizer Diabetologe Professor Marc Y. Donath.

Diabetes gilt in der globalen Expertengemeinde als Folgeerscheinung der sogenannten Western Diet, der modernen westlichen Ernährungsweise mit einem hohen Anteil von Fast Food und Fertiggerichten sowie süßen Softdrinks. Der berühmte australische Diabetesforscher Professor Paul Zimmet nennt es die »Coca-Kolonisierung« der Welt.

Die Industriekost fördert die Verbreitung von Diabetes durch den hohen Zuckergehalt. Und weil sie zahlreiche weitere Inhaltsstoffe mit hohem GLYKÄMISCHEM INDEX [74] enthält, bei denen der Level des Zuckerverarbeitungshormons Insulin besonders schnell in die Höhe schießt. Darunter weithin unbekannte Insulin-Pusher wie modifizierte Stärke. Überraschenderweise können auch TRANSFETT-Säuren [43] das Risiko für die Zuckerkrankheit erhöhen, wie Forschungsarbeiten aus den US-Bundesstaaten Minnesota und Maryland ergaben. Und selbst Wurstesser haben offenbar ein erhöhtes Risiko für Diabetes. Mögliche Ursache: die zur Konservierung der Fleischwaren eingesetzten Nitraten und Nitriten (E 249–251).

Bei zahlreichen Zusatzstoffen haben sich Verbindungen zur Zuckerkrankheit ergeben: So kann zum Beispiel Natriumbenzoat (E 211), das zur Konservierung von Lebensmitteln eingesetzt wird, Diabetes fördern, fand der Sheffielder Professor Peter W. Piper heraus.

Folgende Zusätze können bei Diabetes eben-falls eine Rolle spielen:

❖ E 280 Propionsäure
❖ E 281 Natriumpropionat
❖ E 282 Calciumpropionat
❖ E 283 Kaliumpropionat
❖ E 620 Glutamat, Glutaminsäure
❖ E 621 Mononatriumglutamat
❖ E 622 Monokaliumglutamat
❖ E 623 Calciumglutamat
❖ E 624 Monoammoniumglutamat
❖ E 625 Magnesiumglutamat

Auch die süßen Alternativen lösen das Prob-lem nicht. FRUKTOSE [37] etwa, umgangssprach-lich Fruchtzucker genannt und früher sogar in Diabetikerlebensmitteln enthalten, gilt heute als Dickmacher und Risikofaktor für Diabetes. Die weitverbreiteten SÜSSSTOFFE [35] haben den gleichen Effekt. Zu diesem Schluss kom-men zwei Wissenschaftler des französischen Medizin-Forschungsinstituts INSERM in einer Studie, die in der US-Fachzeitschrift Journal of Clinical Nutrition veröffentlicht wurde. Ergeb-nis: Bei Frauen, die pro Woche einen halben Liter »Light«-Getränke konsumieren, steigt das Diabetesrisiko um 15 Prozent. Bei eineinhalb Litern steigt das Risiko sogar um 59 Prozent. Zum Vergleich werteten die Forscher die Ge-sundheitsdaten von Frauen aus, die frisch ge-presste Obstsäfte trinken. Ergebnis: kein erhöh-tes Diabetesrisiko. Offenbar, so glauben die Wissenschaftler, könne auch ein zuckerfreier Süßstoff zu einer Erhöhung des Blutzucker-spiegels führen und damit zu einem Anstieg des Insulins. Dies kann auf Dauer das System überlasten und zu Insulinresistenz führen, die als ein Auslöser für Diabetes gilt.

BESSER

Besser wäre es natürlich, man würde das Prob-lem an der Wurzel angehen. So haben das For-scher aus Großbritannien gemacht und damit die Zuckerkrankheit geheilt – binnen einer Woche. Die britische Studie hat in der Fach-welt rund um den Globus für Aufregung ge-sorgt. Schließlich galt Diabetes zuvor als un-heilbare Krankheit.

Die aus Malaysia stammende Hormonforsche-rin Dr. Ee Lin Lim hatte zusammen mit Profes-sor Roy Taylor und den Kollegen vom Zentrum für Altern und Vitalität der Universität im briti-schen Newcastle upon Tyne im Fachjournal Diabetologia berichtet, dass sie bei Diabetes-patienten die Krankheit gestoppt hatten. Ein-fach durch Umstellung der Ernährung. Die Bauchspeicheldrüse hatte sich erholt, der Kör-per reagierte wieder besser auf Insulin und auch die Fettwerte in der Leber hatten sich op-timiert. »Unglaublich, aber wahr«, wunderte sich der Direktor der Klinik für Endokrinologie, Diabetologie und Rheumatologie am Universi-tätsklinikum Düsseldorf, Professor Werner A. Scherbaum: »Es ist möglich, den Diabetes bin-nen einer Woche zu heilen.«

Die britischen Forscher hatten für ihre Studie eine standardisierte Kost verwendet. Doch auch zahlreiche traditionelle Nahrungsmittel können den Zuckerhaushalt normalisieren. Etwa OMEGA-3-FETTE [55]. Insbesondere bei LEINÖL UND LEINSAMEN [89], die besonders reich an diesen Fetten sind, gibt es dazu zahlreiche Hinweise. Auch traditionelle Zubereitungsar-ten und Rezepte wirken dabei mit (siehe INSU-LIN [32], GLYKÄMISCHER INDEX [74]). Und sogar WEIN [91], traditioneller Essensbegleiter in zahlreichen kulinarischen Kulturen, kann eine Rolle spielen. Das zeigten viele Studien, wie neuerdings sogar Chile. Die Forscher betonen aber, dass der positive Effekt nur bei »modera-ten Mengen« möglich sei: Bei Männern sind das 0,375 Liter, bei Frauen 0,25 Liter am Tag – bei 10 Volumenprozent Alkohol.

[35] SÜSS-STOFFE

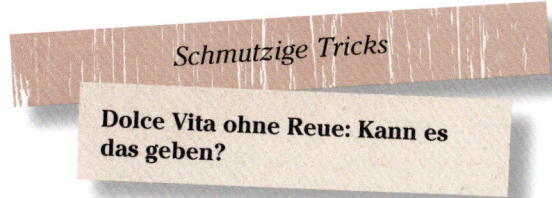

Schmutzige Tricks

Dolce Vita ohne Reue: Kann es das geben?

Seine Patientin litt an Kopfschmerzen und **DEPRESSIONEN [46]**, Gedächtnisverlust, Lethargie, Reizbarkeit. Die 39-Jährige hatte acht Packungen des Süßstoffes Aspartam pro Tag gegessen und trank zudem zuckerfreie Getränke wie Cola light. Nach Absetzen des Süßstoffes verschwanden die Symptome binnen eines Tages. Für Dr. Hyman Jacob Roberts in West Palm Beach im US-Staat Florida war die Diagnose klar: »Aspartam-Krankheit«. Seine Datenbank enthalte über 1300 solcher Leidensgeschichten bis hin zu epileptischen Anfällen und Sehstörungen. »Diese Chemikalie hätte nie zugelassen werden dürfen«, sagte er der Zeitung Palm Beach Post.

DAS STECKT DAHINTER

Mittlerweile zählen Süßstoffe zu den umstrittensten Zusätzen. Manche führen zu Vergesslichkeit, können womöglich dem **GEHIRN [41]** schaden. Sie stehen immer wieder unter Verdacht, **KREBS [36]** zu fördern. Kritiker werfen den Süßstoffen sogar vor, dass sie gar nicht zum **ABNEHMEN [67]** geeignet seien, sondern eher das Gegenteil bewirkten.

Die Verdachtsmomente treffen alle erfolgreichen Süßstoffe. Doch sie stoßen auch auf Widerspruch. Bei Acesulfam K (E 950) beispielsweise berichtete die industriekritische US-amerikanische Wissenschaftsorganisation Center for Science in the Public Interest (CSPI) über erbgutschädigende Wirkungen – die sich allerdings in anderen Untersuchungen nicht bestätigten. Cyclamat (E 952) verschwand zeitweilig in den USA vom Markt, wurde 1969 dort verboten. Doch der Verdacht, Blasenkrebs zu erzeugen, gilt mittlerweile als widerlegt. Auch der älteste Süßstoff Saccharin (E 954) stand unter Krebsverdacht. In Kanada wurde der Stoff 1977 verboten, zugleich durfte er in den USA nur mit Warnhinweisen verkauft werden. Saccharin hatte in großen Mengen bei Ratten Blasenkrebs verursacht, nach neueren Einschätzungen bestehe die Gefahr beim Menschen indessen nicht.

Bei Aspartam förderten Forscher ebenfalls immer neue Belege für Risiken und Nebenwirkungen zutage. Die Nebenwirkungen des erfolgreichsten und zugleich umstrittensten aller Süßstoffe sind offenbar vielfältig. Wissenschaftler weisen auf Krebsgefahren hin: Leukämie, Lungenkrebs, Lymphknotenkrebs, Leberkrebs. Und das teilweise bereits bei einer täglichen Dosis von 20 Milligramm Aspartam pro Kilogramm Körpergewicht – der Hälfte des in Europa gültigen Grenzwerts. Zudem kann Aspartat, ein Bestandteil von Aspartam, ab einer bestimmten Dosis den Gehirnzellen schaden, wirkt also »neurotoxisch«. Deshalb gilt es wie der **GESCHMACKSVERSTÄRKER [21]** Glutamat als Risikofaktor für Krankheiten wie Parkinson, Multiple Sklerose, Depressionen und epileptische Anfälle. Aspartat kann zudem dazu führen, dass **ALUMINIUM [42]** die Blut-Hirn-Schranke leichter durchquert – und damit die Anfälligkeit für **ALZHEIMER [51]** steigt. Besonders bei Kindern ist Aspartam problematisch, da bei ihnen die Blut-Hirn-Schranke noch nicht voll ausgebildet ist und schädliche Substanzen daher leichter eindringen können als bei Erwachsenen. Doch gerade Kinder nehmen den Süßstoff häufig zu sich, weil Eltern sich um die Zähne der Kleinen sorgen. Aspartat behindert zudem den Eintritt von Glukose ins Gehirn – und damit den wichtigsten Energieträger für die Hirntätigkeit.

Ärzte warnen vor Süßstoff in der Schwangerschaft. Die Substanz reichert sich in der Plazenta und im Gehirn des Ungeborenen um ein Vielfaches an und könnte daher das Risiko für geistige Störungen beim Kind erhöhen. Darauf wies Louis J. Elsas, mittlerweile emeritierter Professor für Kinderheilkunde in Atlanta, bei einer Anhörung des US-Senats hin. Elsas befürchtet »irreversible Schäden«. Bei Neugeborenen könnte eine Mikroenzephalie auftreten, eine Fehlentwicklung, bei der das Hirn zu klein bleibt. Die Kinder könnten zeitlebens geistig zurückbleiben oder an anderen Geburtsdefekten leiden. Mittlerweile weisen auch viele andere Forscher auf Gefahren in der Schwangerschaft hin. »Ein Konsum dieser Art von Produkten könnte für Schwangere nicht angeraten sein«, so Thorhallur Halldorsson vom Statens Serum Institut in Kopenhagen.

Die Aufsichtsbehörden in den Ländern dieser Welt ließen sich von den wachsenden Bedenken nicht beeindrucken. Die europäische Lebensmittelsicherheitsbehörde Efsa etwa sträubt sich seit Jahren, gegen den umstrittenen Süßstoff vorzugehen.

Die Nebenwirkungen bleiben umstritten, doch auch der Hauptzweck bleibt zweifelhaft: Denn ist es durchaus fraglich, ob Süßstoffe beim Abnehmen helfen. Kritiker verweisen darauf, dass sie in der Tiermast als Masthilfsmittel eingesetzt werden. Saccharin etwa ist in der EU-Futtermittelverordnung für die Ferkelfütterung zugelassen, unter der Rubrik »appetitanregende Stoffe«.

Eine Untersuchung der Purdue Universität in der Stadt West Lafayette im US-Bundesstaat Indiana ergab im Jahr 2013, dass der Süßstoff Saccharin die körpereigenen Systeme zur Nahrungsverwertung irritiert und zu erhöhter Kalorienzufuhr führen kann. Die untersuchten Ratten legten an Körpergewicht zu, weil sie einfach mehr gegessen hatten. Sie hatten zum Frühstück Joghurt bekommen, die eine Gruppe mit Glukose, die andere mit Saccharin. Die Folge: Im weiteren Tagesverlauf fraß die Süßstoff-Fraktion mehr als die Zuckergruppe.

Auch eine Studie der Washington University aus dem Jahr 2013 ergab: Der Süßstoff Sucralose ließ überraschenderweise den Insulinspiegel ansteigen. Studienleiterin Professor Yanina Pepino sagt: »Unsere Ergebnisse zeigen, dass künstliche Süßstoffe nicht wirkungslos sind – sie haben einen Effekt.« Die künstlichen Süßstoffe missbrauchen sozusagen ein Geschmackssignal, das auf Energiezufuhr hindeutet, und lösen damit eine Reaktionskette aus, an deren Ende schließlich wieder verschärfter HUNGER [20] steht. Süß ist süß, so ist das in der Sprache des Geschmacks, die der Körper kennt, und auf die er reagiert. Und süß macht dick. Dabei spielt es keine wesentliche Rolle, wie die Süße erzeugt wird.

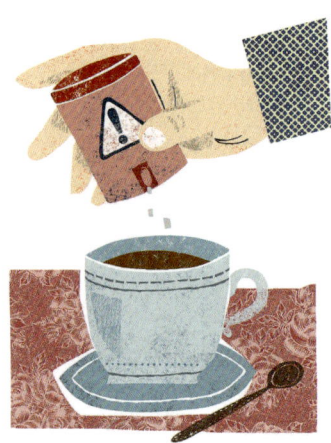

Süßstoffe können sogar zu einem suchtartigen Verhalten führen. Nach einer Studie der Universität von Bordeaux können sie suchterzeugend wirken – ebenso wie Zucker oder wie die Droge Kokain.

Und nicht nur das: Sie machen krank – wie »echter« Zucker auch. »Die Beweise nehmen zu, dass häufiger Konsum dieser Zucker-Ersatzstoffe ebenfalls ein erhöhtes Risiko darstellen könnte für exzessive Gewichtszunahme, Metabolisches Syndrom, Typ-2-Diabetes und Herzkrankheiten«, schrieb Purdue-Professorin Susan E. Swithers im Juli 2013 im Fachjournal Trends in Endocrinology and Metabolism.

BESSER

Es scheint, als ob wir Mutter Natur nicht überlisten könnten«, sagt der US-Mediziner Mark Hyman (»The Blood Sugar Solution«). »Wenn Sie versuchen, Ihr Gehirn auszutricksen, und ihm vorspiegeln, etwas Süßes zu bekommen, spielen Sie schmutzige Tricks mit Ihrem Stoffwechsel. Künstliche Süßstoffe unterbrechen die normalen hormonellen und neurologischen Signale, die Hunger und Sättigung kontrollieren.« Das bedeutet: Es ist der süße Geschmack, der den Körper aus der Balance und aus der Form bringt. Dabei ist es unerheblich, von welcher Substanz der Süßgeschmack kommt. Ob Zucker oder Süßstoffe: Beides ist nicht gut für den Körper.

Es ist der Süßmodus selbst, der den Körper durcheinanderbringt, die Mechanismen stört, die normalerweise für ein Gleichgewicht sorgen. Der Süßmodus, den die Natur nicht kennt. Wer den negativen Folgen für Figur und Gesundheit aus dem Weg gehen möchte, hat nur eine Chance: die echten Lebensmittel. Äpfel, Birnen, Mangos, Tomaten, Möhren. Bei ihnen ist die Süße so dosiert, dass der Körper damit umgehen kann.

[36] KREBS

Kein Futter für den Killer

Den Tumor aushungern? Geht das?

Sie sieht kräftig aus, sportlich. Sie trägt Jeans, einen hellblauen Rollkragenpullover, eine schwarze Weste. Eigentlich müsste sie seit sieben Jahren tot sein, sagt einer ihrer Freunde. Denn die Prognosen bei ihrer Art von Krebs sind sehr schlecht. Doch Lucy Kunz hat den Kampf aufgenommen. Sie verweigert dem Krebs sein Futter, isst keinen ZUCKER [33] mehr, überhaupt keine Kohlenhydrate. Und sie ist damit bisher sehr erfolgreich.

DAS STECKT DAHINTER

Diagnose Krebs: ein Schock, ein Schicksalsschlag. Klar, das Schicksal kann niemand beeinflussen. Und bei Krebs spielen viele Faktoren eine Rolle, angefangen bei den Genen bis vielleicht auch zur Psyche. Doch unter den vielen Risikofaktoren spielt die Nahrung eine ganz besondere Rolle. Und die modernen Industrienahrungsmittel bieten Krebs die idealen Wachstumsbedingungen und vor allem die Nahrung, die er liebt und die er für sein Wachstum braucht: jene Sorte von Kohlenhydraten, die schnell ins Blut gehen, wie der Zucker. Ulrike Kämmerer, Professorin an der Universität Würzburg, forscht über Krebs, und sie will das Übel an der Wurzel packen. »Wir brauchen keine Kohlenhydrate«, sagt Frau Kämmerer. In ihrem Labor füttert sie Krebszellen und untersucht, wie sie am besten wachsen. Ihre Erkenntnis: »Wir können sehen, wie die in Abhängigkeit vom Zucker wachsen. Mit viel Zucker wachsen alle Krebszellen gut. Zucker erhöht den Blutzuckerspiegel, und ein hoher Blutzuckerspiegel fördert Krebs. Das ist evidenzbasiert, das weiß man.«

Kollegen an anderen Universitäten in aller Welt forschen ebenfalls zum Thema Zucker und Krebs. Dabei haben Wissenschaftler der Universität von Kalifornien in Los Angeles herausgefunden, dass Krebszellen sogar eine eigene Schnittstelle für raffinierten Zucker haben. Wer auf SÜSSSTOFFE [35] ausweicht, ist nicht unbedingt auf der sicheren Seite. Auch bei ihnen gibt es immer wieder Krebsverdacht – genauso wie bei vielen Lebensmittelzusatzstoffen, etwa den Farbstoffen Tartrazin (E 102), Gelborange-S (E 110) und Azorubin (E 122). Oder bei Kalziumsorbat (E 203), Kaliumnitrit (E 249), Natriumnitrit (E 250), Natriumnitrat (E 251), Kaliumnitrat (E 252), Butylhydroxyanisol (E 320, kurz BHA). Zu den krebsverdächtigen Zusätzen gehört auch Carrageen (E 407), der unnötigste aller E-Stoffe, der beispielsweise dazu dient, dass sich auf SAHNE [90] keine Rahmschicht bildet. Die moderne Industrienahrung ist voll von solchen krebsverdächtigen Substanzen. Das industrielle TRANSFETT [43] beispielsweise, oft in EIS [26] enthalten, in Margarine, Knabbersachen, POMMES FRITES [04]. Es kann das Risiko für Prostata-, Darm- und Brustkrebs erhöhen.

Selbst wer sich und seinem Körper Gutes tun will, riskiert möglicherweise Krebs. Zum Beispiel, wer das Alter mit bestimmten Wundermitteln bremsen will. Da gibt es etwa das Anti-Aging-Hormon namens HGH (»Human Growth Hormone«). Das ist ein tolles Mittel: »Fett schmilzt weg, die Haut wird straffer, Falten verschwinden. Sogar die Stimmung und das Denken wird besser«, sagt Professor Johannes Huber, Hormonspezialist an der Universität Wien. Aber, so warnt Huber: »Mit HGH ist nicht zu

spaßen.« Denn das Wachstumshormon kann auch den Krebs wachsen lassen.

Oder: die Extra-Portion mit VITAMINEN [54] und Mineralstoffen. Wer sie im Kombi-Pack über Pillen zu sich nimmt, kann, so eine Studie des US-Internisten Max Horwitt, eher an Krebs (oder auch Herzinfarkt) sterben. So kann zu viel Eisen unter anderem das Darmkrebsrisiko erhöhen. Und SELEN [65], von manchen als Retter gegen Krebs gefeiert, könnte auch das Risiko für diesen erhöhen. Bei den Carotinoiden (E 160) hat die Europäische Union die maximale tägliche Zufuhr (für Beta-Carotin, E 160a) von 5 Milligramm pro Kilo Körpergewicht auf 1 bis 2 Milligramm gesenkt, weil der Stoff unter anderem das Risiko für Lungenkrebs erhöhen kann. Auch die Entstehung von Darmkrebs kann begünstigt werden. Sogar bei der bisher völlig unumstrittenen FOLSÄURE [57] verweisen Kritiker auf neue Erkenntnisse über eine mögliche Zunahme von Darmkrebserkrankungen, vielleicht auch Prostatakrebs sowie Brustkrebs.

BESSER

Das Gute ist: Die Risikofaktoren in der Nahrung lassen sich eliminieren. Lucy Kunz beispielsweise war damit sehr erfolgreich. Sie hat den Zucker aus ihrem Leben verbannt. Und nicht nur ihn: »Nudeln, Reis, Kartoffeln, Linsen, Getreide, Brot lass ich einfach weg.« Ihrer Gesundheit hat das, da ist sie sicher, gutgetan. Die Umstellung hatte für sie gleich mehrere positive Effekte. Zum einen entzog sie dem Krebs sozusagen die Nahrung. Zum andern bekam sie selbst mehr Kraft. So erlebte sie es wenigstens. Ihren ganz persönlichen Energiehaushalt hat sie auch ohne das weiße Pulver im Griff. Auch die verdächtigen E-Nummern kommen bei ihr in der alltäglichen Kost natürlich nicht vor. Und man kann nicht nur die krebsverdächtigen Elemente aus der Nahrungskette entfernen.

[37] FRUKTOSE

Vom Wohltäter zum Bösewicht

Der spektakuläre Abstieg der »gesunden Süße aus Früchten«

Manche Nahrungsmittel haben sogar den begründeten Ruf, zur Vorbeugung gegen Krebs beizutragen – oder sogar bei der Therapie mitzuwirken. SOJA [63] beispielsweise. So sollen asiatische Frauen weniger Brustkrebs bekommen, weil sie mehr Soja essen. Nach einer Untersuchung des Nationalen Krebsinstitutes der Vereinigten Staaten haben Frauen, die während ihrer Kindheit viel Soja-Lebensmittel wie Tofu, Miso und Natto gegessen hatten, um 58 Prozent weniger Brustkrebs als jene, die kaum Soja verzehrt hatten. LEINÖL UND LEINSAMEN [89] können ganz ähnlich wirken. Das Deutsche Krebsforschungszentrum (DKFZ) in Heidelberg sieht beide als Mittel zur Vorbeugung gegen Brust- und Dickdarmkrebs. Sie könnten »nicht nur das Erkrankungsrisiko für Brustkrebs nach den Wechseljahren senken, sondern auch das Sterblichkeitsrisiko«, sagte DKFZ-Professorin Jenny Chang-Claude. Und dann noch das bewährte Trio: WEIN [91], GRÜNTEE [88], Schwarztee. Alle drei sollen unter anderem vor Krebs schützen. Ebenso werden Glucosinolate als Wunderwaffe gegen Krebs gehandelt. Diese heilsamen Pflanzenstoffe haben beispielsweise Brokkoli berühmt gemacht. Zur universellen Gesundheitsstrategie gehört wohl auch Öko-Nahrung. Denn Biogemüse enthält bemerkenswert viel Salicylsäure. Der Aspirin-Wirkstoff kann verschiedenen Krebsarten vorbeugen. Bei Testpersonen, die täglich Salicylsäure zu sich nahmen, war das Risiko, an Krebs zu sterben, um 21 Prozent geringer.

INFO

Interessanterweise tun sich Mütter auch selbst etwas Gutes, wenn sie stillen. Sie leiden seltener an Brustkrebs als Frauen, die ihrem Kind die Flasche gegeben haben, so der Bericht des Robert-Koch-Instituts über »Stillen in Deutschland«.

»Natürliche« Süße aus Früchten: klingt schön. Früchte sind auch gesund, klar. Doch in der industriellen PARALLELWELT [16] hat sich der Fruchtzucker von den Früchten gelöst, wird als Zusatzstoff namens »Fruktose« zahlreichen Produkten zugefügt – und so plötzlich zum Schadstoff. Dabei gilt er immer noch als Hoffnungsträger, gerade für Figurbewusste. Und für Zuckerkranke. Doch genau für diese ist er, warnen Kritiker, ganz besonders gefährlich.

DAS STECKT DAHINTER

Die Sache mit der Fruktose ist einer der verhängnisvollsten Missverständnisse in der Geschichte der modernen Ernährung. Dabei hat der Fruchtzucker seinen Charakter ja nicht geändert, er ist nur früher nicht negativ aufgefallen, weil die Menschen nie so viel davon zu sich genommen haben. Manche leiden jetzt sogar ganz direkt am Fruchtzucker – weil ihr Verdauungstrakt überfordert ist von der Überdosis. »Fruktosemalabsorption« lautet die Diagnose. Schon 30 bis 40 Prozent der Bevölkerung in der westlichen Welt sollen betroffen sein. Ihr Körper kann den Fruchtzucker aus der Nahrung nicht richtig aufnehmen, bestimmte Bakterien im DARM [98] machen sich darüber her, die eigentlich draußen im Garten am Werk sind, wenn die Äpfel verfaulen – und sorgen für die Beschwerden: dauerhaftes Grummeln im Verdauungstrakt, Durchfall. Wird die Fruktose im Darm nicht mehr aufgenommen, fehlen verschiedene hirnwichtige Stoffe, etwa Tryptophan und **FOLSÄURE [57]**. Ergebnis: Betrübnis, Melancholie – **DEPRESSION [46]**.

Es ist eine seltsame Krankheit. Denn Früchte sind ja eigentlich gesund – wenn man sie nicht im Übermaß verschlingt. Doch die Fruktose, die jetzt zum Problem geworden ist, stammt häufig eben nicht aus Äpfeln, Birnen, Zwetschgen, sondern aus dem Labor, gewonnen mit chemischen Mitteln aus Mais und anderen Quellen. Sie wird in den Produkten der Nahrungsindustrie massenhaft eingesetzt und damit zum Problem. Der Fruchtzucker aus Äpfeln und Birnen gilt weiter als gesund. Eigentlich. Denn mittlerweile essen viele Menschen mehr Obst, als ihnen guttut, nur weil es die Ernährungsberater so empfehlen. Das jedenfalls schreibt die Hamburger Ernährungsberaterin Christiane Schäfer selbstkritisch im Zentralorgan ihrer Zunft, der Ernährungs-Umschau. Die »gängigen Ernährungsempfehlungen« hätten dazu geführt, dass in den letzten Jahrzehnten »die Fruktoseaufnahme gestiegen« sei. Vor allem der gesteigerte Obstverzehr, aber auch die übrigen Ernährungsdogmen wie etwa die fettarme Kost begünstigten die Entstehung von Blähungen und eine schlechte Fruktoseaufnahme. Und die Reaktionen im Verdauungstrakt sind nur die ersten Abstoßungsreaktionen auf einen Stoff, auf den der Körper in solchen Massen nicht eingerichtet ist. Viel schlimmer wird es, wenn er sich weiter einschleicht in den Körper, in Überdosis.

Am Anfang fiel vor allem die Gewichtszunahme nach dem Genuss von Fruktose auf. »Neuer Zusammenhang zwischen Fruktosekonsum und Gewichtszunahme entdeckt«, meldeten zum Beispiel Wissenschaftler vom Deutschen Institut für Ernährungsforschung in Potsdam-Rehbrücke. Sie hatten ihren Versuchsmäusen verschiedene Getränke gegeben: mit Fruktose, mit Rohrzucker, mit **SÜSSSTOFF [35]** oder einfach schlichtes Wasser. Ergebnis: Die Mäuse, die die Fruktoselösung tranken, nahmen im Vergleich zu den anderen stärker an Gewicht und Körperfett zu. Auch ihre Leberfette stiegen an, obwohl die Nager gleich viel Kalorien zu sich genommen hatten wie die anderen. Offenbar kann der industrielle Fruchtzucker die hormonellen Steuerungsabläufe im Körper so stören, dass man mehr isst als nötig. Wie das geht, zeigte eine Gemeinschaftsarbeit verschiedener amerikanischer Forschungseinrichtungen, die im Fachblatt Journal of Clinical Endocrinology and Metabolism veröffentlicht wurde. Fruktose drosselte demnach den Ausstoß des Sättigungshormons **LEPTIN [73]**. Dieses informiert das **GEHIRN [41]** über die Vorratslage im Körper. Wird es manipuliert, bekommt die Steuerungszentrale falsche Nachrichten und man isst weiter, obwohl die Vorratsspeicher prall gefüllt sind. Dass der Körper seine Appetitbremse namens Leptin ausschaltet, ist durchaus sinnvoll: Früher gab es ja nur selten Früchte, hierzulande nur im Sommer. Es brauchte keine eingebaute Bremse, kein Stoppsignal, denn es gab die sü-

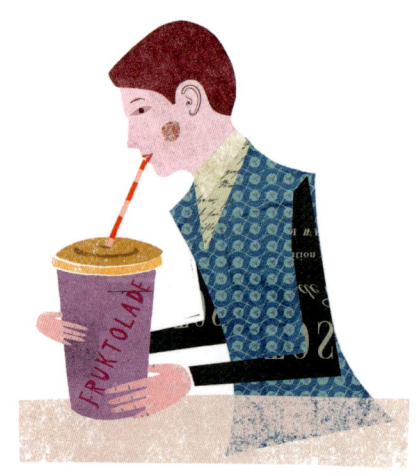

ßen Früchte ohnehin nur kurz. Den überschüssigen Fruchtzucker lagert der Körper als Notvorrat für schlechte Zeiten in Form von Fett in sein wichtigstes Speicherorgan ein: die Leber. Nicht ahnend, dass am nächsten Tag schon wieder COLA [29] und Schokomüsli kommen. Und übermorgen wieder. Der Fruktosedruck, den die Nahrungsindustrie auf den Körper ausübt, ist gewaltig. Er kann sich nicht dagegen wehren. Er kann nur alles in sein Depot aufnehmen. Und genau das macht er.

Fruktose kann nicht nur dick machen, sie kann auch das individuelle Risiko für Erkrankungen des HERZENS [14] und DIABETES [34] erhöhen. Weil der Körper den Fruchtzucker zwecks Vorratshaltung in Fett verwandelt, verändert sie die Fettwerte, die Triglyzeride. Diese verstopfen sozusagen die Blutadern und gelten daher als Risikofaktor für Herzkrankheiten, Schlaganfall und sogar Lungenembolien. Schon im Jahr 2000 machten Wissenschaftler der Universität von Toronto Versuche mit Hamstern, denen sie Fruktosesirup gaben, wie er in Softdrinks verwendet wird. Innerhalb weniger Wochen stiegen die Triglyzeridwerte im Blut der Tiere, und sie entwickelten eine Insulinresistenz: Ihr Körper reagierte nicht mehr auf Insulinausschüttung, eines der Symptome für Diabetes.

Auch die CHOLESTERIN-Werte [38] werden von Fruktose beeinflusst, wie Forscher um Professor Norman K. Pollock von der Universität für Gesundheitswissenschaften im US-Staat Georgia herausfanden. Sie hatten 14- bis 18-jährige Jugendliche auf ihren Fruchtzuckerkonsum untersucht. Ergebnis: Je mehr Fruktose sie aufgenommen hatten, desto höher war ihr Blutdruck, desto mehr Entzündungsmarker hatten sie und auch mehr Fett im Körperinneren (das gefährliche »viszerale Fett«) und schlechtere Cholesterinwerte. Eine Studie mit Schweizer Kindern kam zu ähnlichen Ergebnissen.

Und damit nicht genug: Fruktose kann auch Erkrankungen der NIEREN [13] verursachen, wie verschiedene Untersuchungen ergaben. Nach Ansicht von Professor Richard J. Johnson vom Zentrum für Nierenkrankheiten an der Universität von Colorado im gleichnamigen US-Bundesstaat Colorado sollte Fruktose als »Umweltgift« angesehen werden, das große gesundheitliche Auswirkungen hat.

BESSER

Zuckerkritiker Robert Lustig bleibt dabei: Der Apfel ist gesund. Auch er kritisiert nur die industrielle Variante, nicht aber den »echten« Fruchtzucker: »Wenn Sie Obst essen, dann nehmen Sie den Fruchtzucker immer zusammen mit pflanzlichen Fasern auf. Diese Ballaststoffe sorgen dafür, dass nicht so viel Zucker verstoffwechselt wird und ins Blut übergeht. Die Fasern sind wie ein Gegengift: Sie verhindern eine Überdosierung von Fruktose im Körper. Wir haben sehr spezifische Daten, die zeigen: Wenn man Zucker zusammen mit Ballaststoffen einnimmt, dann ist das nicht schädlich.« Früchte gelten also weiter als gut. Aber: nicht im Übermaß. Davor sind wir eigentlich von Natur aus geschützt, weil jeder irgendwann der Früchte überdrüssig wird. Nur wer sich zwingt, mehr zu essen, als sein Körper verträgt, kann darunter leiden.

INFO

Forscher haben Faustregeln fürs Verträgliche aufgestellt. Ein gesunder Mensch verkraftet demnach täglich 25 Gramm Fruktose. Mit Obst ist das kein Problem: In einem Apfel stecken pro 100 Gramm rund 7 Gramm Fruktose, die Maximaldosis am Tag entspricht also etwa vier Äpfeln. Eine Birne kommt auf circa 8 Gramm, Weintrauben auf 7,6 Gramm pro 100 Gramm.

[38] CHOLESTERIN

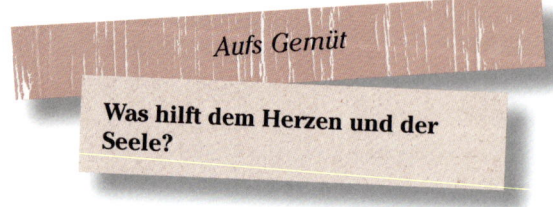

Aufs Gemüt

Was hilft dem Herzen und der Seele?

Nein danke, für mich kein Frühstücksei, Sie wissen ja, das Cholesterin. Und überhaupt: nichts Fettiges.

Wahrscheinlich gibt es keinen anderen medizinischen Fachausdruck, der so oft aus Laienmund zu hören ist: Cholesterin. Und das seit Jahrzehnten. Millionen Menschen auf der ganzen Welt haben sich von der Angst ums Cholesterin ihre Verzehrgewohnheiten diktieren lassen. Und das, obwohl es keineswegs sicher ist, dass das dem Herzen wirklich nützt. Oder ob es ihm nicht sogar eher schadet. Sicher ist: Es schlägt auf die Stimmung, wenn die Werte zu rabiat gesenkt werden.

DAS STECKT DAHINTER

Der Körper braucht Cholesterin. Manche Organe enthalten sogar richtig viel davon. Das HERZ [14] besteht zu zehn Prozent daraus, das GEHIRN [41] zu 20 Prozent, die Nebenniere zu bis zu 50 Prozent. Cholesterin wird zur Stabilisierung der Zellwand benötigt und zur Erzeugung von Hormonen, auch bei der Produktion von Vitamin D spielt es eine Rolle. Offenbar ist es eine äußerst wichtige Substanz. Und doch hat Cholesterin ein eindeutig negatives Image: Es gilt allem voran als Risikofaktor, fürs Herz.

Doch mittlerweile wachsen die Zweifel, ob das geschmähte Cholesterin wirklich zu Recht in die Rolle des Bösewichts gedrängt wurde. Es sei sogar »sehr gefährlich« zu behaupten, das »böse« (LDL-)Cholesterin führe zu Herzerkrankungen, solange die Zusammenhänge nicht zweifelsfrei nachgewiesen seien, meint Dariush Mozaffarian von der Harvard Medical School im amerikanischen Boston. Skeptisch ist auch der Arzneimittelexperte Professor Peter Sawicki, ehemals Leiter des Kölner Instituts für Qualität und Wirtschaftlichkeit im Gesundheitswesen (IQWiG). Er hat die Studien zum Cholesterin überprüft. Sein Fazit: »Man hat früher gedacht, das Cholesterin wäre der Hauptbösewicht beim Herzinfarkt. Diese Meinung mussten wir in den letzten Jahren revidieren. Es ist nicht so.« Sawicki meint: »Der Effekt der Cholesterinsenkung« sei so gut untersucht wie kaum etwas in der Medizin. Das Ergebnis sei, »dass gesunde Menschen bezüglich einer Lebensverlängerung nicht davon profitieren«. Von den Menschen, die schon einen Herzinfarkt hatten, könnten einige dadurch länger leben. »Es sind aber nicht so viele. Es müssen hundert Menschen behandelt werden, damit zwei länger leben.« Und auch dann sei nicht sicher, ob das längere Leben tatsächlich der Cholesterinsenkung zu verdanken ist. Es gebe Anhaltspunkte dafür, dass die Statine, also jene Präparate, die das Cholesterin senken, auch an anderen Stellen des Stoffwechsels wirken, sodass »das Cholesterin gar nichts damit zu tun« habe.

Offenbar spielt das Cholesterin im Essen überhaupt nicht die wesentliche Rolle. Schließlich wird es, weil es so wichtig ist, auch vom Körper selbst hergestellt: »Es ist nicht belegt, dass die Menge des Cholesterins, die wir mit der Nahrung zu uns nehmen, tatsächlich ursächlich verantwortlich ist für Erkrankungen. Das meiste Cholesterin wird ja in der Leber hergestellt. Und dies bedeutet, dass der Körper Mechanismen besitzt, um sich vor einem Cholesterinmangel zu schützen, weil Cholesterin ja ein wesentlicher und wichtiger Bestandteil unseres Körpers ist.«

Trotzdem starren alle auf das Cholesterin und verkneifen sich fettes Essen, ja sogar das Frühstücksei. Dabei ist womöglich gar nicht das Fett in der Nahrung schuld, wenn die Cholesterinwerte die Normwerte überschreiten. Viel eher ist Süßes dafür verantwortlich. Das ergab eine amerikanische Regierungsstudie, die »Nationale Erhebung zu Ernährung und Gesundheit« (»National Health and Nutrition Survey«). ZUCKER [33] beispielsweise kann die Cholesterinwerte beeinflussen, genauso wie weitverbreitete süße Ersatzstoffe wie zum Beispiel FRUKTOSE [37], der Fruchtzucker. Das wies Professor Norman K. Pollock von der Universität für Gesundheitswissenschaften im US-Staat Georgia nach. Er zeigte bei 14- bis 18-jährigen Jugendlichen: Je mehr Fruktose die Heranwachsenden aufgenommen hatten, desto schlechter waren ihre Cholesterinwerte.

Ähnliches gilt für die Zuckerersatzstoffe, etwa XYLIT [39] (E 967), der ursprünglich aus Holz gewonnen wurde und sich jetzt als »Birkenzucker« wachsender Beliebtheit erfreut. Oder Sorbit, den man häufig in zuckerfreien Kaugummis findet. Das ergab eine Studie der Professorin und Kinderärztin Miriam Vos von der Emory University.

Eine rabiate Senkung der Cholesterinwerte, vor allem auf eigene Faust, ist jedoch womöglich wenig erstrebenswert: Wer zum Beispiel eine MARGARINE [52] mit Phytosterinen wie »Becel pro.activ« isst, die das Herz schützen soll, schadet damit seinem Herzen eher. Das deutsche Bundesinstitut für Risikobewertung (BfR) rät daher vor unkontrolliertem Verzehr dringend ab.

Die Senkung des Cholesterinspiegels kann zudem aufs Gemüt gehen. DEPRESSIONEN [46] und AGGRESSIVITÄT [49] kommen häufiger vor. Niedrige Cholesterinwerte können sogar das Risiko erhöhen, durch Mord oder Selbstmord ums Leben zu kommen – zu diesem Ergebnis kam beispielsweise eine norwegische Studie an 254 Psychiatriepatienten. Je niedriger die Cholesterinwerte, desto größer war der Hang zu krimineller Gewalt – das ergab auch eine frühere Untersuchung an knapp 80 000 Schweden durch amerikanische Mediziner. Niedrige Cholesterinwerte erhöhen überraschenderweise sogar die Wahrscheinlichkeit, durch »äußere Einwirkung« zu sterben, so eine amerikanische Studie von Joseph A. Boscarino vom Zentrum für Gesundheitsforschung im kalifornischen Danville. Er hatte dafür Daten von über 4000 Männern ausgewertet und ihre Cholesterinwerte, die Neigung zur Depression und die Todesursachen über einen Zeitraum von 15 Jahren betrachtet.

Ein Extrembeispiel ist aus Neuseeland überliefert, von einer Familie, deren Mitglieder aus genetischen Gründen niedrige Cholesterinspiegel aufwiesen. Forschern war ein junger Mann mit ausgeprägter Selbstmordneigung aufgefallen. Bei ihren Recherchen zur Familiengeschichte stellte sich heraus, dass die Hälfte seiner männlichen Vorfahren aus den letzten zwei Generationen sich umgebracht hatte. Einer von ihnen hatte zuvor zwei weitere Menschen getötet. Gemeinsames Merkmal dieser Familie mit dem offensichtlichen Hang zur Selbst- und Fremdgefährdung: die niedrigen Cholesterinwerte im Blut.

Angesichts solcher Berichte will man sich lieber nicht ausdenken, was wäre, wenn das Ei kein Cholesterin enthielte. Dann kröchen die kleinen Küken wohl schon als rabiate Gewaltpicker aus der Schale.

BESSER

Es kommt offenbar auf das rechte Maß an. Die Normwerte der Mediziner schwanken häufig, unterliegen oft auch sachfremden Einflüssen, wie zum Beispiel den Interessen der Hersteller einschlägiger Produkte. Und so ist es für gesunde Menschen höchst riskant, sich dem Diktat der Normwerte zu unterwerfen.

INFO

Es gibt Methoden, das Cholesterin frühzeitig in Zaum zu halten, sehr frühe sogar. Ausdauerndes Stillen zählt dazu, fünfzehn Monate lang. Zwei Studien aus England und Schottland ergaben, dass Kinder, die mehr als fünfzehn Monate gestillt wurden, als Jugendliche seltener Risikofaktoren für Herz-Kreislauf-Erkrankungen zeigen als Flaschenkinder. Zu diesen Faktoren zählen neben erhöhtem Cholesterinspiegel auch ein hoher Blutzuckerspiegel sowie Bluthochdruck.

Mit echten Nahrungsmitteln scheint es auch beim Cholesterin am einfachsten zu sein, die Balance zu halten, die der Körper braucht. Der Volksmund empfiehlt ja ohnehin, den Doktor fernzuhalten, etwa mittels Äpfeln: »An apple each day keeps the doctor away«. Das findet auch wissenschaftliche Unterstützung: Der tägliche Apfel kann nicht nur das Immunsystem stärken und damit generell Krankheiten und mithin den Doktor fernhalten. Er kann sogar die Cholesterinwerte stabilisieren, wie eine Studie einer Forschergruppe um Tine Rusk Licht von der Technischen Universität Kopenhagen ergab – wobei nur ganze Äpfel diesen Effekt hätten, nicht Apfelsaft und Apfelpüree. Die Forscher sehen vor allem den Ballaststoff Pektin als Ursache für die immunstärkenden Wirkungen. Pektin gilt als herausragendes Gesundheitsmerkmal der Äpfel. In einer österrei-

chischen Untersuchung bekamen Patienten mit hohen Blutfetten ein Präparat aus Apfelpektin. Ihr Blut zeigte schon nach sechs Wochen einen um 30 Prozent verringerten Wert an schädlichem LDL-Cholesterin. Die »guten«, »gefäßputzenden« HDL-Anteile waren hingegen angestiegen.

Zahlreiche echte Nahrungsmittel scheinen die Cholesterinwerte positiv zu beeinflussen. Möhren etwa (siehe KAROTTEN VS. CAROTIN [83]), die große Mengen an Pektinen enthalten. Auch Buchweizen und Amaranth verbessern die Cholesterinwerte. Nach einer koreanischen Studie von 2006 verbessert letzterer die Zuckerwerte im Blut und wirkt cholesterinsenkend. GRÜNTEE [88] soll hohe Cholesterinwerte ebenfalls senken, genauso wie LEINSAMEN [89]. KNOBLAUCH [96] killt nicht nur Bazillen, sondern bremst auch den Anstieg der Cholesterinwerte. Und einmal mehr: WEIN [91]. Auch er kann erhöhte Cholesterinwerte verhindern. Das jedenfalls ergab eine chilenische Studie an Ratten.

[39] XYLIT

Süße aus der Biotonne

Zucker aus Holz – wer isst denn so was?

Birkenzucker! Wie süß und wie romantisch. Viele Fans nutzen die neue, hippe Süße sogar zum Zähneputzen, weil Xylit ja gut gegen Karies sei. Aber drin im Körper, da wirkt der »Birkenzucker« irritierend. Kein Wunder: Es isst ja auch niemand Holz. Was soll dann der Körper mit der Süße aus Birken anfangen?

DAS STECKT DAHINTER

So ganz Birke natur ist Xylit aber auch nicht: Traditionell wird das Süßungsmittel mit der E-Nummer 967 nach Branchenangaben chemisch aus dem Holzzucker Xylose gewonnen, der wiederum aus Holzchips aus der Papierindustrie herausgelöst wird. Manchmal soll zwar tatsächlich die Birke Quelle für den Holzzucker sein. Die Regel ist das aber nicht.

Der »Birkenzucker« muss erst chemisch isoliert werden, was erstmals im Jahre 1890 dem deutschen Chemiker Emil Fischer gelang. Der Zucker hatte schon damals nicht nur nichts mit Natur, sondern auch nichts mehr mit Birken zu tun. Fischer verwendete nämlich Buchen als Ausgangsstoff. Weil die aber ganz schön teuer sind, wird der »Xucker« (so die pfiffige Werbe-Bezeichnung) heute in der Regel aus – mitunter genmanipuliertem – Mais gewonnen. Genauer: aus dem Abfall von Mais, also aus dem, was nach der Maisernte in den Kolben zurückbleibt. Und selbst das ist den Herstellern noch nicht modern genug. Daher arbeiten sie fieberhaft an neuen Produktionsmethoden, mithilfe von Bakterien, Pilzen – auch diese zum Teil genmanipuliert –, Hefen und Enzymen. Aus Abfällen, zum Beispiel aus der sogenannten Bagasse, eine Art Stroh, den Fasern des Zuckerrohrs.

Grünabfälle und Altpapier: Auch das, was die Müllabfuhr so mitnimmt, kann beispielsweise mit einem Mikroorganismus namens Debaryomyces hansenii zu Xylit verarbeitet werden. Das Ziel ist klar definiert: Der Ersatzzucker soll noch billiger werden.

Eigentlich ist Xylit ja ein Hoffnungsträger. Es zählt, wie Maltit (auch Maltitol genannt, E 965), Isomalt (E 953) und Inulin zu den sogenannten Zuckerersatzstoffen. Deren Erfolg speist sich aus dem hehren Wunsch, das süße Leben zu retten – ohne schädliche Nebenwirkungen.

Und tatsächlich scheint bei einigen Zuckerersatzstoffen auch nicht das ganze Schadensszenario des »normalen« ZUCKERS [33] zuzutreffen. Xylit zum Beispiel soll weder Karies noch Diabetes im Schlepptau haben.

Doch unschädlich ist der »Birken«-Zucker deshalb nicht, ebenso wenig wie die anderen aus der süßen Ersatzriege. Xylit steht, wie auch Sorbit und Mannit, als ADHS-Auslöser unter Generalverdacht, soll also das sogenannte Zappelphilipp-Syndrom verursachen (siehe HYPERAKTIVITÄT [44]). Der Verdauungstrakt reagiert auf die süßen Geschmacksstoffe aus Grünabfällen und anderen Quellen ebenfalls nicht gerade mit Begeisterung. Eher irritiert. Und mit Abstoßungsreaktionen. Enthalten Lebensmittel mehr als zehn Prozent dieser Kunstsüße, ist deshalb der Warnhinweis »kann bei übermäßigem Verzehr abführend wirken« auf dem Etikett vermerkt.

INFO

Zucker-Ersatz oder die Extradosis Süße? Die neuen Ersatzstoffe sollen die Schäden durch Zucker reduzieren. Doch nicht einmal das gelingt. Der Zuckerverzehr geht auch keineswegs zurück. Im Gegenteil: Die zahlreichen süßen Ersatzstoffe kommen noch obendrauf. Eigentlich hätte die weltweite Zuckerproduktion, so rechnete die österreichische Regierungsstudie zu Zusatzstoffen akkurat vor, angesichts »immer größerer Verbrauchsmengen« der Ersatzstoffe »um ca. 17 Prozent zurückgehen müssen«. Wenn diese Ersatzstoffe den Zucker wirklich ersetzt hätten. »Tatsächlich« aber würden »diese Süßungsmittel nicht anstatt Zucker verwendet, sondern zusätzlich«. Und zudem sei der Zuckerkonsum in den letzten vierzehn Jahren nicht nur nicht gesunken, sondern habe sich »kontinuierlich erhöht«.

▚▚▚▚▚▚▚▚▚▚▚▚▚▚▚ **INFO** ▚▚▚▚▚▚▚▚▚▚▚▚▚▚▚

*Bei der sogenannten Fruktosemalabsorption
steht Xylit auf dem Index, ebenso die anderen
Zuckerersatzstoffe. Manche Konsumenten reagieren auch allergisch auf Maltit, die Süße mit
der E-Nummer 421 – mitunter sogar mit einem
anaphylaktischen Schock, der im Extremfall binnen Minuten zum Tod führen kann.*

Xylit kann, wie die anderen Zuckeraustausch-
stoffe Isomalt (E 953), Lactit (E 966), Maltit
(E 965), Mannit (E 421) und Sorbit (E 420),
Durchfall verursachen. Der **DARM [98]**, der
eigentlich für die Aufnahme von Nährstoffen
zuständig ist, kann diesen Stoffen naturgemäß
nichts abgewinnen. Es gibt ja keine Nährstoffe.
Eine 21-jährige Frau aus Berlin musste sogar
ins Krankenhaus, weil sie seit acht Monaten
unter Durchfall und Unterleibsschmerzen litt.
Sie hatte schon 22 Pfund an Gewicht verloren,
wog nur noch 41 Kilogramm. Die Spezialisten
der Berliner Charité um Jürgen Bauditz und
Herbert Lochs suchten vergeblich nach einer
Fehlerquelle im Darm. Dafür fiel ihnen etwas
anderes auf: Die Patientin produzierte eine un-
glaubliche Menge Stuhlgang – 1,9 Kilogramm
täglich; normal wären 250 Gramm. Der Grund:
Die Frau kaute ständig zuckerfreie Kaugummis
– im Schnitt 16 Stück pro Tag. Damit nahm sie
rund 20 Gramm von dem Zuckeraustausch-
stoff Sorbit auf – viel zu viel, befanden die Ärzte. Im British Medical Journal warnten sie vor
einem derart starken Konsum an Zuckerersatz.
Xylit kann sogar, genauso wie Zucker, der
Fruchtzucker **FRUKTOSE [37]** oder Sorbit, die
Blutwerte verschlechtern und damit das Risiko
für Herzkrankheiten erhöhen. Das ergab eine
Studie der Professorin und Kinderärztin Miriam Vos von der Emory University in Atlanta.
Die mit Zuckerersatz gesüßten Nahrungsmitteln hatten höhere Triglyzeridwerte und weniger vom »guten« HDL-**CHOLESTERIN [38]** zur Folge – um bis zu 300 Prozent verschlechtern sich
die Werte.

BESSER

Traditionell haben die Menschen niemals an
Birken geknabbert. Wozu auch: Sie haben ja für
uns keinen Nährwert. Und darum geht es beim
Essen. Mit Süße ohne Nährwert will der Körper
offenbar nichts zu tun haben. Darum reagiert
er mit Irritationen und Abstoßungsreaktionen.
Es geht um die Folgen des Lebens im dauerhaften Süßmodus. Xylit, wie auch die anderen
Ersatzstoffe für Zucker, verlängert diesen natur-
widrigen Lebensmodus. Die Gesundheitsbilanz
des süßen Lebens ist also, aufs Ganze gesehen,
negativ. Zu den Zuckerschäden kommen noch
die Nebenwirkungen der süßen Zusatzstoffe.
Wer sich aus der Krankheitsspirale lösen will,
muss sich aus dem Süßmodus verabschieden.
Und dasjenige Süße genießen, das es von Natur aus gibt. Bäume gehören nicht dazu. Grünabfälle erst recht nicht.

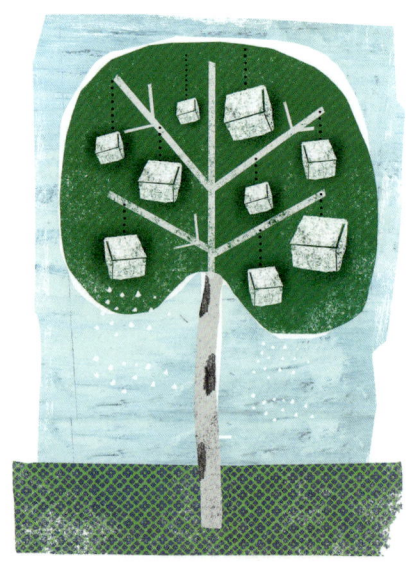

[40] STEVIA

[40] STEVIA

Nicht so hübsch

Wie natürlich ist der Süßstoff, der aus dem Urwald kam?

Es war ein Schweizer Auswanderer, der vor über 100 Jahren im Urwald in Paraguay die Pflanze mit den süßen Blättchen entdeckte. Der Schweizer Naturwissenschaftler, Anarchist und Abenteurer Moises Bertoni hatte sich von den Urwaldbewohnern in ihre Geheimnisse einweihen lassen. Sie erzählten ihm von einem Kraut, das sie Caa'-ehe nannten oder Kaa'he-E – so genau ist die Schreibweise nicht überliefert. Jedenfalls bedeutete es: »süßes Kraut«, und sie nahmen es zum Süßen ihres Matetees. Heute heißt das Kraut Stevia und war einmal ein Hoffnungsträger als neue, natürliche Süße. Jetzt ist es ein weißes Pulver mit der E-Nummer 960. Was ist da noch natürlich?

DAS STECKT DAHINTER

Es kam aus dem Urwald, sogar von Indianern: Mehr Natur geht kaum. Kein Wunder, dass es zum Hoffnungsträger wurde, das grüne Pflänzchen mit der wundersamen Süße: Stevia. Voll süß und total natürlich. Und total verboten. So war es lange in Europa. Zeitweilig profitierte Stevia vom Ruch der Illegalität, hatte etwas Rebellisches an sich. Doch seit Stevia auf der Erfolgsspur unterwegs ist, hat sich auch sein Charakter gewandelt: Von der Natur ist nicht viel geblieben.

Stevia ist jetzt erlaubt, als ganz normaler Süßstoff mit einer E-Nummer 960. Er wird aus der Pflanze Stevia rebaudiana gewonnen. Die in ihren Blättern und Stengeln enthaltenen Steviolglykoside werden in einem aufwendigen chemischen Prozess herausgelöst. Dabei sind viele Chemikalien im Spiel, die ihre Spuren hinterlassen können. So kommen bei einer Tonne Steviablätter bis zu 86 Kilo Aluminiumsalze zum Einsatz. Die müssen natürlich, weil sie giftig sind, wieder raus – mithilfe sogenannter Ionenaustauscherharze. Und damit es schön weiß wird, kommen Absorberharze ins Spiel, die sozusagen die Farbe aufsaugen. Chemie bis zum letzten Schritt, der Kristallisierung, mit Alkoholen wie Methanol und Ethanol. Die Prozedur hat nicht nur zur Folge, dass unbekannte Reststoffe eingearbeitet werden. Sie führt auch dazu, dass die gewonnenen weißen Kristalle nicht rein und süß schmecken, sondern ein bisschen metallisch, leicht **BITTER [25]**. Doch dafür gibt es ebenfalls chemische Abhilfe: Geschmackskonzerne haben verschiedene Mittel und Methoden entwickelt, um die Bitternis zu »maskieren«.

Stevia ist angekommen in der industriellen **PARALLELWELT [16]**, in der die Früchte der Natur so lange verändert und verwandelt werden, bis der menschliche Körper mit Irritation und Abwehr reagiert. Das weiße Pulver, in das die Chemiker die Stevia-Pflanze überführt haben, hat ganz andere Eigenschaften als die grüne Urwaldpflanze. Und sie hat ganz andere Wirkungen auf den menschlichen Körper. So wurde gegen Stevia schon 1991 in den USA ein Importverbot erlassen – der Süßstoff stand unter dem Verdacht, **KREBS [36]** zu erregen. Neue Studien brachten Entlastung. 1995 schließlich wurde es von der US-Lebensmittelbehörde Food and Drug Administration (FDA) als Nahrungsergänzungsmittel zugelassen – aber nicht als Süßstoff. Erst 2008 bekam Stevia das Prädikat »GRAS«: »Generally Recognized as Safe«, etwa: »Im Allgemeinen als sicher angesehen«.

Das gilt zwar als amtliches Attest, beruht allerdings eher auf einer Selbsteinstufung des Herstellers. Kritikern gilt dies als GRAS-Prädikat zweiter Klasse, weil es auf diesem vereinfachten Verfahren beruht. Das verbrauchernahe amerikanische Zentrum für Wissenschaft im Öffentlichen Interesse (Center for the Science in the Public Interest, CSPI) protestierte daher, weil die üblichen Verfahren für die Zulassung von Lebensmittelzusatzstoffen im Falle des Stevia-Süßstoffes nicht eingehalten worden seien.

INFO

Immer mehr Länder verbieten den Begriff »natürlich« für den chemisch hergestellten Süßstoff. Belgien hat Begriffe wie »natürlich gesüßt« oder »natürlicher Süßgeschmack« für das Stevia-Pulver untersagt. Das Schweizer Bundesamt für Gesundheit (BAG) findet, dass Begriffe wie »mit natürlicher Süße« oder »mit natürlichen Zutaten gesüßt« in Verbindung mit dem Süßstoff E 960 als »täuschend anzusehen« seien. Und Österreich sieht Begriffe wie »natürlich gesüßt« oder »mit natürlichem Süßungsmittel« bei E 960 als »irreführend« an, sogar »mit Stevia/extrakt«. Nicht einmal eine schöne Abbildung der Stevia-Pflanze soll es geben dürfen, denn dadurch könnte ja der Eindruck entstehen, es werde die Pflanze selbst als Süßungsmittel verwendet. Erlaubt wird die Angabe der chemischen Bezeichnungen: »mit Steviolglykosiden« oder »mit Rebaudiosid A«, wie der gebräuchlichste der verschiedenen Stevia-Zusätze korrekterweise heißt. Obligatorisch ist: »Süßstoff Steviolglykoside« oder »Süßstoff E 960«.

Eine Überprüfung durch Toxikologen der Universität von Kalifornien in Los Angeles (UCLA) im Auftrag des CSPI ergab wiederum: Krebsverdacht. Allerdings nur bei einem bestimmten Süßstoff aus der Stevia-Pflanze, und auch nur im Reagenzglas und bei Tierversuchen.

Die Kinderärztin Natalie Digate Muth vom Mattel Kinderhospital an der Universität von Kalifornien in Los Angeles rückt die Stevia-Süßstoffe schon in eine Reihe mit den künstlichen. Obwohl Stevia »wahrscheinlich so sicher ist wie künstliche Süßstoffe (oder sogar mehr)«, gäbe es »nur wenige Langzeitstudien, die seine Auswirkungen auf die Gesundheit des Menschen dokumentieren«. So sei die Ungefährlichkeit keineswegs sicher, es sei im Gegenteil sogar »möglich, dass Stevia in größeren Mengen schädliche Effekte haben kann«.

Selbst in Japan, wo Stevia schon seit den 1970er-Jahren zugelassen ist, gab es zwar mehr als 40 000 klinische Studien, allerdings ebenfalls keine über die Auswirkungen von dauerhaftem Konsum von Stevia-Süßstoff.

So beschränkte sich auch die Zulassung der Europäischen Behörde für Lebensmittelsicherheit (Efsa) nur auf relativ niedrige Höchstmengen. Die Efsa-Experten hatten zwar keine Hinweise auf gesundheitliche Schäden festgestellt. Doch die Efsa-Wissenschaftler wollten ihre Unbedenklichkeitserklärung nur für eine relativ geringe Tagesdosis abgeben. Für höhere Stevia-Dosen ist die Unschädlichkeit bisher nicht nachgewiesen worden. Die japanischen Wissenschaftler, auf die sich die Efsa-Experten stützten, hatten ein Krebsrisiko durch die süßen Substanzen, auch kurz Stevioside genannt, nur bis zu einem Gehalt von fünf Prozent an der täglichen Nahrung ausgeschlossen. Bei der höchsten Steviosid-Dosis zeigte sich in Untersuchungen mit Versuchstieren ein »signifikanter Rückgang in der Überlebensrate«, was vielleicht als Warnsignal gelten könnte.

So äußerte die deutsche Stiftung Warentest auch »Bedenken wegen Überdosierung«. Insbesondere Kinder und Erwachsene, die »viele gesüßte

Softdrinks trinken«, könnten »schnell die von der Efsa empfohlene Tagesdosis von 4 Milligramm Stevia pro Kilogramm Körpergewicht überschreiten«. Wenn Teenager also, wie in den USA üblich, zehn Prozent ihrer täglichen Nahrungsmenge in Form von Softdrinks aufnehmen möchten, liegen sie schon oberhalb des Limits.

BESSER

Stevia kann vielleicht der Einstieg in den Ausstieg sein. Dem Ausstieg aus dem Süßmodus. Im Stevia-Pionierland Japan zum Beispiel war der Erfolg sehr begrenzt.

Stevia-Experte Udo Kienle von der Universität Hohenheim erzählt: »Der traditionelle japanische Nachtisch, der schmeckt überhaupt nicht süß. Ich hab auch mal mithilfe einer netten Japanerin in einem Supermarkt nach Produkten gesucht, in denen diese Steviolglykoside drin sind. Und hab da so einen Fruchtquark entdeckt, den probiert, und das war also ein Hauch von süß. Ganz leicht süß. Das kann man mit unseren Verzehrgewohnheiten in Europa nicht vergleichen.«

Bei den Pionieren in Japan hielt sich daher auch der Drang nach der neuen Süße in Grenzen. Nur für ganz kurze Zeit waren Steviolglykoside dort der meistgenutzte Süßstoff. Ohnehin verwenden nur 13 Prozent der Japaner überhaupt Süßstoffe. Sie essen dort auch nur 20 Kilo Zucker pro Kopf und Jahr. Knapp halb so viel wie die Deutschen, 44 Prozent des Schweizer Jahresverbrauchs.

In Japan, wie allgemein in Asien, herrscht eine andere Süßkultur. Auch bei den Indianern im Urwald Paraguays war die Pflanze nicht das Grundnahrungsmittel. Sie wurde nicht einmal landwirtschaftlich angebaut, und der Schweizer Moises Bertoni musste nach eigener Auskunft lange nach der Wildpflanze im Urwald suchen, weil sie »sehr selten geworden war«.

Zwar hatten Kräutersammler und Indianer ihm davon berichtet: »Aber ich konnte keine Pflanze bekommen.« Offenbar kannten die Indianer kein dringendes Verlangen nach Süßem. Das süße Kraut wuchs im Urwald nebenan, aber die Ureinwohner ignorierten es weithin. Auch in Europa scheint die Lust auf Süßes langsam abzuklingen. Bei einer Umfrage der britischen Leatherhead-Forscher sagten schon 52 Prozent, sie wollten weniger Zucker haben, und 62 Prozent gaben sogar an, sie wollten weniger Süßstoffe. Vielleicht hat das Zeitalter des Süßen seine Blütezeit schon hinter sich. Eine Mehrheit will jetzt weniger Süßes. Was ja ganz vernünftig ist.

INFO

Das grüne Stevia-Pflänzchen ist mittlerweile sogar schon auf den Wochenmärkten erhältlich. Das ist zwar illegal, denn nur der chemisch erzeugte Zusatzstoff mit der E-Nummer wurde von den Behörden zugelassen. Ein Süßungsversuch im Müsli ergab jedoch: gar nicht so schlecht. Wie ein süßes Gewürz. Sogar Kuchen kann man damit süßen.

Kuchen mit Stevia – wie geht das denn? Ganz einfach: Man ersetzt lediglich den Zucker im Teig durch die nötige Menge Steviablätter, wie bei diesem Zwetschgenkuchen. Für das Standardrezept braucht man 200 Gramm Mehl, 80 Gramm Butter, 80 Gramm Zucker und 1 Ei. Der Zucker wird durch 30 Gramm fein gehackte Steviablätter ersetzt, also kommt 50 Gramm mehr Butter und Mehl dazu. Alles rasch mit kalten Händen verkneten, den Teig in Frischhaltefolie wickeln und 30 Minuten im Kühlschrank ruhen lassen, dann ausrollen. Wie gewohnt mit entsteinten Zwetschgen (oder anderem Obst) belegen und ab in den Ofen damit. Schmeckt würzig-süß. Und ziemlich natürlich.

IST DIE

WEISHEIT MIT LÖFFELN

ZU FRESSEN?

WO LAUERN DIE GEFAHREN

FÜR DIE GRAUEN ZELLEN?

4.

VERGESSLICH?

Die Wirkung auf die grauen Zellen

[41] GEHIRN

Hungriges Organ

Das Hirn will wohlgenährt sein, sonst schrumpft es

»Du bist auch keine große Leuchte!« Sagt man so. Da kann was dran sein. Denn das Gehirn braucht tatsächlich so viel Energie wie eine kleine Glühbirne: 25 Watt. Und wenn es an der Energiezufuhr mangelt, dann ist die Leistungsfähigkeit der grauen Zellen gefährdet: »Wenn der Nachschub abgeklemmt wird, stirbt das Hirn, schon nach fünf Minuten«, behauptet der britische Professor Michael Crawford. Ob das Gehirn angemessen arbeiten kann, liegt auch an der Nahrung. Und heute fehlt es häufig am angemessenen Futter für die grauen Zellen.

DAS STECKT DAHINTER

»Das Hirn ist ein hungriges Organ«, schreiben die US-Neurospezialisten Jay Lombard und Carl Germano. Es ist das Organ mit dem höchsten Energieverbrauch: Obwohl es nur einen Anteil von zwei Prozent am Körpergewicht hat, verbraucht es 22 Prozent der Kalorien. Schon arbeiten Bataillone von Forschern an der Optimierung der grauen Zellen durch Speisen und Getränke. Denn heute steht es mit der Versorgung der grauen Zellen nicht zum Besten. Den industriell produzierten Nahrungsmitteln fehlen viele Nährstoffe, die fürs Gehirn lebenswichtig sind. Andererseits enthalten sie Chemikalien, die ihm schaden. Sie seien gar, warnt der Londoner Biochemiker Crawford, bedenklich für die geistige Entwicklung unserer Spezies: »Wir würden sicher niemals vor-

sätzlich unsere Hirnkapazität herabsetzen, aber wenn wir nicht aufpassen, könnte genau das passieren. Wissenschaftliche Experimente haben gezeigt, welche Nährstoffe für eine exzellente Hirn- und Körperentwicklung gebraucht werden. Die Lebensmittelindustrie hat mit aller Macht daran gearbeitet, billige Nahrung herzustellen.« Dabei allerdings sei die Qualität stetig verschlechtert und wesentliche hirnwichtige Bestandteile sogar eliminiert worden, so etwa die OMEGA-3-FETTE [55], die fürs Gehirn lebensnotwendig, aber in der Lebensmittelindustrie unerwünscht sind, weil sie nicht so haltbar sind, wie die Supermarktketten sich das wünschen.

»Ich finde die gegenwärtige Entwicklung äußerst alarmierend«, sagt Crawford. Er behauptet sogar, wissenschaftliche Belege dafür zu besitzen, dass sich die Evolution des Denkorgans umkehrt: »Die Kapazität des Gehirns nimmt nicht mehr länger zu, sondern tatsächlich ab«. Die Evolution des Gehirns, die über Jahrtausende zu stetigem Wachstum des Denkapparats und der heutigen Größe geführt hat, drohe sich umzukehren. Die moderne Nahrung kann dazu führen, dass die Menschen gleichzeitig dick werden, während das Gehirn Mangel leidet. Neueste Forschungen zeigen, dass mit wachsendem Bauchumfang das Gehirn schrumpft – das fand jedenfalls Paul Thompson von der Universität von Kalifornien in Los Angeles heraus.

Die Industrieprodukte können nicht nur der INTELLIGENZ [45] schaden, sie können auch das Verhalten beeinflussen und etwa zu HYPERAKTIVITÄT [44] führen. Die Weltgesundheitsorganisation (WHO) sieht die Ernährung sogar als Risikofaktor für die zunehmende AGGRESSIVITÄT [49] und Kriminalität unter Kindern und Jugendlichen an und empfiehlt daher in einem Weltreport über Gewalt und Gesundheit, Gifte und Schadstoffe im Essen zu eliminieren, um so »das Risiko für Hirnschäden bei Kindern zu verringern«, die »indirekt zu Jugendgewalt führen können«.

Eine besondere Rolle spielt offenbar Fast Food. »Ganze Generationen von Kindern leben überwiegend von Junk Food«, klagt der britische Gehirnforscher Basant Puri vom Londoner Hammersmith Hospital. »Und es ist furchtbar, wenn man sich vorstellt, was sie in ihrem Gehirn damit anrichten. Fettiges Fast-Food-Essen verursacht nicht nur einen Mangel, sondern ist definitiv giftig für das Gehirn.«

Auch die industrialisierte Landwirtschaft sei, nach dem Urteil der Kritiker, verantwortlich für den Schwund an hirnwichtigen Inhaltsstoffen: Die »Grüne Revolution« mit Kunstdünger und chemischen Giften habe zwar die Erträge explodieren lassen, aber auch zu einem relativen Schwund hirnwichtiger Bestandteile im Essen geführt, wie Eisen oder Omega-3-Fetten. Gleichzeitig steige der Anteil von hirnschädlichen TRANSFETTEN [43]. Durch den langen Aufenthalt im Supermarkt schwinden hirnwichtige Inhaltsstoffe, etwa bestimmte VITAMINE [54]. Der Mangel an lebensnotwendigen Nährstoffen kann genauso zu Hirnveränderungen beitragen wie ein Zuviel an bestimmten Substanzen. Eine zentrale Rolle spielt der ZUCKER [33]. Die weitreichendsten Auswirkungen haben daneben vermutlich die in riesigen Mengen eingesetzten Zusatzstoffe in industriellen Lebensmitteln. Einige von ihnen können zum Tod von Hirnzellen beitragen, wie der in vielen Tütensuppen, Industriesauce und Chips enthaltene GESCHMACKSVERSTÄRKER [21] Glutamat. Zitronensäure (E 330), die in vielen Lebensmitteln und Süßigkeiten enthalten ist, kann die Aufnahme von ALUMINIUM [42] im Gehirn fördern. Und damit das individuelle Risiko für ALZHEIMER [51] erhöhen.

Die Hirnentwicklung kann schon im Mutterleib gestört werden, unter anderem durch den SÜSSSTOFF [35] Aspartam. Er gilt mit als wichtigster Negativposten in der modernen Nährstoffbilanz – unter anderem blockiert er den Eintritt von Glukose ins Gehirn und damit den wichtigsten Energieträger für die Hirntätigkeit.

BESSER

Auf die Balance kommt es an. Beispielsweise können kohlenhydratreiche Nahrungsmittel, wie Bananen, Müsli oder Vollkornbrot, die Laune deutlich verbessern. Sie kurbeln die Produktion der Glückssubstanz SEROTONIN [80] an. Die Bauchspeicheldrüse schüttet nach dem Verzehr INSULIN [32] aus. Dieses erhöht die Menge an Tryptophan, das im Gehirn die Serotoninbildung vorantreibt. Tryptophan selbst ist auch in vielen eiweißhaltigen Produkten wie Milch, Fisch und Fleisch enthalten. Zu viel davon kann jedoch ins Gegenteil umschlagen. Eigentlich regelt das Gehirn die Zufuhr selbst: Im limbischen System sitzen die Kontrolleure, die darauf achten, dass der Mensch das Richtige isst, dass er seinen Bedarf an Nährstoffen deckt, dass er auf das APPETIT [19] bekommt, was fehlt: Äpfel oder Ananas, Sushi oder Sauerbraten. Im Gehirn ist gespeichert, welcher Geschmack für welche Nährstoffe steht. Beim Essen regeln nach Schätzungen mindestens 100 Botenstoffe die angemessene Versorgung mit Nährstoffen. Wenn man sie nicht stört.

INFO

Das Gehirn braucht viel Sauerstoff und muss daher in besonderer Weise vor dem Rostfraß (»Oxidation«) geschützt werden: mit ANTIOXIDANZIEN [56], *die in Gemüse,* GRÜNTEE [88], *(dunkler)* SCHOKOLADE [30] *und* ROTWEIN [91] *enthalten sind.*

[42] ALUMINIUM

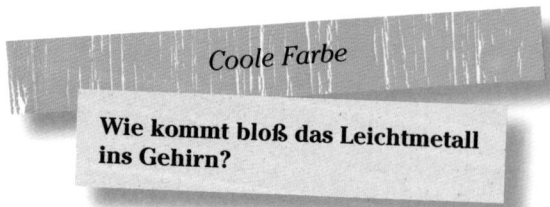

Coole Farbe

Wie kommt bloß das Leichtmetall ins Gehirn?

Aluminium ist eigentlich ein ganz schickes Metall. Alu gebürstet, zum Beispiel, als Designelement im Auto. Im GEHIRN [41] hingegen ist es nicht so schick. Wie es in den Kopf kommt? Mit der Nahrung. Und die moderne Food-Industrie erhöht die Aluminiumbelastung der grauen Zellen noch.

DAS STECKT DAHINTER

Aluminium ist wegen seiner schädlichen Folgen im Gehirn gefürchtet. Es steht im Verdacht, die Ausbreitung von ALZHEIMER [51] zu fördern und zu Gedächtnisverlust zu führen. Außerdem können HYPERAKTIVITÄT [44] und Lernstörungen die Folge sein.

Aluminium hemmt aber auch körpereigene Stoffe, die normalerweise vor aggressiven Sauerstoffverbindungen schützen, also »antioxidativ« wirken (siehe ANTIOXIDANZIEN [56]). Neuen Erkenntnissen zufolge kann es wie ein weibliches Geschlechtshormon wirken. Es zählt zu den »Metallöstrogenen« und kann die Geschlechtsfunktionen stören. Auch die mögliche Beteiligung bei Brustkrebs könnte damit zusammenhängen. Zudem kann Alu die Regulierung der Nahrungsaufnahme beeinträchtigen – und so als heimlicher Dickmacher wirken. Weil die Verdachtsmomente gegen Aluminium sich zunehmend verdichteten, haben die zuständigen internationalen Gremien im Jahre 2006 die Bestimmungen über maximale Auf-

nahmemengen erheblich verschärft. Seither gilt pro Woche nur noch 1 Milligramm Aluminium pro Kilo Körpergewicht als einigermaßen akzeptabel, zuvor waren es 7 Milligramm. Bei vielen Kindern wird der Wert, so das deutsche Bundesinstitut für Risikobewertung (BfR), »wahrscheinlich deutlich überschritten«, vor allem wenn sie viele Lebensmittel mit aluminiumhaltigen Zusatzstoffen zu sich nehmen. Auch bei Babies werde dieser Wert »erreicht oder gar überschritten«, wenn sie industriell hergestellte Fläschchenmilch bekommen. Denn das Pulver ist in der Regel in Aluminium-Beuteln verpackt.

Bei amtlichen Statements zum Thema Aluminium ist stets der Hinweis enthalten, dass der Stoff in vielen Nahrungsmitteln von Natur aus enthalten sei, weil es im Erdboden steckt und dann von den Pflanzen aufgenommen werde, von Möhren, Kartoffeln oder auch der Kakaopflanze. Allerdings ist der Aluminiumgehalt nicht überall gleich, manche Kakaopflanzen sind offenbar mehr, andere kaum belastet. Deshalb ist der Aluminiumgehalt in Schokolade unterschiedlicher Hersteller höchst verschieden. Auf dem Etikett ist das aber leider nicht zu erkennen. Auch Apfelsaft kann relativ hohe Mengen Aluminium enthalten, wenn er in Aluminiumtanks gelagert worden ist. Keine größere Rolle spielen nach verschiedenen Untersuchungen die Kochtöpfe oder Schüsseln in der eigenen Küche.

Aluminium wird auch extra zugesetzt. In Zusatzstoffen, vor allem in Farbstoffen, und oft ohne dass es auf dem Etikett überhaupt angegeben wird. Von solchen Aluminiumzusätzen nehmen die Europäer weit mehr zu sich, als gut für sie ist. Nach einem EU-Bericht wird der sogenannte ADI-Wert (»Acceptable Daily Intake«) bei den Aluminiumverbindungen (E 520–E 559) von vielen Erwachsenen überschritten, sie erreichen bis zum 6-Fachen, Kleinkinder unter drei Jahren gar bis zum 7,5-Fachen dessen, was noch akzeptabel ist. Bei Kontrollen des baden-württembergischen Ministeriums für Ernährung und Ländlichen Raum (MLR) wurden etwa in **SCHOKOLINSEN [06]** große Mengen zugesetzten Aluminiums gefunden – bis zu 320 Milligramm pro Kilogramm. Ursache seien aluminiumhaltige Zusatzstoffe, aber auch »Aluminiumfarblacke«, bei denen das Leichtmetall zugesetzt wird, ohne es auf dem Etikett zu deklarieren.

Verstärkt wird die Wirkung von Aluminium im Körper beispielsweise durch Zitronensäure (E 330), aus Softdrinks, Gummibärchen, Fertiggerichten. Sie ermöglicht sozusagen als »trojanisches Pferd«, dass Aluminium über die Blut-Hirn-Schranke ins Gehirn gelangt, obwohl diese das eigentlich verhindern sollte. Auch der **SÜSS-STOFF [35]** Aspartam kann diesen Effekt haben. Einen offiziellen Grenzwert für Aluminium gibt es nicht. Als Orientierungsmaß nehmen die Behörden den »Bayrischen Brezelgrenzwert«: Weil beim Backen mitunter Aluminium von Blechen in das Gebäck gelangt, wurde in Bayern ein Maximalwert dafür festgesetzt: 10 Milligramm pro Kilogramm.

BESSER

Brezeln zu meiden ist natürlich für bayrische und andere Freunde des Laugengebäcks nicht einfach. Auch die natürliche Belastung durch Aluminium im Boden lässt sich kaum umgehen. Die zugesetzte Dosis Aluminium aber ist ein vermeidbares Risiko. Doch aluminiumhaltige Zusatzstoffe sind überraschend weitverbreitet. Sie werden für industriell abgefülltes Eiklar und für kandiertes, kristallisiertes oder glasiertes Obst und Gemüse verwendet, auch als Trennmittel für Soßenpulver und Tütensuppen. Sie sorgen dafür, dass abgepackte Kä-

sescheiben nicht aneinanderkleben. Sie dienen als silbriger Farbstoff im Zuckerguss, als Trockenpulver, als Festigungsmittel bei kandierten Früchten und anderen Obstprodukten sowie als Backtreibmittel in Feinbackwaren. Aluminiumhaltige Zusatzstoffe sind:

- ❖ Aluminium (E 173)
- ❖ Aluminiumsulfat (E 520)
- ❖ Aluminiumnatriumsulfat (E 521)
- ❖ Aluminiumkaliumsulfat (E 522)
- ❖ Aluminiumammoniumsulfat (E 523)
- ❖ Natriumaluminiumphosphat (E 541)
- ❖ Natriumaluminiumsilicat (E 554)
- ❖ Kaliumaluminiumsilicat (E 555)
- ❖ Calciumaluminiumsilicat (E 556)
- ❖ Bentonit (E 558)
- ❖ Aluminiumsilicat (E 559)

Auch zahlreiche Farbstoffe werden in einer Alu-Version eingesetzt (siehe Schokolinsen). Es ist schwierig, diese sogenannten Aluminiumfarblacke zu meiden, weil sich das Leichtmetall hier nicht auf der Verpackung findet. Wer seine Aluminiumbelastung reduzieren will, ist daher gezwungen, pauschal alle verdächtigen Zusätze zu meiden. Die beste Alternative: echtes Essen. Denn darin kommen zumindest Leichtmetallzutaten nicht vor. Kein Rezept beginnt mit den Worten: »Man nehme eine gute Prise Aluminium …«.

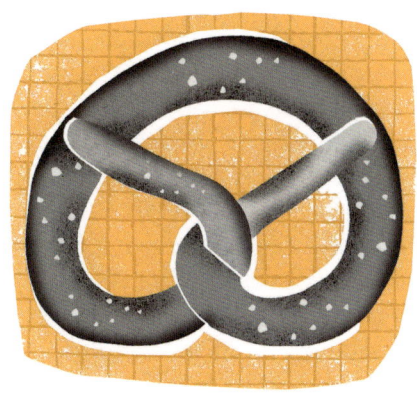

[43]
TRANSFETTE

Pures Gift

Industrielle Fette: Gut für die Fabrik, schlecht für die Menschen

Sie können dick machen. Sie gelten als Risikofaktor für **DIABETES [34]**. Sie können die Nerven und den Hormonhaushalt beeinflussen, die Sexualsysteme stören, dem **HERZ [14]** und dem **GEHIRN [41]** schaden und das Risiko für **ALZHEIMER [51]** erhöhen können sie auch. Merkwürdig, dass so etwas in die menschliche Nahrungskette gelangen konnte. Das hat einen einfachen Grund: Die industriellen Transfette sind eine Spezialschöpfung für die Food-Fabriken, maßgeschneidert auf deren Bedürfnisse. Dass sie uns schaden, hat sich erst später herausgestellt.

DAS STECKT DAHINTER

Für die Nahrungsindustrie sind sie höchst attraktiv. Sie sind billig, sie sind haltbar. Sie färben **POMMES FRITES [04]** goldgelb und müssen in den Frittenbuden seltener ausgewechselt werden. Sie halten pflanzliche Schlagsahne steif und verhelfen Croissants zu ihrer knusprigen luftigen Konsistenz. Selbst im **EIS [26]** sind sie oft enthalten, in tiefgekühlten Kuchen, in Keksen, in schlechter **SCHOKOLADE [30]**.
Es sind Designer-Fette, konstruiert für die Bedürfnisse von Backkonzernen, Fast-Food-Ketten, Margarinefabriken. Für den Menschen sind sie nicht so geeignet: »Im menschlichen Stoffwechsel«, sagt Harvard-Professor Walter Willett, verhalten sie sich »wie pures Gift«. Schätzungen zufolge sind Transfettsäuren allein in den USA für 30 000 bis 100 000 frühzeitige Herztode pro Jahr verantwortlich.
Sie zählen nicht nur zu den heimlichen Dickmachern, wie ein sechs Jahre dauerndes Experiment mit Affen an der Wake Forest Universität im US-Staat North Carolina ergeben hat, sondern auch zu den Risikofaktoren für Diabetes, so Forschungsarbeiten aus den US-Bundesstaaten Minnesota und Maryland. Sie können außerdem bei Frauen das Risiko für Unfruchtbarkeit erhöhen. Das haben Forscher um den Ernährungsmediziner Jorge Chavarro von der Harvard Medical School in Boston im US-Staat Massachusetts nachgewiesen. Nach ihrer Untersuchung erhöht sich das Risiko um bis zu 73 Prozent, wenn die Frauen nur zwei Prozent mehr von den Transfettsäuren essen. Und auch bei Männern beeinträchtigen sie die Zeugungskraft: Diejenigen, die mehr Transfette essen, haben wissenschaftlichen Studien zufolge eine geringere Spermienkonzentration.
Bei eineinhalb Jahre alten Kindern war das Nervensystem umso schlechter entwickelt, je mehr Transfettsäuren sie im Blut hatten, wie Neurologen in einer Studie von der Universität Groningen in Holland zeigten.
In vielen Ländern ist ihre Verwendung wegen der möglichen Gesundheitsschäden gesetzlich eingeschränkt, wie in Dänemark, im US-Bundesstaat New York. Auch die Schweiz hat sich dem Kampf gegen die Transfette angeschlossen. Nach einer dortigen Studie enthalten vor allem Blätterteiggebäck, Waffeln, Kekse und Fettpasten aus Pflanzenöl die ungesunden Transfettsäuren. 98 Proben aus 17 Lebensmittelgruppen wurden untersucht, in 15 davon wurde der international als inoffizieller Grenzwert betrachtete Wert von zwei Prozent im Gesamtfett überschritten.

In Deutschland gibt es nach offizieller behördlicher Auffassung kein Transfett-Problem, obwohl eine diesbezügliche Statistik gar nicht existiert. Die Entlastungs-Atteste stützen sich meist auf Erkenntnisse von Wissenschaftlern, die der Margarine-Industrie nahestehen. Diese Branche hatte die Transfette erfunden, um aus Pflanzenölen ein streichfähiges Produkt zu machen. In der Natur kommen die gefährlichen Transfette nicht vor.

BESSER

Wer die riskanten Transfette meiden möchte, kann sie zumindest bei abgepackten Produkten erkennen: durch die Angabe »Gehärtete Fette« oder »Fette, z. T. gehärtet« auf der Packung, hinten im Kleingedruckten. Man muss jedoch auch die anderen industriellen Zutaten im Blick behalten. Denn die schädlichen Eigenschaften der Transfette werden durch weitere chemische Ingredienzien noch verstärkt, etwa durch den GESCHMACKSVERSTÄRKER [21] Glutamat. Das fanden Forscher am König Faisal Hospital in der saudischen Hauptstadt Riad bei Versuchen an Mäusen heraus.

In der Familie der Transfette gibt es allerdings auch die guten »Geschwister«: sie stammen aus der Natur und gelten ausnahmslos als gesund. So zeigten etwa diverse Studien, dass es keinen Zusammenhang zwischen tierischen Transfetten und Herzerkrankungen gibt. Eine Übersichtsarbeit von der Technischen Universität München Weihenstephan ergab sogar positive Effekte. Die Ernährungswissenschaftler Robert Ringseis und Professor Klaus Eder werteten dafür die Studienlage aus und fanden heraus, dass ein bestimmtes Transfett aus der Kuhmilch, die konjugierte Linolensäure CLA [61], das Herz sogar schützen kann. Es gilt auch als natürlicher Schlankmacher – und ist ausgerechnet in SAHNE [90] enthalten, auch in der Butter.

[44] HYPER-AKTIVITÄT

Ruhiger und gelassener

Richtig essen gegen das »Zappelphilipp-Syndrom«

Früher, als Simon noch hyperaktiv war, war er immer sehr ungeduldig und konnte sich auf kein Spiel konzentrieren. Weil er immer nervös herumsprang, rempelte er andere Kinder an, und die waren dann böse auf ihn. »Er war immer der Sündenbock«, erzählt seine Mutter: »Er hat deshalb auch keine Freunde gehabt und immer alleine gespielt. Er kam dann traurig zu mir und hat gesagt: ›Mami, mit mir spielt niemand‹.« Gegen die übliche Therapie mit dem Medikament Ritalin hat sich Simons Mutter gewehrt: Sie hat einfach die Ernährung umgestellt. Seither ist Simon wie verwandelt.

DAS STECKT DAHINTER

Sie sind unruhig, nervös, ständig in Bewegung: Kinder mit ADHS (Aufmerksamkeitsdefizit-Hyperaktivitätsstörung) oder dem »Zappelphilipp-Syndrom«, wie die Krankheit genannt wird, von der gar nicht einmal sicher ist, ob es überhaupt eine Krankheit ist. Sicher ist: Es ist eine Goldgrube für Ärzte, Apotheker, Pharmafirmen. Mittlerweile wird Kindern mit dieser Diagnose routinemäßig das Medikament Ritalin verabreicht. Die Zielgruppe ist riesig, Hyperaktivität ist ein Massenphänomen. Drei bis fünf Prozent der Schulkinder leiden nach Schätzungen daran, weitere fünf Prozent gelten nach Erkenntnissen des Berliner Robert-Koch-Instituts als Verdachtsfälle. Die Zahl der Ritalin-Verschreibungen ist explodiert; oft werden Eltern förmlich gezwungen, ihren Kindern das umstrittene Medikament zu geben, das in Deutschland unter das Betäubungsmittelgesetz fällt.

Wenn ein Arzt das Mittel verschreiben möchte, muss er dafür ein »Btm«-Rezept nehmen, aus dem »Giftschrank«. Die US-Rauschgiftbehörde DEA setzte Ritalin auf eine Stufe mit Kokain, ordnet beides in die Kategorie 2 der Drogen ein. Die Nebenwirkungen des Medikaments sind dementsprechend erschreckend: Laut Arzneimittelliste der Ärzte drohen psychomotorische Erregungszustände, Angst, Schlaflosigkeit und Verfolgungswahn. Auch Ess- und Schlafstörungen können vorkommen, leichte Kreislaufstörungen, Stimmungswechsel und verstärkte Tics, bei Langzeitbehandlungen drohen Entzugserscheinungen.

Hirnforscher wie der Göttinger Professor Gerald Hüther weisen seit Langem auf ein erhöhtes Parkinson-Risiko im Alter hin – was von Ritalin-Befürwortern energisch bestritten wird. Problematisch sind vor allem die Wirkungen des Medikaments auf die charakterliche Entwicklung der Kinder. »Ritalin stört die Persönlichkeitsentwicklung langfristig«, befürchtet Judith Barben, Kinderpsychologin in Baden bei Zürich. So berichteten Kinderärzte, Kinderpsychologen und Lehrer, dass die scheinbare »Beruhigung« durch Ritalin keine wirkliche Beruhigung sei, sondern nur ein künstliches Unterdrücken der spontanen und natürlichen Gefühle und Lebensäußerungen des Kindes, ein Niederhalten der Persönlichkeit, eine »chemisch bewirkte Fügsamkeit«. Unter der Wirkung des Mittels kann das Kind nach Meinung der Kritiker weder lernen, seine eigenen Gefühle wahrzunehmen, noch mit ihnen umzugehen.

Auch die Ursachen für die Hyperaktivität sind ungeklärt. Womöglich entstehen die ADHS-Symptome auch erst durch das Zutatengefüge der Industrienahrung. Womöglich sind all die chemischen Ingredienzen in Fast Food, Fertiggerichten, Snacks und Süßigkeiten fürs Nervenkostüm der Kleinen einfach zu viel.

Das sieht, zumindest bei einigen Stoffen, sogar die Europäische Union so: Manche Farbstoffe müssen jetzt Warnhinweise tragen. Das hat die Europäische Union vorgeschrieben, als Reaktion auf Erkenntnisse von Forschern der Universität im britischen Southampton.

///////////////////////////// **INFO** /////////////////////////////

»Kann Aktivität und Aufmerksamkeit von Kindern beeinflussen«: Bei bestimmten Farbstoffen ist diese Warnung europaweit vorgeschrieben, seit Wissenschaftler der Universität im britischen Southampton sie als ADHS-Auslöser identifiziert haben. Die sechs besonders problematischen Farbstoffe sind seither in der Fachwelt als »Southampton Six« bekannt (»die Sechs von Southampton«): Die Farbstoffe Tartrazin (E 102), Chinolingelb (E 104), Gelborange-S (E 110), Azorubin (E 122), Cochenillerot A (E 124) und Allurarot AC (E 129), dazu der Konservierungsmittel Natriumbenzoat (E 211).

///

Auch **ZUCKER [33]** kann zu langfristigen Veränderungen im Gehirn führen: Die »exzessive Zuckeraufnahme«, so formulierten es Wissenschaftler der Universität Colorado im amerikanischen Denver, könnte zu Veränderungen bei der Übertragung des Botenstoffs Dopamin führen, der bei der Suchtentstehung ebenso eine Rolle spielt wie bei Parkinson und ADHS.

Bei Cola-Trinkern wurde ein Zusammenhang schon festgestellt: So ergab eine Studie aus Oslo mit 5000 Jugendlichen zwischen 15 und

16 Jahren, dass jene, die vier oder mehr Gläser am Tag trinken, überdurchschnittlich häufig hyperaktiv sind.

Propionsäure und Propionate stehen nach einer australischen Studie ebenfalls im Verdacht, bei Kindern Verhaltensstörungen auszulösen, wie Hyperaktivität, Konzentrationsstörungen, Lernschwächen und Schlafstörungen. Zitronensäure (E 330) kann dazu beitragen, dass das Leichtmetall ALUMINIUM [42] ins Gehirn transportiert wird, ein weiterer Risikofaktor für Hyperaktivität und Lernstörungen.

Oder PHOSPHATE [11]: Der Verdacht galt eigentlich schon als widerlegt. Jetzt aber sieht sogar das Deutsche Ärzteblatt einen möglichen Zusammenhang zwischen Fast Food und Fabriknahrungsmitteln »mit hohem Gehalt an Phosphaten« und »dem Entstehen des ADHS«.

Oft herrscht bei aggressiven und hyperaktiven Kindern auch ein Nährstoffmangel, etwa an den hirnwichtigen OMEGA-3-FETTSÄUREN [55] oder an VITAMINEN [54].

BESSER

Dass sich durch eine Ernährungsumstellung das Verhalten hyperaktiver Kinder verändert, haben zahlreiche Studien bewiesen. Die Erfolgsquote liegt zwischen 70 und 90 Prozent – und damit im gleichen Bereich wie bei Ritalin. Eine der ersten Studien erschien schon 1985 im britischen Mediziner-Fachblatt Lancet. Professor Joseph Egger hatte für seine Untersuchung die kleinen Patienten mit einer eigens ausgetüftelten Diät gefüttert: ohne Tütensuppen, ohne Dosenravioli. Hamburger waren genauso verboten wie Fertigjoghurts. Ausgeschlossen wurden auch alle bekannten natürlichen Allergieauslöser wie Soja, Kuhmilch und Fisch. Das Ergebnis: Bei 62 von 76 hyperaktiven Kindern verbesserte sich das Verhalten deutlich. Der Schweizerische Arbeitskreis Ernährung und

Verhalten kam sogar auf eine Erfolgsquote von 94 Prozent. An deren Rezepten hatte sich Simons Mutter orientiert. Die Regeln: »Schokolade gibt es nicht und keine Gummibärchen. Nur Dinkelplätzchen aus dem Bioladen. Viel frisches Gemüse und Salat. Brokkoli mindestens dreimal in der Woche. Wegen des Kalziums. Kartoffeln auch, aber nichts aus der Tüte, kein Fertigpüree. Fleisch darf er, aber kein Schweinefleisch. Jetzt lasse ich die ganzen E-Nummern weg, Konservierungsstoffe, Zitronensäure, Farbstoffe, Geschmacksverstärker, Bindemittel. Weglassen muss ich auch Weizenmehl und Kuhmilch. Butter von der Kuh darf er essen. Oder Sahne in Maßen, aber alles Bio. Keine Süßigkeiten, keine Chips, keine Milchschnitte. Da ist zu viel Zucker drin. Cola, Fanta ist auch verboten.« Der Erfolg stellte sich schnell ein: »Nach zwei Wochen Diät konnte ich mit ihm das erste Mal reden, ohne dass irgendwie zwei Meter Wand dazwischen waren. Er hat mir zugehört, zum ersten Mal. Ich habe geweint vor Freude. Er hat jetzt auch Freunde zum ersten Mal. Er geht mit ihnen spielen, oder sie kommen hierher. Das hat schon in den letzten Wochen vom Kindergarten angefangen. Da haben sie angerufen und gefragt, ob der Simon mit ihnen spielen dürfe, ich dachte, wie bitte? Das hat Simon natürlich sehr gefallen.«

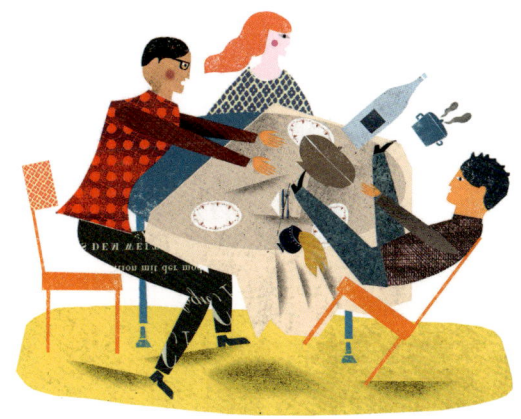

[45] INTELLIGENZ

Helles Leuchten

Ist die Weisheit mit Löffeln zu fressen?

Wenn Papa und Mama schon Nobelpreisträger sind, werden die Kinder keine Dummerchen sein. Es liegt natürlich auch an den Genen. Und an der anregenden Umgebung. Aber: Selbst die beste Genausstattung nützt nichts, wenn den grauen Zellen Treibstoff fehlt. Es spielt auch eine Rolle, ob der Denkapparat gut genährt wird. Man kann sich dumm essen – oder sich die Grundlage für die geistige Leistung anfuttern.

DAS STECKT DAHINTER

Der Intelligenzquotient, die Leistungsfähigkeit und die Ausgeglichenheit von Kindern ließen sich durch Ernährung um fünf Prozent steigern, so Keith Conners, Direktor des Forschungszentrums für Hyperaktive Kinder an der Duke-Universität im US-Staat North-Carolina.

Ist die Weisheit womöglich wirklich mit Löffeln zu fressen? Die Zeitschrift Psychology Today verspricht jedenfalls, dass »die richtige Ernährung« mit den »natürlichen Neurochemikalien« durchaus »die geistigen Fähigkeiten erhöhen« könne und imstande sei, das »Gedächtnis zu verbessern«. Die amerikanische Autorin Jean Carper sieht gar ein neues Zeitalter aufleuchten, mit ungeahnten Möglichkeiten zu geistigen Höchstleistungen. »Das große Ziel ist das Superhirn«, frohlockt Jean Carper. »Zum ersten Mal« biete die Wissenschaft die Möglichkeit, die biochemischen Vorgänge unter der Schädeldecke zu optimieren, um so »persönliches Glück, Leistungsfähigkeit und ein erfülltes Leben zu verwirklichen«.

Jetzt aber ist offenbar die Energieversorgung aus der Balance. Weil die Nahrung den Denkapparat nicht angemessen versorgt, hat das Folgen für die geistige Performance und sogar für die Geistesgene: »Die genetische Komponente der Intelligenz in Großbritannien sinkt um etwa einen halben Prozentpunkt pro Generation«, klagt der Londoner Spezialist für Hirnernährung Michael Crawford.

Der Geist ist selbst schuld, meint Crawfords Londoner Kollege Christopher Williams: »Das menschliche GEHIRN [41] ist in Gefahr aufgrund seines eigenen Verhaltens«, sagt der Wissenschaftler. Problematisch ist vor allem der allgegenwärtige ZUCKER [33]: Die darin enthaltene Glukose ist zwar der wichtigste Treibstoff für die grauen Zellen. Doch zu viel davon überfordert den Vermittler, das Insulinsystem (siehe INSULIN [32]). So kann die Überdosis Zucker die Hirnleistung, die Intelligenz stören und womöglich sogar den Abbau des Gehirns schon im Grundschulalter fördern. Studien haben gezeigt, dass Kinder, die viel Zucker aßen, bei Intelligenztests schlechter abschnitten, schlechtere Noten bekamen und launischer waren. Doch wer SÜSSSTOFF [35] nimmt, leistet dem IQ einen schlechten Dienst. Unter dem Einfluss von Aspartam beispielsweise hatte sich bei Erwachsenen in Einzelfällen eine verlangsamte Hirntätigkeit gezeigt, ablesbar an den Gehirnströmen auf dem Elektroenzephalogramm (EEG); außerdem benötigten die Versuchspersonen länger für kognitive Tests. Der Aspartambestandteil Aspartat behindert nämlich den Eintritt von Glukose ins Gehirn.

Bei Kindern kann außerdem Eisenmangel die Ursache für Störungen bei der Intelligenzentwicklung sein. Er beeinträchtigt die Funktion bestimmter Enzyme und Neurotransmitter, die wichtig für Lernprozesse sind, und kann sogar zu einer Sauerstoffunterversorgung des Gehirns führen. Denn Eisen ist Bestandteil des Hämoglobins in den roten Blutkörperchen, mit dem der Sauerstoff im Körper transportiert wird. Dass Eisenmangel dem Gehirn schadet, zeigte eine Studie mit 164 britischen Teenagern im Alter von 11 bis 18 Jahren, die von der Londoner Gesundheitsbehörde unterstützt wurde. Bei Mädchen, die aus Figurgründen Diät hielten, verringerte sich der Intelligenzquotient signifikant. Weil Eisen fehlte. Damit »verringern sie ihre Möglichkeit, Sauerstoff zu transportieren«, sagte Michael Nelson, Studienautor und Dozent am King's College in London. »Mit weniger Sauerstoff können sie sich weniger konzentrieren, schlechter erinnern und Informationen abrufen, und passen auch in der Schule schlechter auf. All diese Faktoren reduzieren ihr Lernvermögen und ihren IQ.« Mädchen mit weniger Eisen seien bei den Schulabschlüssen eine ganze Note schlechter als jene, die genug Eisen zu sich nähmen.

Zinkmangel ist ebenfalls schädlich fürs Hirn, namentlich für die Entwicklung der Nervenzellen und die Ausbildung von Synapsen. Als Ursache für Zinkmangel gilt, neben Verlusten durch industrielle Landwirtschaft, auch der häufige Verzehr von Fast Food, weil die darin enthaltenen PHOSPHATE [11] Zink binden.

BESSER

Wer seinen Intelligenzquotienten retten oder gar steigern möchte, muss natürlich die üblichen Verdächtigen eliminieren, die die Geistesleistung gefährden, etwa Zucker (jedenfalls die übliche Überdosis), die »neurotoxischen« Zusatzstoffe wie den GESCHMACKSVERSTÄRKER [21] Glutamat und den Süßstoff Aspartam.

Doch selbst wenn ein paar graue Zellen schon dahingeschieden sind, darf gehofft werden: »Die aufregendste Erkenntnis des 21. Jahrhunderts« sei, »dass unser Gehirn in der Lage ist, sich zu verändern, sich zu reparieren und sogar zu wachsen«, sagt Bruce McEwen, Hirnforscher an der Rockefeller-University in New York.

////////////////////// **INFO** //////////////////////

Die Weichen für die Intelligenzentwicklung werden früh gestellt, sozusagen ab Geburt: Kinder, die Muttermilch bekommen, werden klüger. Das jedenfalls zeigen Studien zuhauf. Wenn Säuglinge Pulver- statt Muttermilch bekommen, sinkt der Intelligenzquotient »um zehn Prozent«, sagt der schwedische Medizinprofessor Stig Bengmark.

Wer hofft, spät im Leben mit Apothekenmitteln aufholen zu können, ist auf dem Holzweg: Das vermeintliche Wundermittel Ginkgo Biloba etwa bringt intelligenzmäßig gar nichts. Das ergab eine Studie mit 230 Testpersonen jenseits des 60. Lebensjahrs, die im Journal of the American Medical Association veröffentlicht wurde. Auch Fischölkapseln helfen dem Geist nicht unbedingt auf die Sprünge, wie eine Studie an älteren Testpersonen aus den Niederlanden zeigt. Besser bioverfügbar sind die hirnwichtigen Stoffe im Kontext echter Nahrung: LEINÖL [89] beispielsweise verrührt in Quark oder Müsli. Wer WEIN [91] trinkt, ist auch klüger, fanden Forscher vom Nationalen Institut für Langes Leben in Japan heraus. Sie ermittelten: Männer zwischen 40 und 79 Jahren, die bis zu einem halben Liter Wein oder auch den Reiswein Sake tranken, hatten einen um 3,3 Punkte höheren Intelligenzquotienten als Abstinenzler. Bei Frauen waren es 2,5 Punkte.

[46] DEPRESSION

Das Freudemangelsyndrom

Raus aus der Melancholie: Essen als Stimmungsaufheller

Frau weg, Job weg, Wohnung futsch: Oft sind es Schicksalsschläge, traumatische Erfahrungen, miese Erfahrungen, die einen Menschen in die Depression stürzen. Wenn das Kind stirbt. Krieg. Flucht. Vertreibung. All das schlägt sich aufs Gemüt nieder, drückt die Stimmung. Aber: Wer Sorgen hat, hat auch Likör, sagt das Sprichwort, und drückt damit aus, dass Gefühlszustände auch durch das, was der Mensch zu sich nimmt, beeinflusst werden können. Das muss nicht Likör sein oder Bier oder Haschisch. Es kann auch das ganz normale Essen sein.

DAS STECKT DAHINTER

Woran liegt es, wenn sich inmitten der reichen Regionen dieser Welt das »Freudemangelsyndrom« ausbreitet? Die Diagnose stammt von dem amerikanischen Psychologen Paul Pearsall: Er stellte eine »unbestimmte Traurigkeit inmitten des Wohlstands« fest. Es könnte daran liegen, dass bei vielen das Essen ein ganz besonderes Trauerspiel ist. Tatsächlich zeigen die Erkenntnisse der Hirnforscher, dass die psychische Verfassung nicht nur mit Erlebnissen und Erfahrungen, sondern auch sehr viel mit Chemie zu tun hat. Und auch mit dem, was die Menschen jeden Tag zu sich nehmen.

Da spielen Hormone und Botenstoffe eine Rolle, beispielsweise ein Mangel am »Glückshormon« SEROTONIN [80] – und die ganz normalen Nahrungsmittel, die dazu beitragen können. So ergab eine britische Studie, dass die übliche westliche Kost mit Fast Food und Fertiggerichten sowie viel Brot und Brötchen aus weißem Mehl das Risiko für Depressionen erhöhen kann. Das Forschungsteam um die Psychologin Archana Singh-Manoux von der Abteilung für Epidemiologie und Gesundheitsförderung der Universität London kategorisierte das Essverhalten vor allem nach »vollwertig« und »industriell verarbeitet« und fand heraus, dass diejenigen am wenigsten unter Depressionen litten, die am meisten Obst, Gemüse und Fisch aßen. Am stärksten vom Unglück verfolgt wurde, wer sich vor allem von Weißmehl, süßen Desserts, frittierten Gerichten oder verarbeitetem Fleisch (etwa Burger oder Wurst) ernährte.

Die Nebenwirkung des schlechten Essens führen die Wissenschaftler darauf zurück, dass die industriell verarbeitete Nahrung den Körper nicht mit den fürs Glücksgefühl notwendigen Nähr- und Wirkstoffen versorgt. Manchmal fehlen offenbar nur ein paar Milligramm eines unscheinbaren Stoffes: Mangan, beispielsweise. Einige Wissenschaftler bringen psychische Störungen wie Depressionen und Demenz in Zusammenhang mit einem Mangel daran.

Auch der verbreitete Trend zu fettarmem Essen kann auf die Stimmung schlagen. Wer sehr wenig Fett isst, ist oft gereizter und auch empfindlicher. Das Risiko für Depressionen ist erhöht, es steigt sogar die Selbstmordgefahr.

Andrew Stoll, Psychiatrieprofessor der Harvard Medical School im amerikanischen Boston, macht gar den weitverbreiteten Mangel an OMEGA-3-FETTEN [55] verantwortlich für die Ausbreitung solcher psychiatrischer Krankheiten: »Ich glaube, ein erhöhter Omega-3-Anteil in unserer Ernährung könnte bewirken, dass Depressionen und andere psychiatrische Erkrankungen seltener vorkommen«, sagt Stoll. Auf der anderen Seite könnten TRANSFETTE [43] zu Trübsinn führen. So ergab etwa eine Studie spanischer Forscher (»The Sun Project«), die 12 000 Universitätsabsolventen zehn Jahre lang begleitet hatten, einen deutlichen Anstieg von Depressionen durch Transfettverzehr. Sie hatten unter anderem die Verzehrhäufigkeit von Olivenöl und Margarine erhoben.

Und wie so oft kann auch bei der Depression ZUCKER [33] eine Rolle spielen; er schlägt aufs Gemüt. Larry Christensen, Vorsitzender der Psychologischen Abteilung an der Universität von Süd-Alabama, fand bei Doppelblindstudien heraus, dass Menschen, die sehr viel Zucker essen, ständig über Müdigkeit klagen und oft Depressionen bekommen. SÜSSSTOFFE [35] sind in dieser Hinsicht nicht automatisch besser. So kann etwa Aspartam die Stimmung deutlich trüben. Denn ein darin enthaltener Stoff namens Aspartat gilt, wie auch der GESCHMACKSVERSTÄRKER [21] Glutamat, als Risikofaktor für Depressionen.

BESSER

Wer echtes Essen isst, umgeht die Stimmungskiller unter den Zusätzen und versorgt sich zugleich mit den wichtigen Stoffen, wie zum Beispiel dem schon genannten Mangan. Dieses Metall ist äußerst wichtig fürs Wohlbefinden. Es ist in Getreideprodukten, Hülsenfrüchten, Reis und grünem Blattgemüse reichlich enthalten und der geschätzte Tagesbedarf von 2 bis 3 Milligramm wird bei ausgewogener Ernährung problemlos gedeckt.

Hilfreich gegen die Melancholie sind auch Lebensmittel wie zum Beispiel Fisch, Walnüsse oder LEINÖL [89] – wegen der berühmten Omega-3-Fette. Das zeigten sogar Erfahrungen

in Hospitälern, beispielsweise in Israel: Drei Männer und 17 Frauen mit depressiven Störungen nahmen vier Wochen lang an einer Studie der Ben Gurion Universität in Israel teil. Neben ihrer üblichen Medikamente bekam die Hälfte der Teilnehmer zweimal täglich ein Gramm der Omega-3-Fettsäure EPA. Die übrigen Teilnehmer nahmen ein entsprechendes Scheinmedikament (Placebo) ein – ohne dass Patienten oder Ärzte wussten, welche Gruppe welches Präparat bekam. Das Ergebnis: Bei den Studienteilnehmern, die die Omega-3-Fettsäuren eingenommen hatten, verbesserten sich die depressiven Symptome um 50 bis 60 Prozent. Ähnliches ergaben Studien in Großbritannien und Taiwan.

Der US-Forscher Andrew Stoll zeigte, dass Omega-3-Fette genauso bei manischen Depressionen (auch bipolare Störungen genannt) helfen. Es geschah in einem schottischen Krankenhaus: Eine 45-jährige Frau, die häufig an manisch-depressiven Episoden gelitten hatte, die mal himmelhochjauchzend, mal zu Tode betrübt war, kam ins Hospital, weil sie schnell und zusammenhanglos sprach, Halluzinationen hatte und Stimmen hörte. Sie hatte bislang Psychopharmaka bekommen, mit unterschiedlichem Erfolg. Jetzt erhielt sie Omega-3-Fettsäuren in Gestalt von Fischöl, vier Gramm täglich. »Das Ergebnis übertraf sämtliche Erwartungen aller Beteiligten«, schreibt die US-Autorin Jean Carper: »Innerhalb einer Woche war die Psychose der Frau verschwunden. Innerhalb von zwei Wochen normalisierte sich ihre Sprache, obgleich die Patientin zunächst noch sehr instabil war. Nach vier Wochen konnte sie aus dem Krankenhaus entlassen werden.« Ähnliche Erfolge feierten schottische und auch amerikanische Mediziner mit Leinöl, das von allen pflanzlichen Ölen den höchsten Gehalt an Omega-3-Fettsäuren aufweist.

[47] HYPO-THALAMUS

Tankuhr im Hirn

Übergewicht: Was läuft schief in der Befehlszentrale?

Er hatte einmal eine Patientin, eine Zahnärztin, erzählt der Erlanger Hirnchirurg Professor Michael Buchfelder, die sei nach der Operation immer dicker geworden. Sie hatte eine spezielle Form von Krebs und zwar genau an der Stelle, an der der Hypothalamus sitzt. Er ist der wichtigste Teil des **GEHIRNS [41]**, die »Steuerungszentrale der Existenz«, wie Buchfelder sagt. Die Störung dort hatte dazu geführt, dass die Gewichtssteuerung plötzlich entgleiste: »Die Frau war sehr hübsch, für die war das ziemlich schlimm, dass sie auf einmal so dick wurde.«

DAS STECKT DAHINTER

Er ist ein winziges Organ, gerade mandelgroß, ganz tief innen im Schädel. Aber er ist von großer Bedeutung: der Hypothalamus, die älteste und wichtigste Zone im Gehirn.

Der Hypothalamus steuert zahlreiche Vorgänge. Er verbindet die Gefühlszentren mit den Wahrnehmungsregionen und den Körperfunktionen wie Atmung, Herzschlag und Verdauung. Er spielt eine Schlüsselrolle für Motorik, Emotionen und Gedächtnis. Vor allem aber ist er eine wichtige Schaltzentrale im körpereigenen Hormonsystem. »Weil dem Hypothalamus bei der Regelung der Körpersysteme eine so wichtige

Rolle zufällt, wird er oft als das Gehirn des Gehirns bezeichnet«, sagt der amerikanische Neurowissenschaftler John Ratey.

Der Hypothalamus ist quasi das Über-Hirn, eine Befehlszentrale, die die Ausschüttung zahlreicher Hormone steuert. Diese wiederum haben vielfältige Aufgaben im Körper: Sie steuern die Schilddrüse, das Wachstum, das Sexualverhalten, sind für die Stimmungslage, die Aufmerksamkeit und die Lernleistung zuständig.

Das Bewusstsein merkt von diesen Vorgängen nichts. Der Hypothalamus operiert vollständig unterhalb der Bewusstseinsschwelle.

Der Hypothalamus bringt also die unbewussten Körpervorgänge und das aktive Handeln zusammen. Diese Scharnierfunktion spielt auch beim Essverhalten eine Schlüsselrolle. Daher entscheidet das Miniorgan gewissermaßen auch über die Figur. Es regelt den **APPETIT [19]** und den **HUNGER [20]**, das Körperwachstum und die Gewichtskontrolle. Hier laufen Meldungen über den Ernährungszustand zusammen. Immer wieder, erzählt Professor Buchfelder, hätten Krankheiten im Gehirn oder auch Operationen überraschende Konsequenzen für die Figur der Patienten: »Die können plötzlich ihr Gewicht nicht mehr kontrollieren.« Der Hypothalamus sei die »Tankuhr im Hirn«, schrieb die Süddeutsche Zeitung.

Doch wie genau läuft das ab? Im Magen-Darm-Trakt wird die Anregung »formuliert«, dass es langsam wieder Zeit zum Essen wird. Daraufhin sendet der Magen eine Substanz ans Gehirn: das »Guten-Appetit-Hormon« Ghrelin. Der Hypothalamus gleicht die Meldung als Steuerungszentrale mit anderen Daten ab, zum Beispiel mit **LEPTIN [73]**, **INSULIN [32]**, Adiponectin, Bauchumfang und Nahrungsbeständen. Wenn wirklich Essensbedarf herrscht, werden appetitfördernde Botenstoffe abgegeben, wird entschieden, was man essen oder trinken soll.

Dieses System sorgt dafür, dass das Hungersignal wieder ausgeschaltet wird und die Ghrelin-Konzentration nach dem Essen wieder sinkt. Wenn alles gut läuft. Das System kann aber auch gestört werden.

Ein einflussreicher Störer ist beispielsweise der umstrittene GESCHMACKSVERSTÄRKER [21] Glutamat. Er ist einer der wichtigsten Botenstoffe im Gehirn, wirkt just in der Zentrale der Nahrungssteuerung und kann dort gehörig dazwischenfunken. Der Stoff kann, wie eine spanische Studie ergab, den Level des Schlankheitshormons Leptin absenken. Die Folge: Obwohl genug Material da ist, glaubt das Gehirn, es bestehe ein Mangel – und schickt uns zum Kühlschrank oder an die Pommesbude.

Der SÜSSSTOFF [35] Aspartam wirkt ebenfalls auf den Hypothalamus.

Die Zusätze sind deshalb nach Ansicht mancher Forscher besonders in der Kindheit problematisch. Hohe Mengen von sogenannten Exzitotoxinen (Erregungsgiften) wie etwa Aspartam und Glutamat verändern die Entwicklung des Hypothalamus, können zu sexuellen Fehlentwicklungen und »endokrinen Fehlfunktionen führen, die sich erst viele Jahre später auswirken«, meint etwa der US-Mediziner Russell L. Blaylock. Als klassische Folge von solchen Schädigungen im Hypothalamus gilt unter anderem Übergewicht.

BESSER

»Eliminieren Sie Glutamat«, raten der US-Ernährungswissenschaftler Byron J. Richards und seine Co-Autorin Mary Richards (Mastering Leptin) allen, die abnehmen wollen. Doch es ist nicht nur der Geschmacksverstärker, es ist auch die FRUKTOSE [37], die zu falschen Botschaften führen kann. Und mithin auch der ganz normale ZUCKER [33]. Es sind auch die AROMEN [23], die für falsche Informa-

tionen über die Inhaltsstoffe der Nahrung sorgen – und damit den vom Hypothalamus ausgesandten Appetit ins Leere laufen lassen. Wenn der Hypothalamus in Ruhe seine Arbeit tun kann, sorgt er auch für die angemessene Figur. Wie überall in der Natur. Es gibt keine dicken Löwen, die zu schwer zum Jagen sind, oder korpulente Adler, die nicht mehr abheben können. Sie sind nicht zu dünn und auch nicht zu dick. Alle können problemlos ihr Gewicht halten. Überall funktioniert die Nahrungsregulation prima. Nur der Mensch hat damit plötzlich Probleme. Das könnte irgendwie mit dem Hypothalamus zusammenhängen, der durch irreführende Botschaften, die über die Nahrung zu ihm gelangen, gestört wird. Doch der Mensch hat die Möglichkeit, mit bewussten Entscheidungen dafür zu sorgen, dass die Regulation wieder funktioniert. Das hat schließlich sogar bei der Zahnärztin geklappt: Sie hat, weiß Neurochirurg Buchfelder, »sehr gezielt gegengesteuert und durch eine großartige Disziplin beim Essen ihr Gewicht wieder unter Kontrolle gebracht.«

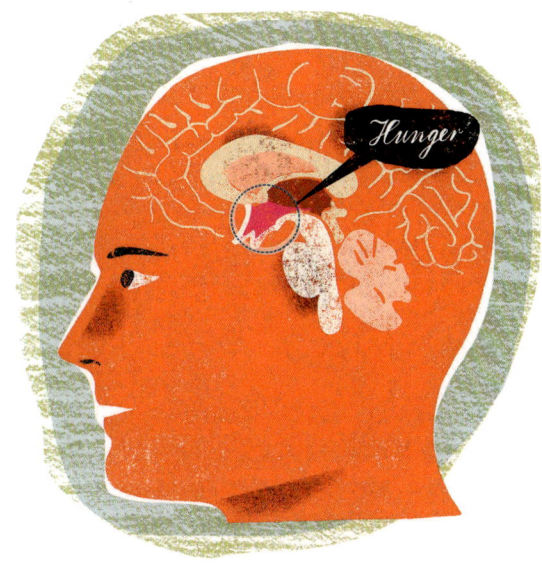

[48] MIGRÄNE/ KOPFSCHMERZ

Schädeldecke weg

Wie das Essen zu Kopfweh führen kann

Manchmal musste er auf der Autobahn notfallmäßig anhalten, den nächsten Parkplatz oder die nächste Raststätte ansteuern, weil der Schmerz nicht mehr auszuhalten war. »Ich sag immer, ich hab das Gefühl, mir fliegt die Schädeldecke weg.« Es hat lange gedauert, bis Wolfgang Becker, Weinhändler aus Krefeld, entdeckte, dass es mit dem Essen zu tun hat. Ob Clusterkopfschmerz wie bei Wolfgang Becker, Migräne oder auch ganz »normales« Kopfweh: Der Schmerz hat seinen Ursprung oft im Bauch. Es sind bestimmte Ingredienzen in der Nahrung, die den Schmerz auslösen.

DAS STECKT DAHINTER

Welche Zusätze genau die Auslöser sein können, ist schwer festzustellen. Weinhändler Becker hat lange forschen müssen, bis er sie ausfindig machte. »Da kam ich erst Jahre später drauf, nachdem ich im Internet recht rege gesurft bin. Ich habe gemerkt, dass die Lebensmittel eine Rolle spielen. Dann bin ich kopfüber in die Gelbe Tonne gesprungen, habe geguckt, welche Zutaten auf den Etiketten stehen. Und Glutamat tauchte immer wieder auf.« Glutamat. Jener Stoff, der ohnehin im Gehirn zuhause ist, als »erregender« Botenstoff – und

der mitunter auch zu Über-Erregung führen kann. Wie bei Weinhändler Becker.

Schon Robert Ho Man Kwok, der Entdecker des »China-Restaurant-Syndroms«, hatte nach seinen Restaurantbesuchen häufig Kopfschmerzen – oft erst sechs Stunden nach der Mahlzeit. Nach 24 Stunden verschwanden die Symptome wieder. Kwok führte die Folgen seiner Tafeleien auf das in asiatischen Restaurants häufig gebräuchliche Glutamat zurück.

Auch bei Migräne steht Glutamat im Verdacht, genauso wie diverse Stoffe, die als Ersatz für den umstrittenen GESCHMACKSVERSTÄRKER [21] eingesetzt werden.

Zum Beispiel »hydrolisierte Weizenproteine« (kurz HVP, nach dem englischen Fachbegriff »Hydrolized Vegetable Protein«). Sie sind in der PIZZA [02] zu finden, oft in Kantinenkost, in Tiefkühlprodukten und können ebenfalls Kopfschmerzen verursachen, wie eine Studie in der Zeitschrift Headache (»Kopfschmerz«) ergeben hatte. Kein Wunder: Das »aufgeschlossene Pflanzeneiweiß« enthält bis zu 30 Prozent Glutamat (Monosodiumglutamat, kurz: MSG). »Wenn Patienten auf eine MSG-freie Diät gesetzt werden, sollte auch auf die vielen Nahrungsmittel geachtet werden, die HVP enthalten«, empfehlen deshalb die Autoren von der Nordkalifornischen Kopfschmerz Klinik in Mountain View.

Bei COLA [29] und ähnlichen Softdrinks kann es das Koffein sein, das – indirekt – zu Kopfschmerz führt. Das vermuten jedenfalls holländische Wissenschaftler. Migräneähnliche Symptome bei Kindern seien vielfach auf Schlafmangel zurückzuführen, der durch den hohen Konsum koffeinhaltiger Getränke mit verursacht wird.

Amerikanische Neurologen warnten in der Zeitschrift Maturitas (»Reife«): »Wir sollten ältere Erwachsene an die Gefahren des exzessiven Konsums von Koffein, Tee und Energydrinks erinnern, weil diese Substanzen zu täglichen Kopfschmerzen und Symptomen wie bei Migräne führen können.«

Es kann aber auch der SÜSSSTOFF [35] im Softdrink, im Kaugummi oder im Diätgericht sein. Denn Aspartam steht im Verdacht, bei besonders empfindlichen Menschen Kopfschmerzen auszulösen – unter anderem. Und schließlich können weitere, weitverbreitete Zusatzstoffe eine Rolle spielen, wie Sulfite. Diese schwefelhaltigen Ingredienzen zählen zu den wichtigsten Allergieauslösern in industriell gefertigtem Essen und können unter anderem zu Kopfschmerzen führen.

Folgende Zusatzstoffe können bei Kopfschmerzen eine Rolle spielen:

- E 220 Schweflige Säure (Schwefeldioxid)
- E 221 Natriumsulfit
- E 222 Natriumhydrogensulfit
- E 223 Natriummetabisulfit
- E 224 Kaliummetabisulfit
- E 226 Calciumsulfit
- E 227 Calciumhydrogensulfit
- E 228 Kaliumhydrogensulfit
- E 620 Glutamat, Glutaminsäure
- E 621 Mononatriumglutamat
- E 622 Monokaliumglutamat
- E 623 Calciumglutamat
- E 624 Monoammoniumglutamat
- E 625 Magnesiumglutamat
- E 951 Aspartam
- E 962 Aspartam-Acesulfam-Salz

Es sind natürlich nicht nur die Zusatzstoffe. Die Bedeutung der Nahrung wird bislang generell unterschätzt. »Der Ernährungsfaktor bei kindlicher Migräne wird häufig vernachlässigt«, monieren die US-Forscher J. Gordon Millichap und Michelle M. Yee in der Fachzeitschrift Pediatric Neurology. »Die Liste der Nahrungsmittel, Getränke und Zusatzstoffe, die Migräne auslösen können, umfasst Käse, SCHOKOLADE [30], fettige Nahrungsmittel, EISCREME [26], Koffeinentzug und alkoholische Getränke, insbesondere WEIN [91] und Bier.«

Klar: Es ist eine Frage der Dosis. Zu viel sorgt oft für Schädelbrummen, während weniger mitunter sogar das Wohlbefinden fördert. So ist es auch bei den VITAMINEN [54]. In der Fachliteratur finden sich zum Beispiel zahlreiche Hinweise, dass B-Vitamine bei Schmerzen hilfreich sein können. Andererseits zählen Kopfschmerzen auch zu den Symptomen von Überdosierungen, etwa bei Vitamin B_6 und B_3 sowie bei Vitamin D und E.

BESSER

Naheliegender, billiger und einfacher ist es, wenn einfach der betreffende »Trigger« aus der Nahrungskette eliminiert wird. Wie zum Beispiel jenes Glutamat. Dann hört offenbar sogar der quälende Clusterkopfschmerz einfach auf, der den armen Wolfgang Becker aus Krefeld immer wieder gequält hat.

Welches denn nun die »Trigger« sind, das ist mitunter schwer herauszufinden. Einfacher ist es, alle Verdächtigen wegzulassen. So hat es Professor Joseph Egger praktiziert, der ursprünglich aus Südtirol stammt, aber an vielen Stationen forschte und lehrte, unter anderem in London, München und Meran. Er hat nicht nur HYPERAKTIVITÄT [44] mit einer Diät behandelt, sondern auch Migräne: ohne Tütensuppe, ohne Dosenravioli. Hamburger waren verboten, ebenso Fertigjoghurts. Ausgeschlossen wurden aber auch alle bekannten natürlichen Allergieauslöser wie Soja, Kuhmilch und Fisch. Das Ergebnis: In einer Gruppe von 88 kindlichen Migränepatienten schwanden bei 93 Prozent die Beschwerden. Überraschenderweise heilten bei vielen Kindern gleichzeitig auch zusätzliche Leiden wie Asthma oder juckende Ekzeme.

[49]
AGGRESSIVITÄT

Cola und Pistolen

Kann es sein, dass Nahrung kriminell macht?

Macht Cola aggressiv? Die Forscher fanden einen überraschenden Zusammenhang: Jene Schüler, die häufig solche Softdrinks tranken, zeigten erhöhte Gewaltbereitschaft und hatten auch mehr Waffen bei sich, Messer und Pistolen. So war das jedenfalls an der Boston Public High School, an der die Untersuchung stattfand.

DAS STECKT DAHINTER

Die erhöhte Gewaltbereitschaft durch Cola an jener Schule in Boston wiesen Sara Solnick, Professorin für Ökonomie an der Universität in Vermont, der Hauptstadt des gleichnamigen US-Bundesstaates, und David Hemenway, Professor für Gesundheitspolitik im nahen Boston, nach. Sie erkundeten, welche der Teenager regelmäßig welche Mengen an Softdrinks tranken und fragten zugleich ab, ob die Schüler Waffen trugen oder in Gewalttaten verwickelt waren. Ergebnis: Wer mehr als fünf süße Drinks pro Woche zu sich nahm, trug mit größerer Wahrscheinlichkeit auch eine Waffe und erlebte Gewalt in seiner Familie, im Freundeskreis, sogar beim Date.

Die Softdrink-Produzenten wehrten sich: Die Jugendlichen in Boston seien ohnehin aggressiver, die süßen Getränke seien keineswegs die Ursache für gewalttätige Tendenzen. Es könnte natürlich auch sein, dass gewaltbereite Jugendliche einfach gern Softdrinks trinken. Die Wissenschaftler aber vermuten, dass bestimmte Bestandteile der Süßgetränke die Aggressionsneigung fördern. Sogar die Weltgesundheitsorganisation (WHO) sieht Ernährung als Risikofaktor für die zunehmende Aggressivität und Kriminalität unter Kindern und Jugendlichen an und empfiehlt daher in einem Weltreport über Gewalt und Gesundheit, Gifte und Schadstoffe im Essen zu eliminieren, um so »das Risiko für Hirnschäden bei Kindern zu verringern«, die »indirekt zu Jugendgewalt führen können«. Tatsächlich können, nach den Erkenntnissen der Neurowissenschaften, die Substanzen in der Nahrung das Verhalten beeinflussen und damit auch Aggressivität sowie die Neigung zu kriminellem Verhalten fördern. Die Forscher von Boston sahen als mögliche Auslöser in den Softdrinks: die Kohlensäure, das Süßungsmittel, den Fruktose-Glukose-Sirup (siehe **FRUKTOSE [37]**), den **SÜSSSTOFF [35]** Aspartam, das Konservierungsmittel Benzoat, **PHOSPHATE [11]**, Zitronensäure, Koffein.

Eine Schlüsselrolle spielt offenbar das **SEROTONIN [80]**. Bei Männern, die aggressiv reagieren, ist das Serotoninsystem im Stirnhirn gestört. Ihre Gefühle geraten außer Kontrolle, weil sie nicht mehr gestoppt werden. »Das Stirnhirn ist wie eine Notbremse«, sagt Adrian Raine von der Universität von Südkalifornien. Bei Gewalttätern ist diese offenbar ausgeschaltet. Raine hatte die Hirnaktivität von 41 Mördern untersucht und festgestellt, dass bei jenen, die im Affekt getötet hatten, Teile der Verstandeszone, des sogenannten präfrontalen Kortex, auffallend wenig aktiv waren. Ein Teil der Amygdala (Mandelkern) hingegen war besonders aktiv. Diese Zone ist verantwortlich für die Verarbeitung negativer Gefühle wie Angst oder Furcht.

Zu viel **ZUCKER** [33] scheint das Serotoninsystem ebenfalls zu beeinflussen und so kriminelles Verhalten zu begünstigen. Das zeigten mehrere Untersuchungen, etwa die des Soziologieprofessors Stephen J. Schoenthaler von der Universität South Mississippi an 68 inhaftierten männlichen Jugendlichen an der Haftanstalt Tidewater. Dort gelang es, die Quote der ständig verhaltensauffälligen Jugendlichen um 80 Prozent zu senken – durch zuckerreduzierte Kost. Ähnliche Erfahrungen machte Diana Fishbein, Professorin für Kriminologie an der Universität Baltimore im amerikanischen Bundesstaat Maryland, bei ihrer Studie mit den 104 Insassen einer Besserungsanstalt im 10 000-Einwohner-Städtchen Lantana in Florida, eine Stunde nördlich von Miami. Sie wurden in zwei Gruppen aufgeteilt: Die eine erhielt die moderne US-Kost mit vielen, die andere Essen mit wenigen raffinierten Kohlenhydraten, ohne weißes Mehl, ohne Zucker. Das Ergebnis: Bei der Zuckergruppe gab es Gesetzesbrüche, Disziplinprobleme und Gewalttätigkeiten wie eh und je. Die Teilnehmer der anderen Gruppe wurden friedlicher.

Professorin Fishbein führt die aggressionsfördernden Effekte des Zuckers auf die hormonellen Mechanismen im Gehirn zurück, das Zusammenspiel zwischen dem Zuckerhormon **INSULIN** [32], dem Serotonin und dem Stresshormon Cortison. So zeigte eine Studie der Universität des US-Staates North Carolina und der British Columbia's Simon Fraser Universität (SFU) im kanadischen Vancouver, dass zweijährige Mädchen aggressiver und hyperaktiver waren, wenn ihre Mütter während der Schwangerschaft mehr BPA aufgenommen hatten. Aggressiv macht auch fettarmes Essen. Das fanden Wissenschaftler der Universitätsklinik im britischen Sheffield schon im Jahre 1998 heraus. Nach ihrer Studie, die im British Journal of Nutrition veröffentlicht wurde, zeigten Menschen, die ihren Fettkonsum von 41 Prozent auf 25 Prozent verringerten, ein erhöhtes Aggressionspotenzial. Auch die Senkung des **CHOLESTERINS** [38] hat offenbar solche Nebenwirkungen, wie verschiedene Studien zeigen.

BESSER

Besseres Essen kann offenbar Aggressionen bremsen. Es kann sogar zur Resozialisierung von Straftätern beitragen. Das zeigte der britische Polizeipräsident Peter Bennett von der West Yorkshire Police, Initiator des legendären Shipley-Projekts. Er ließ den neun schlimmsten jungen Delinquenten in seinem Distrikt eine Diät verabreichen, die alle bekannten Allergene und einschlägigen Zusatzstoffe vermied. Das Ergebnis: Nach zwei Jahren waren fünf der neun straffrei geblieben.

Auch der Brite Bernard Gesch von der Universität Oxford beschäftigt sich mit der Wirkung von Nahrungsbestandteilen auf Straftäter, unter anderem im schottischen Gefängnis Polmont. Er ist Mitglied eines Forschungsverbundes zum Thema Nahrung und Verhalten (»Food and Behaviour Research«) und sieht insbesondere **OMEGA-3-FETTE** [55], aber auch **VITAMINE** [54] als maßgeblich an für das Verhalten.

Der »Einfluss der Nahrung auf die geistige Gesundheit« war sogar Thema eines Berichts für das britische Parlament. Die Autoren empfahlen Richtlinien für eine bessere Ernährung in Schulen und Gefängnis als Maßnahme zur Gewaltprävention, sie forderten ein Verbot von allen Farbstoffen und »nicht wesentlichen« Konservierungsstoffen in Nahrungsmitteln und Softdrinks. Und sie verlangten eine bessere Versorgung mit den besonders hirnrelevanten Omega-3-Fetten, denn ein Mangel daran sei unter anderem verbunden mit Aggressionen und Verhaltensstörungen.

[50] FARBSTOFFE

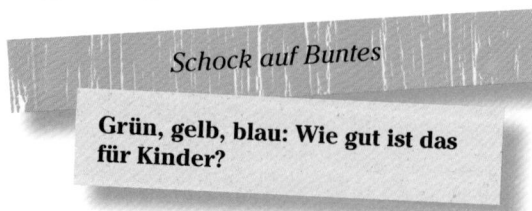

Schock auf Buntes

Grün, gelb, blau: Wie gut ist das für Kinder?

Er soll eigentlich nur die Sinne ein bisschen täuschen, die Produkte verschönern und galt bisher als harmlos: der Farbstoff Zuckerkulör (E 150d). Er wird in **COLA [29]** eingesetzt, in Energydrinks, Balsamico-Essig, Süßigkeiten. Klingt auch ganz harmlos. Doch nun entwickelten Versuchstiere plötzlich bedenkliche Erkrankungen: Lungenkrebs, Leukämie, Tumoren an Leber und Schilddrüse. In den USA sind deswegen jetzt Warnhinweise vorgeschrieben. In Europa nicht. Die Behörden können die Bedenken nicht teilen.

DAS STECKT DAHINTER

Farbstoffe machen industrielle Nahrungsmittel schöner, als sie eigentlich sind. Balsamico-Essig zum Beispiel wirkt mit diesem E 150d älter und damit wertvoller. Sogar teurer Whisky wird gefärbt, der Preis wirkt damit irgendwie einleuchtender. Verbrauchertäuschung ist eigentlich streng verboten, aber ganz so eng wird das heute von den Behörden nicht mehr gesehen. Manche Produkte gäbe es ohne Farbstoffe gar nicht, etwa die knallbunten **SCHOKOLINSEN [06]** und andere Süßigkeiten. In der industriellen **PARALLELWELT [16]** haben Farbstoffe die Aufgabe, die Produkte aufzuhübschen, und möglichst lang ansprechend aussehen zu lassen. Denn die echten Farben verblassen während des langen Aufenthalts in den Regalen der Fabriken und Supermärkte.

Vor allem Kinder nehmen eine Fülle von Farbstoffen zu sich. Insgesamt sind es bei den unter Dreijährigen mit hohem Süßigkeitenkonsum bis zu 560 Milligramm am Tag, wie eine Studie der EU-Kommission ergab. In früheren Zeiten, als die Farbstoffe zugelassen wurden, gingen die Experten noch von 25 Milligramm pro Tag aus. Dabei kann es schon bei Verzehrmengen unterhalb der sogenannten ADI-Schwelle, die die akzeptable tägliche Menge angibt (»Acceptable Daily Intake«) zu Reaktionen kommen. Gesund sind die Farbstoffe nicht unbedingt. Viele stehen unter Krebsverdacht. Manche können das Immunsystem stören. Und sie können zu **HYPERAKTIVITÄT [44]** und Aufmerksamkeitsschwäche führen. Häufig reagieren Konsumenten allergisch (siehe **ALLERGIE [12]**). Bei einer Studie spanischer Allergologen in Barcelona wurden 117 Kinder, bei denen eindeutig feststand, dass sie sensibel auf Lebensmittelinhaltsstoffe reagieren, auf den Farbstoff Cochenillerot (E 120, auch Karminrot genannt) getestet. Bei 23 von ihnen lösten schon kleine Mengen allergische Reaktionen aus. Bei mehr als der Hälfte reichten weniger als 5 Milligramm. Als akzeptable tägliche Menge gelten aber bei einem Körpergewicht von 15 Kilogramm mehr als 10 Milligramm. In Allergologenkreisen sind solche Reaktionen als »Campari-Allergie« bekannt, weil sie zuweilen nach Genuss des rotgefärbten Likörs auftrat – bis hin zu anaphylaktischen Schocks. Auch Patentblau V (E 131) kann solche Schocks auslösen. In New York starben drei Krankenhauspatienten an dem Farbstoff Brillantblau (E 133).

Farbstoffe haben häufig Auswirkungen auf die Geistesleistung und das Verhalten. Besonders umstritten ist eine Gruppe von Farbstoffen, die als »Southampton Six« berühmt wurden: Tartrazin (E 102), Chinolingelb (E 104), Gelborange-S (E 110), Azorubin (E122), Cochenillerot A

(E 124) und Allurarot AC (E 129). Forscher aus Southampton hatten bei Kindern einen Zusammenhang gefunden zwischen diesen Azofarben und Hyperaktivität, **AGGRESSIVITÄT [49]** und Konzentrationsschwierigkeiten. Bei den Dreijährigen wurde dazu eine Menge an Zusatzstoffen verfüttert, die einer Tüte Süßigkeiten mit etwa 60 Gramm entspricht. Bei den Älteren ähnelte die Dosis der von zwei oder vier Tüten Süßes. Anschließend notierten Eltern, Lehrer und ein wissenschaftlicher Beobachter das Verhalten – und stellten erhöhte Aufgeregtheit und Zappeligkeit fest. Entsprechende Nahrungsmittel müssen deshalb jetzt einen Warnhinweis tragen: »Verzehr kann Aktivität und Aufmerksamkeit von Kindern beeinflussen«.
Azofarbstoffe zählen generell zu den umstrittensten Nahrungszusätzen. Verbraucherverbände fordern seit Langem ein Verbot der bunten Zusätze, doch die europäische Lebensmittelbehörde EFSA hält trotz zahlreicher Studien die Farben für nicht giftig genug.
Über 2000 Azofarbstoffe gibt es, elf davon sind für Nahrungsmittel zugelassen. Sie sind weitverbreitet, man findet sie nicht nur in bunten Süßigkeiten, sondern auch in Obstkonserven, Limonaden, Pudding, **EIS [26]**, Likören, **MARGARINE [52]**, Käse und Fischerzeugnissen.
Die folgenden Azofarben sind für Lebensmittel zugelassen:

❖ Allurarot AC (E 129)
❖ Amaranth (E 123)
❖ Azorubin (E 122)
❖ Braun FK (E 154)
❖ Braun HT (E 155)
❖ Brillantschwarz BN (E 151)
❖ Cochenillerot A (E 124)
❖ Gelborange-S (E 110)
❖ Rot 2G (E 128)
❖ Litholrubin PK (E 180)
❖ Tartrazin (E 102)

Viele Farbstoffe können auch **ALUMINIUM [42]** enthalten, das im Verdacht steht, Demenzerkrankungen im Gehirn wie **ALZHEIMER [51]** und Parkinson zu fördern, sowie die Fortpflanzungsfähigkeit zu beeinträchtigen. Auch bei Brustkrebs stehen sie unter Verdacht.
Weil die Kunden nichts Künstliches mehr wollen, nehmen die Konzerne jetzt mehr »natürliche« Farben. »Rettich«, »Karotte«, »Rotkohl« steht dann auf dem Etikett. Klingt schön. Hat nur mit dem Gemüse nicht viel zu tun. Es sind nur die Farben, die daraus gewonnen werden. Ein Zulassungsverfahren findet nicht statt. Eine Gesundheitsprüfung erst recht nicht.

BESSER

Geringer ist das Farbstoffrisiko bei Ökonahrung. Hier sind Farbstoffe verboten, mit Ausnahme von Calciumcarbonat, E 170 (Kalk, Kreide). Ganz anders sieht es aus bei echten Lebensmitteln. Hier haben die Farben, etwa in Tomaten, Spinat, Paprika und Möhren (siehe **KAROTTE VS. CAROTIN [83]**), eine gesundheitliche Bedeutung. Carotine etwa haben in Gemüsepflanzen die Aufgabe, den grünen Farbstoff Chlorophyll vor dem oxidierenden Einfluss des Sonnenlichts zu schützen. Sie wirken mithin als **ANTIOXIDANZIEN [56]** und sollen daher, in der richtigen Dosierung, die Menschen vor Krebs-, Herzgefäß- und Nervenerkrankungen schützen. Und sie können sogar Auswirkungen auf das **GEHIRN [41]** haben: So kam eine französische Studie zu dem Ergebnis, dass die Gedächtnisleistungen älterer Menschen umso besser sind, je höher die Konzentration der Carotinoide im Blut ist. Die Studienteilnehmer mit den höchsten Carotinoidwerten schnitten bei der Überprüfung des logischen Denkens bis zu 40 Prozent besser ab als die Teilnehmer mit den niedrigsten Werten. Sie gaben an, täglich frisches Obst und Gemüse zu essen.

[51] ALZHEIMER

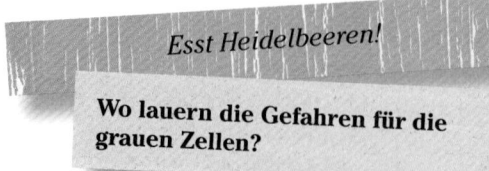

Esst Heidelbeeren!

Wo lauern die Gefahren für die grauen Zellen?

Die Krankheit ist gefürchtet, weil sie die Persönlichkeit verändert, ja verschwinden lässt. Vor allem die Angehörigen leiden darunter. Alzheimer sei der Preis des Alterns, so heißt es. Aber es ist nicht nur das Alter. Die grauen Zellen sind auch durch schlechte Nahrung gefährdet.

DAS STECKT DAHINTER

Alzheimer ist kein Schicksalsschlag. Alzheimer hängt von den Lebensumständen ab. Die übliche industrielle Zivilisationskost spielt dabei eine zentrale Rolle. Dies war die überraschende Erkenntnis verschiedener Studien des US-Forschers Hugh Hendrie von der Universität von Indiana. Zunächst verglich er schwarze Amerikaner mit – genetisch ähnlichen – Nigerianern. Ergebnis: Von den Amerikanern erkrankten mehr als doppelt so viele an Alzheimer: 2,5 Prozent gegenüber 1,15 Prozent bei den Afrikanern. Diese stammten aus Ibadan, einer Stadt im Süden Nigerias; es waren zumeist arme Händler, die auf den dortigen Märkten ihre Waren feilboten. Die Amerikaner stammten aus Indianapolis und pflegten den typischen amerikanischen Lebensstil. Das war nach Ansicht von Forscher Hendrie auch der Grund für die auffällige Alzheimerhäufung. Mittlerweile lassen sich viele Bestandteile der »Western Diet« identifizieren, die die Entwicklung der Alzheimerkrankheit fördern können. Dazu gehört der allgegenwärtige **ZUCKER [33]**.

Manche Forscher sprechen schon von der »Zuckerkrankheit des **GEHIRNS [41]**«. Der Einfluss des Zuckers auf die Alzheimerkrankheit lässt sich offenbar sogar schon an den Zähnen ablesen. Das entdeckte der deutsche Arzt Max Dienel in Neuburg an der Donau. Er ließ an der dortigen geriatrischen Fachklinik bei den alten Leuten schlicht die Zähne zählen – und fand heraus: Die Nicht-Dementen hatten 20-mal mehr Zähne als ihre dementen Altersgenossen. Dienel führt das auf den Einfluss von Zucker auf Gehirn und Gebiss zurück. Der Zahnstatus sei mithin ein Indiz »für eine lebenslange gesündere Ernährungsweise, die eventuell vor Alzheimer schützt«.
»Wenn Sie zu viel Zucker zu sich nehmen, überfordern Sie das Insulinsystem (siehe **INSULIN [32]**)«, sagt der Heidelberger Alzheimerforscher Konrad Beyreuther. Und wenn das »Insulinsystem im Gehirn nicht mehr stimmt«, können die grauen Zellen keinen Zucker mehr aufnehmen. Es fehlt an Energie, die Gehirntätigkeit leidet. Bei Alzheimerkranken sei nachgewiesen worden, »dass die tatsächlich keinen Zucker mehr aufnehmen können«.
Auch der **GESCHMACKSVERSTÄRKER [21]** Glutamat kann die Alzheimerkrankheit fördern. Bei Versuchen mit Affen und anderen Tieren hatte sich schon seit den ersten Experimenten des US-Forschers John Olney im Jahre 1969 gezeigt, dass Glutamat zu Zerstörungen in bestimmten Gehirnregionen führen kann.
Ein prominenter Faktor ist **ALUMINIUM [42]**, das, so der Alzheimer-Forscher Konrad Beyreuther, »die Krankheit beschleunigen könnte« Aluminium ist häufig von Natur aus in Nahrungsmitteln enthalten, wird aber auch zugesetzt, über aluminiumhaltige Zusatzstoffe und insbesondere die sogenannten Aluminiumfarblacke. Weitere Zusatzstoffe sorgen dafür, dass das Leichtmetall auch ins Gehirn gelangt, etwa die

weitverbreitete Zitronensäure (E 330) aus Softdrinks, Fertiggerichten und Süßigkeiten. Sie ermöglicht, dass Aluminium ins Gehirn transportiert wird. Oder der SÜSSSTOFF [35] Aspartam. Der darin enthaltene Bestandteil Aspartat kann, wie im Übrigen auch Glutamat, dazu führen, dass Aluminium die Blut-Hirn-Schranke leichter durchquert, die eigentlich als Barriere das Gehirn vor Krankheitserregern und Toxinen schützen soll.

Auch ein Mangel an hirnwichtigen Substanzen kann Alzheimer fördern, etwa zu wenig OMEGA-3-FETTSÄUREN [55] oder FOLSÄURE [57]. Beide Stoffe sind, da nicht sehr lange haltbar, in industriell hergestellter Nahrung weniger enthalten als in echter.

BESSER

Die Erkenntnisse über die Rolle der Nahrung eröffnen erfreuliche Perspektiven zur Vorbeugung gegen den geistigen Verfall. Denn die Nahrung lässt sich im Vergleich zu den anderen bekannten Risikofaktoren wie Alter oder Körpergröße, Intelligenzquotient, Bildungsniveau der Eltern, Zahl der Geschwister leichter beeinflussen. Oder gar der Hutgröße: Auch sie kann ein Indiz sein, zumindest bei jenen Gefährdeten, die ein spezielles Alzheimer-Gen haben: Bei ihnen steigt das Risiko um das 18-Fache, wenn sie einen Kopfumfang von weniger als 54 Zentimeter haben. »Es ist ganz einfach«, sagt David Perlmutter, Neurologe und Klinikchef in Naples im US-Staat Florida: »Nahrung ist DAS wichtigste Mittel, um geistig und körperlich fit zu bleiben – und es ist zugleich das am wenigsten genutzte Mittel«.

Wer vorbeugen will, lässt natürlich zunächst die als Alzheimer-Förderer verdächtigen Elemente weg: Zucker, Glutamat, Aspartam, Zitronensäure. Es gibt sogar Hinweise auf positive Effekte durch bestimmte Lebensmittel, Heidel-

beeren beispielsweise. Die bevorzugt der US-Neurowissenschaftler James Joseph aus Boston, weil er bei einer Studie mit älteren Leuten aus einem Altersheim festgestellt hatte, dass sich deren Reaktionszeit durch die Beeren verbessert hatte. Seither rät er allen: »Esst Heidelbeeren!« Oder Walnüsse. »Walnüsse könnten zum Schutz vor nachlassenden geistigen und motorischen Fähigkeiten im Alter beitragen«, sagt Joseph. Denn Walnüsse enthalten reichlich Omega-3-Fettsäuren, die äußerst wichtig fürs Gehirn sind. Die gesunden Fettsäuren sind im Übrigen auch in LEINÖL [89], fetten Fischen sowie Milch, Butter und SAHNE [90] von glücklichen (grasgefütterten) Kühen enthalten.

Auch VITAMINE [54] spielen eine Rolle, vor allem Vitamin E, das vor allem in Pflanzenölen, aber auch in fettem Seefisch, grünem Blattgemüse und Johannisbeeren, Mangos und Avocados enthalten ist.

INFO

Heidelbeeren, Omega-3-Fettsäuren, Vitamin E: Aber bitte alles nicht isoliert in Pillen, sondern im Verbund, im echten Essen, sagen Forscher der New Yorker Columbia University. »Die gegenwärtige Forschung, die den Einfluss einzelner Nährstoffe oder Nahrungsmittel auf die Alzheimerkrankheit untersucht, geht an der Wirklichkeit vorbei, weil Menschen Mahlzeiten mit komplexen Kombinationen von Nährstoffen oder Nahrungsmitteln essen, die wahrscheinlich zusammen ihre Wirkung entfalten«, sagte Yian Gu vom Columbia University Medical Center in New York. Am besten sind also die echten Lebensmittel – und die möglichst auch noch in BIOQUALITÄT [84]. Denn Bionahrung enthält mehr Salicylsäure, dem Wirkstoff von Aspirin, der unter anderem das Alzheimerrisiko um mehr als zehn Prozent reduzieren soll.

WACHSENDE ZWEIFEL

AM GESUNDEN IMAGE

FÜR BILLIGEN BUTTERERSATZ

WENN PFLANZEN WIE EIN

GESCHLECHTSHORMON WIRKEN

5.

ECHT GESUND?

Functional Food

[52]
MARGARINE

Chemie aufs Brot

Wachsende Zweifel am gesunden Image für billigen Butterersatz

Er hatte immer Angst um sein Herz. Deshalb hat er auch diese Margarine verwendet. Doch dann kam, schon vor ein paar Jahren, dieser erste Vorfall. Es war ausgerechnet das Herz. »Wenn ich einen kleinen Berg hochging, war ich sofort außer Puste. Luftnot. Atemnot. Ich ging dann zum Arzt und der schickte mich ins Krankenhaus.« Klaus Friedrich wurde operiert. An seinen Herzklappen fanden sich ausgerechnet jene Partikel aus der Margarine, die das Herz eigentlich schützen sollten: die Phytosterine. Er lebte noch einige Jahre, dann starb er, an einem Schlaganfall.

DAS STECKT DAHINTER

Margarine war einst der Brotaufstrich für die Armen. Mittlerweile gilt sie, dank geschickten Marketings, als die gesündere Variante und ist mitunter sogar teurer als Butter. Vor allem, wenn das HERZ [14] geschützt werden soll, glauben die besorgten Kunden, dass jeder Extra-Euro für das Pfund Margarine gut angelegt ist. Mittlerweile wachsen allerdings Zweifel, ob Margarine so gesund ist, ob die Vitamine darin tatsächlich das Leben verlängern und ob die Extrazusätze wirklich das Herz schützen. Die umstrittenen Zusätze, sogenannte Phytosterine,

senken zwar den CHOLESTERIN-Wert [38], können sich aber auch in den Blutbahnen ablagern und damit Herzschäden erst hervorrufen. Also exakt das Gegenteil dessen, was die Verbraucher erwarten.

Der Leipziger Professor Daniel Teupser warnt aufgrund seiner Forschungen vor dem erhöhten Risiko fürs Herz durch die umstrittenen Margarinezusätze: »Nach den Ergebnissen unserer Studie raten wir davon ab, vorbeugend ungezielt Lebensmittel zu konsumieren, die mit Zusatzstoffen wie pflanzlichen Sterolen angereichert sind.« Auch das Berliner Bundesinstitut für Risikobewertung (BfR) rät ab: »Menschen mit normalen Cholesterinwerten sollten auf den Verzehr von Lebensmitteln mit zugesetzten Pflanzensterinen verzichten.« Sie könnten »möglicherweise negative Auswirkungen auf die Gesundheit haben«.

So wachsen bei vielen Kunden die Zweifel am Gesundheitsimage der Margarine, die im Frankreich des 19. Jahrhunderts von einem Chemiker erfunden wurde und ursprünglich eher ein billiges Ersatzprodukt für die gute Butter war. Die Nachfrage nach dem neuen Produkt stieg schnell, bald reichte der ursprüngliche Rohstoff Rindertalg nicht mehr aus, den immer größer werdenden Bedarf zu decken. 1902 schließlich konnte das Problem gelöst werden. Dank einer neu entwickelten Methode der Fetthärtung ließ sich nun flüssiges Pflanzenöl streichfest machen. Damit jedoch waren zugleich die ungesunden industriellen TRANSFETTE [43] entstanden.

Auch die weiteren Zutaten in der Margarine geraten zunehmend in Verruf: zugesetzte AROMEN [23], VITAMINE [54], FARBSTOFFE [50], Konservierungsstoffe. Eigentlich ist die Margarine ein Kunstprodukt, optisch und geschmacklich geschönt, künstlich haltbar gemacht. Die Stiftung Warentest bezeichnet sie als ein »Hightechprodukt«, das ohne chemische Kunstgriffe »ungenießbar« sei.

Biomargarine (siehe BIO [84]) ist auch nicht besser. Im Gegenteil, meint die Stiftung Warentest. Ein solches Hightech-Produkt wie Margarine kann mit natürlichen Mitteln gar nicht hergestellt werden. »Biomargarine kann ernährungsphysiologisch und sensorisch mit konventioneller schwer mithalten.« Der Grund: Das Pflanzenöl darf nicht »gehärtet oder umgeestert werden«. Doch genau das sind die chemischen Verfahren, mit denen Margarine hergestellt wird. Das vernichtende Fazit: »Biomargarine« sei ein »kulinarischer Flop«.

BESSER

Neuerdings schwenken wieder mehr Verbraucher zur echten Butter. Was verständlich ist, denn deren Vorzüge sind unübersehbar: keine chemischen Zusätze, keine Geschmacksmanipulation mit Aromen. Und beste Fette, vor allem, wenn sie von glücklichen Kühen stammt. Dann enthält sie die berühmten OMEGA-3-FETTE [55], wichtig für Augen, Herz, Psyche und das Wohlbefinden. Und dazu die CLA-Fette [61], die sogar für die Figur gut sein sollen. Außerdem noch Vitamine, und zwar die echten.

Butter schmeckt von Natur aus besser, und sogar pur auf dem Brot. Im KARTOFFELPÜREE [08], dem selbst gemachten, bremst sie sogar den Anstieg des Blutzuckers (siehe GLYKÄMISCHER INDEX [74]), und beugt so allerlei Krankheiten vor. Selbst die bisher geschmähten gesättigten Fette in der Butter gelten als rehabilitiert – sie können sogar positiv aufs Cholesterin wirken und sind so womöglich sogar gut fürs Herz. Am besten ist natürlich Bio-Butter, die keinerlei Zusätze enthält, nicht einmal beschönigende Farbstoffe. Und auch nicht die gefürchteten PHOSPHATE [11], die merkwürdigerweise für Butter erlaubt sind.

[53] CORN- FLAKES

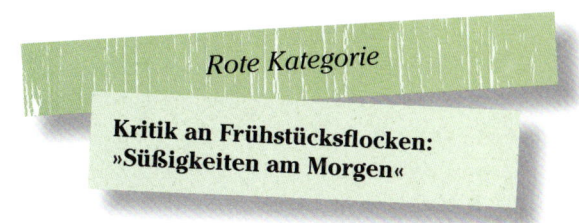

Rote Kategorie

Kritik an Frühstücksflocken: »Süßigkeiten am Morgen«

Es begann mit einem Streit unter Brüdern: Der eine interessierte sich mehr für die Gesundheit, der andere mehr fürs Geschäft. Das war vor mehr als 100 Jahren, und gesiegt hat natürlich das Geschäft. Cornflakes sind cool, modern, so amerikanisch. Und irgendwie auch gesund, so denken die Leute. Doch die Kritiker mäkeln herum, an den horrenden Mengen ZUCKER [33] und den vielen Zusatzstoffen.

DAS STECKT DAHINTER

Es ist eine ganz neue Form von Frühstücksprodukten, für die es hierzulande nicht einmal ein Wort gab. Und es ist vor allem ein Marketingerfolg der Brüder Kellogg. Beide arbeiteten in einem Sanatorium. Fleisch war dort verboten, das Grundnahrungsmittel war Brot. Die beiden Kellogg-Brüder waren auf der Suche nach Alternativen, experimentierten im Labor. Eines Morgens standen sie vor Resten gekochten Weizens vom Vortag. Die Körner waren stark aufgequollen. Wegwerfen ging natürlich gar nicht, also experimentierten die beiden weiter, pressten die Masse durch Rollen und ließen die ausgewalzten Körner trocknen. Das Resultat: dünne, knusperige Flocken (englisch: Flakes). Die Patienten waren begeistert.

Kommerziell sind die Flocken bis heute tatsächlich ein schöner Erfolg. Die Gewinnspannen im Frühstücksflocken-Geschäft sind beeindruckend: Billige Getreidekörner werden mit simplen Mitteln und dank aufwendiger Werbung in teure Gesundheitsnahrung verwandelt. Die Erfolgsstory hat ein ganz neues Wort auf europäische Frühstückstische gebracht: Frühstücks-Cerealien. Und Scharen von Nachahmern, die mit ihren bunten Packungen die Supermarktregale füllen.

Der gesundheitliche Wert ist dagegen eher zweifelhaft. Nach Untersuchungen der Verbraucherschützervereinigung Foodwatch sind die Flakes nichts anderes als »Süßigkeiten mit Müsli-Anstrich«. 96 Prozent der untersuchten Produkte gehörten in die »rote« Kategorie, weil sie zu 25 bis 50 Prozent aus Zucker bestehen. Auch im Biobereich haben fast 60 Prozent der Flocken einen Zuckergehalt von mehr als 20 Prozent. Kein Wunder, dass sie den Blutzucker in die Höhe treiben, ablesbar am GLYKÄMISCHEN INDEX [74]. Er gibt das Tempo an, in dem der Zucker ins Blut geht, und liegt bei solchen Frühstücksflocken beispielsweise bei 82 (zum Vergleich: Vollkornbrot liegt bei 40). Cornflakes werden meist mit VITAMINEN [54] und Mineralstoffen angereichert. Zu viel des Guten, fanden skandinavische Regierungen – und stoppten zeitweilig die Einfuhren wegen der zweifelhaften gesundheitlichen Wirkung. Die vermeintlich gesunden Flocken enthalten oft auch noch eine Ladung Zusatzstoffe, darunter die in Verruf geratenen PHOSPHATE [11], die die Knochen erweichen, das HERZ [14] verkalken lassen und zu frühem Altern führen können.

BESSER

Kritiker spotten schon, bei diesen Frühstücksflocken sei es besser, den Pappkarton zu essen als den Inhalt. Klar: ein Witz. Aber besser ist es

in der Tat, die Süßflocken stehen zu lassen, jedenfalls unter gesundheitlichen Gesichtspunkten. Es gibt ja auch noch das echte MÜSLI [79], hausgemacht. Oder Porridge – den man warm und kalt essen kann (siehe Tipp).

TIPP

Eine Alternative ist ruckzuck gemacht: Porridge. Dafür geschroteten Hafer oder Haferflocken mit Milch und einer Prise Salz zum Kochen bringen und 3, 4 Minuten auf kleiner Hitze quellen lassen. Nach Geschmack mit etwas Zimt und ein wenig Zucker abschmecken, eventuell noch ein Schuss SAHNE [90] *dazu, vielleicht ein bisschen Apfel – der hält bekanntlich den Doktor fern, was zunehmend wissenschaftliche Bestätigung findet – oder anderes frisches Obst.*

[54] VITAMINE

Tödliche Hoffnung

Gesund geht anders: Vorzeitiges Ableben durch Extra-Vitamine

Erst hatte er kaum noch Appetit. Einige Wochen später klappte es beim Sex nicht mehr recht, hinzu kamen Kopfschmerzen, Schwindel, Schwächegefühle und in den Muskeln zwackte es überall. Er hatte sich vergiftet – mit einem handelsüblichen Vitamin-D-Pulver. NIERE [13] und Leber, sogar die Blutgefäße: Alles war verkalkt. Zudem war der Blutdruck in astronomische Höhen gestiegen. Er hatte sich mehr als das Tausendfache der empfohlenen Vitamin-D-

Dosis einverleibt. Zu viel des Guten ist offenbar auch nicht gesund. Schon warnen Wissenschaftler: Vitaminpillen können Ihr Leben verkürzen.

DAS STECKT DAHINTER

Gerade bei den Vitaminen gilt: Es kommt auf die richtige Dosis an. Beispiel Vitamin D: Zu wenig davon führt zu Knochenschwäche, zu viel zu Verkalkung und zahlreichen weiteren Folgen. Doch viele Konsumenten nehmen die vermeintlich gesunden Zusätze nach dem Motto: Viel hilft viel. Dabei haben mehrere wissenschaftliche Studien, mit Hunderttausenden von Teilnehmern, ergeben: Vitaminkonsumenten leben nicht länger, sondern eher kürzer. Die Sterblichkeit steigt durch Extra-Vitamine, fand etwa der dänische Mediziner Christian Gluud vom Kopenhagener Universitätsklinikum heraus. Er hatte 68 Untersuchungen mit insgesamt 232 600 Teilnehmern neu ausgewertet und festgestellt: Versuchspersonen, die die Vitamine A, E oder auch Beta-CAROTIN [83] genommen hatten, starben oft früher; die Sterberate erhöhte sich um fünf Prozent. Bei Vitamin A waren es sogar bis zu 16 Prozent. »Diese Nahrungsergänzungsmittel können tödlich sein«, bilanzierte Gluud. Das bedeutet: In Deutschland gibt es jedes Jahr mehr Vitamintote als Verkehrstote, berechnet auf der Basis dieser Studien und amtlicher Daten.

Der Tod tritt natürlich nicht sofort ein. So berichten immer mehr Ärzte in Europa und den USA von Nierensteinen bei Patienten, die täglich mehr als 1,5 Gramm Vitamin C geschluckt haben. Dabei hatten die Menschen doch gehofft, durch Extra-Vitamine gesünder zu leben. Vitamin C, im Übermaß genossen, kann sogar zu Krebs führen und das Erbgut schädigen, wie neuere Untersuchungen ergaben. Es häufen sich auch Fälle von Bluthochdruck infolge der Einnahme von Vitamin-E-Präparaten. Hohe

Vitamindosen können sogar Hirnschäden auslösen: In den USA und Europa leiden immer mehr Menschen unter »sensorischer Neuropathie«. Sie verlieren jegliches Gefühl für ihren Körper, werden gewissermaßen körperlos, wachen nachts auf und erkennen etwa ihr eigenes Bein nicht mehr. Die meisten dieser Patienten haben, so der amerikanische Neurologe Oliver Sacks, Unmengen an Pyridoxin (Vitamin B_6) geschluckt.

Wer Vitamine und Mineralstoffe im Kombipack über Pillen zu sich nimmt, kann sogar, so eine Studie des US-Internisten Max Horwitt, eher an Herzinfarkt oder KREBS [36] sterben als seine Mitmenschen. Auch bei Rauchern, so ergaben Studien in Finnland und Amerika, kann synthetisches Provitamin A oder Beta-Carotin das Risiko für Lungenkrebs und Herz-Kreislauf-Erkrankungen wider Erwarten erhöhen.

Am gefährlichsten scheint Vitamin A zu sein. Dieses Vitamin müsse »der höchsten Risikokategorie zugeordnet werden«, konstatierte das deutsche Bundesinstitut für Risikobewertung (BfR). Denn »hohe chronische Vitamin-A-Zufuhr« könne Knochen schwächen und die Leber schädigen. Außerdem steht Vitamin A im Verdacht, bei hohen Dosen in der Schwangerschaft zu Fehlbildungen beim Kind zu führen. Gerade in der Schwangerschaft können Extra-Vitamine fatale Folgen haben, etwa bei Vitamin D. Zwar sei der Bedarf in der Schwangerschaft besonders stark erhöht, Medizinlehrbüchern zufolge um bis zu 300 Prozent. Doch eigentlich kann der Körper diesen Mehrbedarf selbst decken. Sonst wäre die Menschheit ja längst ausgestorben. Auch hier können zusätzliche Vitamine schaden, warnt etwa das Berliner Bundesinstitut für Risikobewertung (BfR): »Überdosierungen von Vitamin D in der Schwangerschaft müssen verhindert werden«, weil sie beim Kind zu Verkalkung (sogenannte

Hyperkalzämie), zu körperlicher und geistiger Behinderung, Herzfehlern (supravalvuläre Aortenstenose) und Augenschäden (Retinopathie) führen könnten.

Säuglinge bekommen routinemäßig Vitamin D gegen Knochenschwäche (Rachitis), wobei auch diese Extragaben nach Ansicht von Kritikern mitunter problematisch sind. Vor allem, wenn die Kinder nicht gestillt werden. Denn die Säuglingsnahrung aus den Labors der Lebensmittelindustrie enthält laut EU-Richtlinien ohnehin Extra-Vitamin D. So kann es durchaus sein, dass ein Flaschenkind 900 IE (internationale Einheiten) Vitamin D pro Tag abbekommt. Das ist mehr als doppelt so viel wie der Sicherheitswert. Auch Stillkinder profitierten vom zusätzlichen Vitamin D in der Regel nicht. Denn das Vitamin wird vom Baby selbst in großen Mengen gebildet, wenn man oft genug mit ihm an die frische Luft geht.

Eines von 50 000 Kindern leidet an einem Gendefekt, der die Verarbeitung des Extra-Vitamin-D behindert. Folge: Bei ihnen kann die Niere verkalken, im Extremfall können sie sogar sterben. Diese Mutationen im Gen CYP24A1 hat Professor Martin Konrad von der Universität Münster entdeckt. Gleichwohl ist er weiter für die Vorsorge mit Vitamin D: »Das ist auf jeden Fall sinnvoll. Man müsste aber vielleicht über die Dosis reden.« Nebenwirkungen, auch sehr seltene, seien auf keinen Fall akzeptabel: »Von einer solchen Prophylaxe verlangen wir, dass sie Krankheiten verhindert ohne ein Risiko. Denn die Kinder waren ja gesund, bevor die Vorsorge kam.«

Das Berliner Institut für Risikobewertung (BfR) hat die Datenlage bei Vitamin D gesichtet und ist dabei überraschenderweise auf zahlreiche »Wissenslücken« gestoßen. Über den tatsächlichen Bedarf aus der Nahrung sowie die Speichermöglichkeiten im Körper. Üblicherweise

wird das »Sonnenvitamin« bei Aufenthalt im Freien produziert und dann für zwei bis vier Monate vom Körper gespeichert. Genau weiß das niemand und daher weiß auch niemand, wie viel Vitamin D mit der Nahrung zugeführt werden muss. Bekannt ist hingegen, dass das Vitamin aus der Nahrung und mithin auch aus den Pillen bei der Versorgung gar keine große Rolle spielt: »Die Nahrungsaufnahme an Vitamin D korreliert nur schwach« mit den Konzentrationen im Blut, so das Berliner Institut. Während die Ernährungsmediziner aber weiter an der Seite der Vitaminhersteller für Extragaben trommeln, raten insbesondere Hormonspezialisten (Endokrinologen) von einer übermäßigen Vitamin-D-Zufuhr ab, wegen der möglichen Nebenwirkungen.

Wissenschaftliche Studien, in denen von schädlichen Folgen einer Vitamin-D-Therapie für die Knochensubstanz berichtet wird, gibt es zuhauf. Auch den Zähnen kann zu viel des Guten schaden. In den USA zeigten Kinder, die jeden Morgen Cornflakes mit angereicherter Milch verzehrten, schwere Zahnmissbildungen.

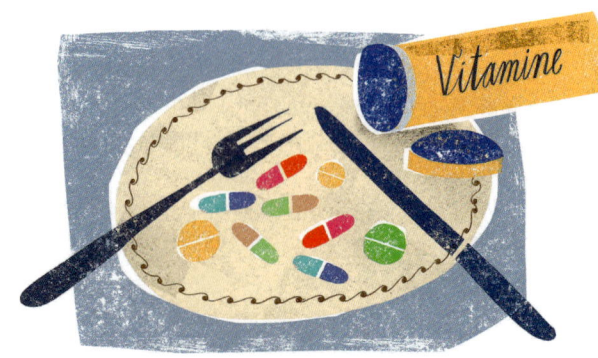

BESSER

Angesichts zunehmender Berichte über Nebenwirkungen der Extra-Vitamine plädieren viele Experten für die natürliche Versorgung mit den nötigen Vitaminen. Bei Vitamin D bedeutet das: Der Spaziergang an der frischen Luft. Schon »3 mal 15 Minuten pro Woche« sei genug, so das BfR, »um die benötigte Vitamin-D-Menge bereitzustellen«.

Bei Vitamin A wäre der natürliche Weg ebenfalls die bessere Alternative. Dieses Vitamin sollte »außer in Margarine und Mischfetterzeugnissen nicht zur Anreicherung von Lebensmitteln verwendet werden«. Stattdessen sollte »der Bevölkerung empfohlen werden, Vitamin-A-reiche Lebensmittel wie auch Leber(-produkte) häufiger zu verzehren«. Oder Nahrungsmittel, die von Natur aus Beta-Carotin enthalten, die Vorstufe von Vitamin A.

In die Kritik geraten mittlerweile sogar die Vitaminkampagnen in der Dritten Welt und den Armen in Europa, mit denen Pharmafirmen ihren Absatz sichern wollen. Die Europäische Allianz für Öffentliche Gesundheit (»European Public Health Alliance«, kurz EPHA) forderte, der milliardenschwere EU-Hilfsfond für die Armen und Benachteiligten sollte sich um die Versorgung mit echtem Essen kümmern. »Wir wollen, dass der Fond gesündere und nährstoffreichere Lebensmittel zur Verfügung stellt, wie frisches Obst und Gemüse, Vollkorn und Hülsenfrüchte«, so die Gesundheitsrechtlerin und EPHA-Vertreterin Dorota Sienkiewcz: »Wenn wir die Versorgung mit frischem Obst und Gemüse in diesen besonders gefährdeten Gruppen erhöhen könnten, hätte das eine signifikante Verbesserung der Gesundheit zur Folge«, sagte sie – wobei natürlich auch die Nahversorgung wichtig wäre, idealerweise mit örtlich erzeugten saisonalen Produkten: »Das wäre dann auch für die lokalen Bauern gut.«

[55] OMEGA-3-FETTE

Wohlfühleffekt im Gehirn

Sie machen klug und glücklich, doch häufig fehlen sie leider

Schuld waren, gewissermaßen, die Eskimos in Grönland. Sie verzehrten viel Fett und hatten trotzdem kaum Herzkrankheiten. Es war sogar tierisches Fett, das ja als ungesund gilt, fette Fische, der Speck von Robben und Walen. Dazu kaum Gemüse oder Obst – naheliegenderweise, da bei den dortigen frostigen Temperaturen Tomaten und Äpfel nicht gedeihen wollen. Forscher aus Dänemark fanden dann die mögliche Erklärung: Es war gerade der fette Fisch, den die Eskimos so lieben, der sie gesund hielt. Und das Gesunde daran seien Omega-3-Fette.

DAS STECKT DAHINTER

Omega-3-Fette machen glücklich, sie machen klug, hellsichtig, sie stärken das HERZ [14] und schlank machen sie womöglich auch noch. Immer neue Studien zeigen immer neue Vorzüge der vormals geschmähten Fette. Omega-3-Fettsäuren sind vor allem wichtig für das GEHIRN [41], die INTELLIGENZ [45], ja sogar für Verhalten und Psyche. Sie können den Informationsfluss im Gehirn verbessern, Signale werden besser transportiert. Sie wirken aber auch auf Botenstoffe im Hirn, die bei depressiven Störungen eine Rolle spielen. So fördern sie etwa die Bildung des Glücklichmachers

SEROTONIN [80] und wirken ausgleichend auf Stresshormone wie Adrenalin, Noradrenalin und Dopamin. Ein Mangel an Omega-3-Fetten fördert **ALZHEIMER [51], HYPERAKTIVITÄT [44]** bei Kindern (ADHS), Autismus. Auch bei Multipler Sklerose scheint ein Mangel an ihnen von großer Bedeutung zu sein.

In der Geschichte der Menschheit haben die Omega-3-Fette eine kaum zu überschätzende Rolle gespielt. Am wichtigsten waren sie wohl bei der Entwicklung des menschlichen Gehirns, denn sie sind ein wichtiger Baustein für die grauen Zellen. Erst als die Vorfahren des Menschen diesen Baustein in angemessener Menge verzehrten, konnte ihr Gehirn wachsen. Omega-3 war also gewissermaßen die Voraussetzung für die geistige Entwicklung, für Zivilisation und Kultur.

Vor allem Fische, manche Öle, aber auch Milch, Käse, **SAHNE [90]** und Fleisch von glücklichen Kühen enthalten diese Fette.

Seit etwa 150 Jahren ist der Verzehr von Omega-3-Fetten jedoch rückläufig. Das liegt an der »industriellen Nahrungsproduktion«, so der deutsche Omega-3-Forscher Peter Singer. Die industriellen Fütterungsmethoden in der Landwirtschaft haben die Omega-3-Gehalte gesenkt. Artemis P. Simopoulos, Präsidentin des Zentrums für Genetik, Ernährung und Gesundheit in Washington D.C., meint: »Die moderne Landwirtschaft mit ihrem Schwerpunkt auf den Produktionsmengen hat den Omega-3-Gehalt in vielen Lebensmitteln vermindert.« Das gilt für Fleisch, Milch, Eier und Geflügel und sogar für Fische aus Aquakulturen: Diese haben bis zu 30 Prozent weniger Omega-3-Fette als ihre wild lebenden Kollegen. In der industrialisierten Nahrung spielen die feinen Omega-3-Fette eine Schwundexistenz. Die wilden Verwandten der Kühe, die Büffel in Busch und Savanne, hatten noch üppige 30 Prozent an Omega-3-Fetten in Milch und Fleisch, wie eine schon 1968 im Wissenschaftsblatt Lancet veröffentlichte, aber seitdem in Vergessenheit geratene Studie ergab.

In der industriellen **PARALLELWELT [16]** der Nahrung sind Omega-3-Fette aber ohnehin nicht sehr beliebt: Denn leider halten sie nicht so lang, wie die Food-Firmen und Supermarktkonzerne es gern hätten. In den USA sollen 80 Prozent der Menschen Mangel an diesen Fetten leiden. Die deutschen Männer nehmen mit 0,25 Gramm gerade die Hälfte, die Frauen mit 0,15 Gramm weniger als ein Drittel der empfohlenen Menge zu sich. Für den US-Forscher Andrew Stoll ist der Omega-3-Mangel das »Defizit des Jahrtausends«.

Die Folgen der mangelnden Versorgung sind drastisch: »Wenn wir zu wenig Omega-3-Fettsäure zu uns nehmen, sind die Folgen verheerend«, sagt der Londoner Professor Michael Crawford. »Die Kapazität des Gehirns nimmt nicht mehr länger zu, sondern tatsächlich ab.« Außerdem gehe der Rückgang beim Verzehr dieser Fette »Hand in Hand mit einem Aufschwung von Funktionsstörungen unseres Gehirns, einer Zunahme mentaler Erkrankungen und niedrigen Intelligenzquotienten«. Viele Persönlichkeitsstörungen gehen häufig mit einem Mangel an solchen Fetten einher. Zumindest bei **DEPRESSIONEN [46]** brachte die simple Behandlung mit solchen Fetten oft eine deutliche Besserung.

BESSER

Mittlerweile werden Omega-3-Fette künstlich hergestellt. Für Pharmafirmen ist das ein großes Geschäft. Food-Konzerne, aber auch Kindernahrungshersteller bauen sie in ihre neuen Produkte ein. Mit zweifelhaftem Erfolg. Der US-Epidemiologe David Jacobs von der University of Minnesota fand heraus: Immer wenn ein vermeintlich gesunder Nahrungswirkstoff isoliert verabreicht wurde, entpuppte der sich in Studien an Menschen als wirkungslos. So sind nach einer im American Journal of Clinical Nutrition veröffentlichten Studie an 750 britischen Senioren Fischölkapseln mit Omega-3-Fetten fürs Hirn völlig nutzlos. Bei niederländischen Altersgenossen ist es ganz ähnlich. Die in Fischen, in **LEINÖL [89]**, in Milch und Käse unzweifelhaft gesunden Omega-3-Fette verändern ihren Charakter offenbar, wenn sie als Pillen oder Zusätze eingenommen werden. Sie können dann in hohen Dosen die Blutgerinnung beeinflussen und zu spontanen Blutungen führen, warnt das deutsche Bundesinstitut für Risikobewertung (BfR). Laut ihr wurde bei Überdosierung ein »erhöhter **CHOLESTERINSPIEGEL [38]**, eine Beeinträchtigung der natürlichen Immunabwehr, insbesondere bei älteren Menschen, sowie eine erhöhte Blutungsneigung beobachtet«. Außerdem könnten »unter bestimmten Bedingungen Herzrhythmusstörungen gefördert werden«.

Nach Einschätzungen des BfR können bereits 0,7 Gramm Fett aus Fischöltabletten täglich den »schlechten« LDL-Cholesterinspiegel erhöhen. Gleichzeitig senkt es die Fähigkeit zur Blutgerinnung: Mehr als drei Gramm täglich mindern diese derart, dass Wunden kaum aufhören zu bluten. Studien zur Langzeitanwendung zeigten, dass Omega-3-Supplemente Menschen mit kardiovaskulären Erkrankungen früher sterben lassen.

Besser als Tabletten ist Käse. Das Thema in der Fachwelt publik gemacht hatte eine Ärztin aus dem schweizerischen Gstaad: Christa Hauswirth. Sie hatte in der Zeitschrift Circulation, dem renommierten Organ der American Heart Association, einen Aufsatz publiziert. Titel: »Ist Schweizer Alpkäse Functional Food?« Ergebnis: Käse ist Functional Food, hat also ein

Gesundheits-Plus, wenn er von Kühen stammt, die artgerecht ernährt werden, beispielsweise auf der Alm (schweizerisch: Alp).

Doch auch Milch, Butter und Sahne aus dem Tal könnten mehr von den feinen Omega-3-Fetten enthalten, wenn die Kühe Gras und Heu fressen dürfen.

Am meisten Omega-3-Fette aber enthält Leinöl: 50 Prozent. Das ist weit mehr als in den Fischen steckt, die üblicherweise zur Deckung des Omega-3-Bedarfs empfohlen werden. Ein Esslöffel würde den täglichen Bedarf decken.

*************************** **INFO** ***************************

So viel Omega-3-Fette stecken in 100 Gramm eines Lebensmittels:

- *Leinöl: 63 g*
- *Walnussöl: 13 g*
- *Rapsöl: 9 g*
- *Thunfisch: 3,995 g*
- *Lachs: 3,216 g*
- *Hering: 1,200 g*
- *Makrele: 1,000 g*
- *Butter (Bio): 0,860 g*
- *Rotbarsch: 0,497 g*
- *Huhn: 0,460 g*
- *Schweineleber: 0,417 g*
- *Emmentaler (Bio): 0,310 g*
- *Sahne (Bio): 0,310 g*
- *Rindfleisch, Muskelfleisch (Bio): 0,095 g*
- *Vollmilch (Bio): 0,037 g*
- *Vollmilch (konventionell): 0,027 g*
- *Rindfleisch (Muskelfleisch): 0,027 g*

Für die warme Küche ist Leinöl nicht geeignet, seine Wirkstoffe gehen beim Erhitzen verloren. Weil Leinöl so empfindlich ist, wird es auch schnell ranzig. Deshalb sollte man es gut verschlossen im Kühlschrank aufbewahren. Und auch dort hält es sich nur wenige Monate.

[56] ANTI-OXIDANZIEN

Rostschutz fürs Hirn

Können die Anti-Aging-Hoffnungs-träger auch Schaden anrichten?

Sie machen die Tomaten rot, die Paprika grün und die Chili scharf. Sie sollen sehr gesund sein, schön machen, sexy – und das Gehirn bei Laune halten. Weil sie so gesund sind, sind sie auch als Geschäftsidee beliebt. Doch jetzt warnt sogar ein Nobelpreisträger: Antioxidanzien könnten Krebs nicht nur verhindern, sondern auch fördern. Was denn nun?

DAS STECKT DAHINTER

Antioxidanzien sind Substanzen, die die Zellen in Organismen vor den schädlichen Folgen des Sauerstoffs schützen. Der Mensch braucht Sauerstoff zum Leben. Doch der Sauerstoff kann zum Beispiel dazu führen, dass Eisen rostet, oxidiert. Ganz ähnlich ist das bei den Zellen im Körper, vor allem im GEHIRN [41]. Die Oxidation wird für eine Vielzahl von Erkrankungen mitverantwortlich gemacht. Antioxidanzien sollen in richtiger Dosierung vor KREBS [36] sowie das HERZ [14] schützen und das Gehirn auf Trab halten.

Weil die Sache mit dem Sauerstoff auch andere Organismen betrifft, gibt es in der Natur, in echter Nahrung, eine Fülle an Antioxidanzien. Deshalb können auch ungezählte Nahrungsbestandteile vor Oxidation schützen, zum Beispiel Vitamin C, auch Ascorbinsäure genannt, Vitamin E, Enzyme und Polyphenole wie Anthocyane und Flavonoide. Daneben aber sind auch noch weitere Substanzen hilfreich: Das Coenzym Q10 etwa oder eine Substanz namens Glutathion. All diese Antioxidanzien sind reichlich in frischem Obst und Gemüse enthalten, in Beeren wie Heidelbeeren und Erdbeeren, in Wassermelonen, Spargel, Kartoffeln und Orangen. Auch Carotine schützen Gehirnzellen, jene gelben bis orangefarbenen Farbstoffe, die natürlicherweise nicht nur in KAROTTEN [83] vorkommen. Die Aminosäure Cystein hat ebenfalls ein antioxidatives Potenzial. Sie findet sich in großen Mengen in Lachs, Garnelen, Geflügel und Rindfleisch sowie in Sojabohnen.

Antioxidanzien sind sozusagen Konservierungsstoffe für den Organismus. Diese Eigenschaften nutzt auch die Nahrungsindustrie für ihre Produkte, indem sie zum Beispiel Tiefkühlkost Vitamin C zusetzt; auch »frische« Fleischwaren werden damit behandelt. Daneben wird eine Fülle von weiteren Zusatzstoffen als Antioxidanzien eingesetzt: Curcumin etwa, Chlorophylle, LYCOPIN [62] oder Beta-Apo-8'-Carotinsäureester. Oder E 162, ein natürlicher roter bis dunkelroter Farbstoff, der als Extrakt aus Roten Beten gewonnen wird (»Betenrot«). Tocopherol (Vitamin E) wird als fettlösliches Antioxidationsmittel eingesetzt. Antioxidativ wirken auch Zitronensäure und Citrate, Weinsäure und ihre Salze, Zinndichlorid, Salzsäure oder die diversen Schwefelverbindungen – von der Schwefligen Säure (Schwefeldioxid) (E 220) bis zum Kaliumhydrogensulfit (E 228).

All diese Zusatzstoffe haben ganz andere Auswirkungen auf den Körper als die natürlichen Antioxidanzien aus Obst und Gemüse. Etwa die Sulfite. Sie haben vielfältige Nebenwirkungen und können zum Beispiel dazu führen, dass im DARM [98] aggressive Bakterien wachsen, die die Darmwand durchlöchern und dadurch zum »Leaky Gut Syndrome« sowie zu vermehrten Allergien führen.

Weil die Nahrungsindustrie ein exzessives Konservierungsbedürfnis hat, um die Haltbarkeit und damit die Profitabilität der Produkte zu erhöhen, werden diese Stoffe in gigantischen Mengen eingesetzt. Damit kann sich natürlich auch ihr Charakter und ihre Bedeutung für den Körper verändern. Wie bei der Zitronensäure eigentlich ein ganz normaler Bestandteil des Körpers. Sie wird für die Zwecke der Industrie in riesigen Mengen mithilfe des Schimmelpilzes Aspergillus niger produziert – und wird dadurch zum Gesundheitsproblem. Für die Zähne, aber auch fürs Gehirn, weil sie **ALUMINIUM [42]** dorthin einschleusen kann.

Sehr umstritten sind auch diejenigen Antioxidanzien, die als Nahrungsergänzungsmittel verkauft und geschluckt werden. Die Carotinoide (E 160) beispielsweise. Sie stehen im Ruf, besonders gesund zu sein, und werden daher vielen Lebensmitteln zugesetzt. Im Jahr 2000 wurde in der Europäischen Union die empfohlene maximale tägliche Aufnahme für Beta-Carotin (E 160a) von 5 Milligramm pro Kilogramm Körpergewicht auf 1 bis 2 Milligramm gesenkt. Grund dafür waren Studien, nach denen eine tägliche Aufnahme von 20 Milligramm isolierten Beta-Carotins bei starken Rauchern und Menschen mit Herz-Kreislauf-Erkrankungen das Risiko für Lungenkrebs und Herzinfarkt erhöht. Auch die Entstehung von Darmkrebs kann begünstigt werden. Wer regelmäßig größere Mengen zu sich nimmt, zum Beispiel weil er 1 bis 2 Liter mit Beta-Carotin angereicherte Multivitaminsäfte trinkt, erreicht schnell 20 Milligramm am Tag und damit die riskante Dosis. Anders als bisher angenommen schützen Antioxidationsmittel nicht nur vor Krebserkrankungen. Sie können einen Tumor auch vergrößern,

wenn der sich bereits in einem späten Stadium befindet und Metastasen gebildet hat. Das jedenfalls befürchtet der Medizin-Nobelpreisträger und Entdecker der DNA-Struktur, James Watson, im Fachjournal Open Biology. Gegen die natürlichen Antioxidanzien hat er selbstverständlich nichts einzuwenden: »Wir sollten Heidelbeeren essen, weil sie gut schmecken, und nicht, weil sie gegen Krebs helfen.«

BESSER

Sie schmecken aber nicht nur gut, womöglich haben sie tatsächlich auch positive Effekte auf die Gesundheit. Heidelbeeren enthalten ja, wie andere Beeren auch, besonders viele Antioxidanzien. Sie scheinen so auf natürliche Weise das Gehirn zu schützen.

Eine Tierstudie bewies, dass die antioxidative Kraft dieser Beeren sogar in der Lage ist, altersbedingte Schäden an Nervenzellen rückgängig zu machen. Die Aktivität der Nervenzellen und die Gedächtnisleistungen altersschwacher Ratten stiegen nach der täglichen Zusatzfütterung mit Heidelbeeren innerhalb von acht Monaten nachweisbar an, und altersbedingte Schäden an den Nervenzellen wurden offensichtlich behoben. Forscher hoffen daher, dass eine tägliche Extraportion der blauen Beeren auch

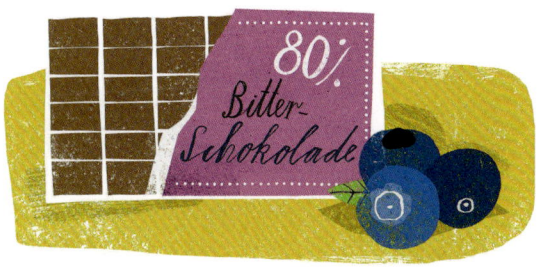

die Gedächtnisleistungen von Patienten mit ALZHEIMER [51] positiv beeinflusst.

Eine französische Studie kam zu dem Ergebnis, dass die Gedächtnisleistung älterer Menschen umso besser ist, je höher die Konzentration der Carotinoide im Blut ist. Die Studienteilnehmer mit den höchsten Carotinoid-Werten schnitten bei der Überprüfung des logischen Denkens bis zu 40 Prozent besser ab als die Teilnehmer mit den niedrigsten Werten. Sie gaben an, täglich frisches Obst und Gemüse zu essen. Besonders carotinoidreiche Nahrungsmittel sind: Möhren, Kohl, Spinat, Wassermelone, Tomaten, rote Grapefruit und Aprikosen. Eier von glücklichen Hühnern haben doppelt so viele gelbe Farbstoffe wie herkömmliche Eier. Das ergab eine Studie der Berliner Charité.

Schokolade enthält antioxidativ wirkende Polyphenole: je bitterer, desto mehr. Zudem haben auch viele Gewürze und Kräuter antioxidative Wirkung, wie LEINÖL [89], Tee, GRÜNTEE [88] und ROTWEIN [91]. BIO-Früchte [84] liegen übrigens oft besonders weit vorn.

INFO

Wissenschaftler des Instituts für Lebensmittel- und Umweltforschung in Ahrensburg verglichen die antioxidativen Potenziale von unterschiedlichen Getränken, darunter Rotwein, Grüntee, Cystustee, Kirschsaft und Kamillentee sowie eine Vitamin-C-Lösung in Wasser. Das Anti-Rost-Potenzial wurde mit einer speziellen Methode gemessen und in dem sogenannten Trolox-Wert angegeben. Dabei zeigte die Vitamin-C-Lösung eine antioxidative Kapazität von 5,6 Trolox und lag damit lediglich im Mittelfeld. Auf 1,0 kam der simple Kamillentee, auf 4,8 der Kirschsaft, Rotwein auf 5,3, Grüntee auf 8,5 Trolox. Ungeschlagen war der Cystustee aus Griechenland: Er kam auf 23,5 Trolox.

[57] FOLSÄURE

Auf Teufel komm raus

Lieber Leber für Mutter und Kind?

Folsäure zählt zu den Top-Hits unter den Gesundheitsstoffen. An ihr kommt keine Mutter vorbei, Schwangere sollen sie am besten schon vor der Zeugung einnehmen. Aber auch Kinder bekommen sie, zum Beispiel in CORN-FLAKES [53]. Lange war Folsäure, ein B-Vitamin, unter den Experten völlig unumstritten. Doch jetzt wachsen die Zweifel.

DAS STECKT DAHINTER

Wenn so ein Vitamin erst einmal eine gewisse Prominenz erreicht hat, wird es auf Teufel komm raus zugesetzt. Bei Folsäure ist das so. Sie hat den höchstmöglichen Status erreicht, wird von allen empfohlen. Folsäure ist das einzige Vitamin, bei dem unter Experten über die Versorgung mit zusätzlichen Gaben (Supplementierung) bisher weitgehend Einigkeit herrschte. Folsäure ist enthalten in den Milchprodukten für Säuglinge und Kleinkinder, in den üblichen Vitamindrinks, in den industriellen Müslis. Unter anderem. Nach einer Erhebung der Gesellschaft für Konsumforschung (GfK) enthält knapp die Hälfte der in Deutschland verkauften Frühstücksgetreideprodukte (Cerealien) Folsäure. Auch Salz wird angereichert. In manchen Ländern wird das Mehl fürs Brot »gefolsäuert«. In den USA und Kanada ist die Anreicherung von Getreideprodukten mit Folsäure sogar gesetzlich vorgeschrieben. Dort herrscht sozusagen ein Folsäurezwang.

Die Frage ist allerdings, wie viel Folsäure der Mensch wirklich braucht, vor allem das Kind. Und ab wann sie schädlich wird. Muttermilch enthält interessanterweise wenig Folsäure. Daraus könnte man den Schluss ziehen, dass Kinder wenig davon brauchen. Die Experten zogen allerdings den Schluss, dass Mutter und Kind dringend Extra-Folsäure brauchen und setzten den Tagesbedarf auf 400 Mikrogramm fest, für Schwangere und Stillende auf 600 Mikrogramm. Ihren Erfolg verdankt Folsäure zu guten Teilen einem Schreckensbild, mit dem sie vermarktet wird. Sie soll, so wollte es die herrschende Lehre, Kinder vor einem Neuralrohrdefekt bewahren, dem »offenen Rücken«, und die Zahl der Frühgeburten verringern. Zeitweilig galt Folsäure auch als hoffnungsvolle Kandidatin zur Vorbeugung gegen ALZHEIMER [51]. Denn das GEHIRN [41] braucht sie zur Produktion des Botenstoffs Noradrenalin. Folsäure ist wichtig für die Produktion der roten Blutkörperchen und fürs Immunsystem, zudem beim Schutz vor Arteriosklerose und Schlaganfall. Sie soll sogar die Spermaqualität verbessern und Darmkrebs verringern können. So dachte man. Mittlerweile werden allerdings kritische Stimmen lauter, die auf fehlenden Nutzen und bedenkliche Nebenwirkungen durch zusätzliche Folsäuregaben aufmerksam machen, etwa ein möglicherweise erhöhtes Krebsrisiko sowie erhöhte Asthmaraten.

Tatsächlich sind die Neuralrohrdefekt-Raten, die ja als Hauptargument galten, stark gefallen. Bei genauerem Hinsehen allerdings zeigte sich: Der Rückgang begann schon vor der allgemeinen flächendeckenden Folsäureverabreichung. Es lag also gar nicht an der Folsäure. Womöglich verringert sie das Risiko für Neuralrohrdefekte gar nicht. Denn es stellte sich heraus, dass manche Frauen, bei denen ein Mangel festgestellt wird, Folsäure aus der Nahrung aufgrund bestimmter genetischer Umstände gar nicht aufnehmen können. Man kann ihnen also Folsäure verabreichen, so viel man will: Es hilft nichts. Es ist zudem durchaus möglich, dass der gesunkene Folatwert im Blut nicht Ursache, sondern eine Folge der embryonalen Schäden ist. Gewissermaßen als Beleg dafür, dass der Körper verstärkt zu Reparaturmaßnahmen greift.

Zu viel Folsäure kann offenbar auch schaden. Zuerst waren es nur die vermehrten Zwillingsgeburten, die bei einer schwedischen Studie auffielen. Dann kamen immer neue Verdachtsmomente: Festgestellt wurde zum Beispiel ein erhöhtes Asthmarisiko für die Kinder. Folsäure kann das Risiko für Lungenkrebs, Darmkrebs, Brustkrebs bei Frauen und Prostatakrebs bei Männern erhöhen (siehe KREBS [36]).

Wer freiwillig noch größere Mengen nimmt als die empfohlenen 400 Mikrogramm am Tag, kann unter Schlafstörungen und dauerhafter Erregung leiden, zu HYPERAKTIVITÄT [44] und zu Blähungen neigen. Außerdem wurden vermehrt ALLERGIEN [12] sowie eine gestörte Geschmacksempfindung beobachtet, so das deutsche Bundesinstitut für Risikobewertung (BfR). Zudem kann die regelmäßige Einnahme von Folsäurepräparaten auch dazu führen, dass ein Vitamin-B_{12}-Mangel und eine daraus folgende Blutarmut unentdeckt bleiben. Genauso kann die Verwertung von Zink behindert werden, das unentbehrlich ist fürs Immunsystem, für die Haut und bei der Wundheilung. So könnten, meinte das Wissenschaftsmagazin New Scientist, die Folsäurerationen »mehr Probleme schaffen, als sie lösen«.

Hinzu kommt: Wer seinen Kindern Extra-Folsäure gibt, macht sie zu Versuchskaninchen in einem Experiment mit offenem Ausgang. Die »Abschätzung der Langzeitwirkung« durch künstliche Folsäure bei Kindern, so das BfR, werde dadurch »erschwert«, dass für sie »kaum Erfahrungen« mit solchen Zusätzen vorliegen. Das BfR meint jedenfalls, dass es in Sachen Folsäure, ihrer Verarbeitung im Körper und der Krankheitsvorbeugung »noch viele Wissenslücken gibt« und dass die Supplementierung mit Folsäure nicht in jedem Fall und für jeden Genotyp von Vorteil sei.

Mittlerweile habe sich »in Sachen Folsäure so viel Neues ergeben, dass man vermutlich umdenken muss«, sagte Professor Peter Stehle, zeitweilig Präsident der Deutschen Gesellschaft für Ernährung (DGE). Seine Gesellschaft gehörte bisher zu den eifrigsten Propagandisten der Folsäure. Und der Informationsdienst des Europäischen Instituts für Lebensmittel und Ernährungswissenschaften meint: »Angesichts potenzieller Nebenwirkungen ist daher nicht nachzuvollziehen, dass allen Schwangeren und solchen, die es werden wollen, Supplemente empfohlen werden.«

BESSER

Wenn die Menschen echte Nahrung bevorzugen würden, dürfte es ohnehin keinen Folsäuremangel geben. In Schokopudding, Tiefkühlpizza (siehe PIZZA [02]) und Dosenwürstchen fehlt das Vitamin allerdings. In der PARALLEL-WELT [16] der industriellen Nahrung geht tatsächlich Folsäure verloren, bei der industriellen Verarbeitung, bei langen Transporten, dem Aufenthalt im Supermarkt. Hitze, Licht, Sauerstoff und auch saure Konservierungsstoffe wie Ameisen-, Benzoe- und Sorbinsäure führen dazu, dass das Vitamin schwindet – bis hin zum Totalverlust. Auch Vitamin C als saurer Konservierungszusatz vernichtet Folsäure: Nahrungsprodukte mit Extra-Vitamin C zeichnen sich durch besonders niedrige Folsäurewerte aus. Folsäure: Der Name kommt aus dem Lateinischen: Folium, das Blatt. Wie die Folie. Tatsächlich enthalten grüne Blattgemüse Folsäure, wenn auch nicht sehr viel. Mehr davon steckt in Bohnen, Erbsen und Linsen. Und vor allem in Leber.

INFO

Natürliche Folsäure-Quellen
(pro 100 Gramm Nahrungsmittel):

❖ *Rinderleber 590 µg*
❖ *Mungobohnen 490 µg*
❖ *Kalbsleber 240 µg*
❖ *Grünkohl 187 µg*
❖ *Rosenkohl 182 µg*
❖ *Erdnüsse 169 µg*
❖ *Eigelb 160 µg*
❖ *Sojasprossen 160 µg*
❖ *Erbsen, grün 159 µg*
❖ *Petersilie 149 µg*
❖ *Schweineleber 135 µg*
❖ *Spinat 145 µg*
❖ *Blumenkohl 125 µg*
❖ *Brokkoli 111 µg*
❖ *Endiviensalat 109 µg*
❖ *Lauch 103 µg*
❖ *Haselnüsse 71 µg*
❖ *Erdbeeren 65 µg*
❖ *Chinakohl 65 µg*
❖ *Knäckebrot, Roggen 40 µg*
❖ *Vollkornbrot 15 µg*

Es gibt also keinen Folsäuremangel, jedenfalls nicht in der Welt der natürlichen Nahrung. Und es gibt auch keine Überdosierung. 400 Mikrogramm Folsäure entspricht einem Pfund Spinat. Da wird jeder vorher aufhören.

Dementsprechend sind sich die Experten einig: Durch die Folsäure »aus der üblichen Nahrung sind bisher keine unerwünschten Effekte beobachtet worden«, notierte das Berliner Risiko-Institut BfR.

[58] PROBIOTIKA

Vollkommener Blödsinn

Joghurt stärkt Abwehrkräfte – und zwar jedes

Nie wieder mit schniefender Nase durchs Schmuddelwetter ziehen müssen – dank des Joghurts, der vor Erkältung schützt? Super! Da legen viele gern ein paar Euro mehr auf den Tisch. Dumm nur, dass das eigentlich jeder Joghurt macht, weil jeder das Immunsystem stärkt. Der Aufpreis für die »probiotischen« Joghurts ist also rausgeschmissenes Geld.

DAS STECKT DAHINTER

Probiotika: Das sind Produkte mit lebenden Bakterien, die mit dem Lebensmittel aufgenommen werden und die Gesundheit positiv beeinflussen sollen. Sie zählen zu den erfolgreichsten Innovationen auf dem Nahrungsmarkt. Der Glaube unter den Kunden, dass sie sich durch den richtigen Griff am Kühlregal wappnen können, war stark. Er wurde auch mit hohem »Werbedruck« erzeugt. Doch dann wurden die Werbesprüche von der europäischen Lebensmittelaufsichtsbehörde Efsa überprüft – und es blieb nicht viel übrig. Die Gesundheitsversprechen der Konzerne wurden zurückgewiesen, weil es nach Meinung der Efsa-Experten keine überzeugenden wissenschaftlichen Beweise für die Reklamesprüche gibt.

Auf dem Markt sind zumeist probiotische Joghurts, aber auch andere Milchprodukte und sogar Wurst. In der Tiermast werden Probiotika ebenfalls eingesetzt, vor allem als Masthilfsmittel. Manche Experten vermuten, dass dieser Effekt auch beim Menschen möglich sei. Selbst für Babies sind »probiotische« Produkte auf dem Markt, sehr zum Missfallen der zuständigen Mediziner: Die Fachgesellschaften der Kinderärzte in Deutschland, Österreich und der Schweiz haben gemeinsame Empfehlungen zu Probiotika in Säuglingsnahrung verabschiedet – und ihre Skepsis formuliert.

Ein Vorteil für die Säuglinge sei »bisher nicht zweifelsfrei belegt«. Und bei kranken oder auch immungeschwächten Kindern seien Probiotika womöglich sogar eher von Nachteil. Die Kleinen sollten deshalb »nicht mit einer probiotisch angereicherten Säuglingsnahrung ernährt werden«. Auch Frühchen sollten »mit einer Frühgeborenennahrung ernährt werden, die keine Probiotika enthält«.

Gerade die Verabreichung von Mikroben über entsprechende Joghurts an kleine Kinder ist sehr umstritten. Denn der DARM [98] ist ja ein Tummelplatz für zahlreiche Bakterien. Immerhin 100 Billionen Bakterien leben im Darm, Angehörige von etwa 500 Arten. Die zusätzlichen Bakterien aus dem »probiotischen« Joghurtbecher sind da eine kleine Randgruppe – mengenmäßig vergleichbar einem halben Liter Wasser, den man in ein volles 25-Meter-Schwimmbecken kippt. Zudem ist die Rollenverteilung zwischen »guten« und »bösen« Bakterien noch nicht abschließend geklärt. Selbst wenn einige Bakterien positive Wirkungen haben sollten, sind auch Schäden denkbar – und angesichts der undurchschaubaren Verhältnisse im Dunkel des Darms schwer auszuschließen. So traten bei neugeborenen Mäusen, an die Bakterien vom Typ Lactobacillus rhamnosus GG verfüttert wurden, unerwartet viele Todesfälle auf. Der gleiche Bakterientyp war auch Hauptdarsteller bei einem Fall in Finnland, bei dem eine alte Dame zu Tode kam. Eine

74-jährige Patientin starb an einem Leberabszess. Sie hatte täglich einen probiotischen Joghurt gegessen. Die finnischen Ärzte wollten es ganz genau wissen und fanden dank eines genetischen Fingerabdrucks heraus: Der Lactobacillus rhamnosus GG, der den Abszess verursacht hatte, war genau jener aus dem Joghurt, den die alte Frau mit Vorliebe gegessen hatte. Die Zeitschrift Clinical Microbiology and Infection hatte, nachdem die ersten Berichte über Entzündungen der Herzinnenhaut (Endokarditis) erschienen waren, sogar vorgeschlagen, Warnhinweise auf allen probiotischen Erzeugnissen anzubringen, die Bakterien vom Typ Lactobacillus rhamnosus enthalten. Solche Vorfälle sind tragisch, aber es sind Einzelfälle, bei Patienten in Hospitälern, die ohnehin geschwächt sind. »Es ist nicht davon auszugehen, dass gesunde Menschen durch probiotische Joghurts gefährdet sind«, sagt selbst ein ausgewiesener Kritiker wie der Wiener Professor Wolfgang Graninger. Er hält dennoch nichts davon: »Probiotika sind ein

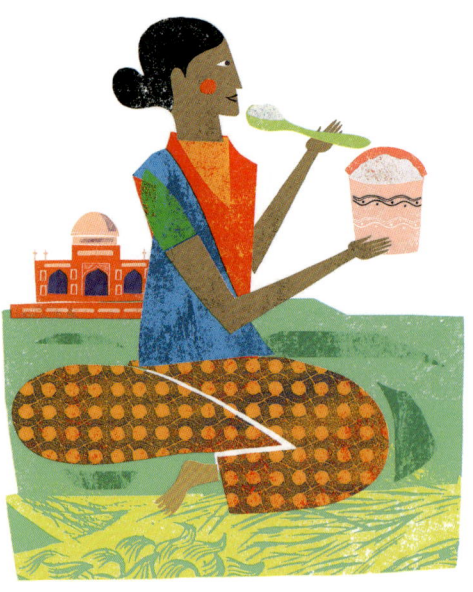

vollkommener Blödsinn, mit dem Unsummen verdient werden.« Denn: »Es grenzt an Volksverblödung, mit einer Bakterienspezies die Darmflora beeinflussen zu wollen.« Graningers Aufruf an alle: »Lasst euren Darm in Ruhe!«
Die Extra-Bakterien entfalten auch noch andere subtile Wirkungen. Und davon sind womöglich viel mehr Menschen betroffen. Sie sind nämlich heimliche Dickmacher. Das ist sogar wissenschaftlich nachgewiesen – von den Herstellern. Deshalb werden Probiotika in der Tiermast eingesetzt. Eine »Erhöhung der Lebendmasse« um sieben Prozent fand etwa eine Wissenschaftlergruppe des Instituts für Nutztierwissenschaften und Technologie der Universität Rostock bei »120 Masthybrid-Absetzferkeln« – mit Lactobacillus plantarum DSM 8862 und DSM 8866. Auch Masthähnchen wurden durch die Probiotika schwerer. Andere Studien berichteten von Gewichtszunahme bei Puten. Und bei Kindern: Das Bifidobacterium lactis HN019, so ergab eine US-Untersuchung, führte zu einer Gewichtszunahme bei Ein- bis Vierjährigen.
Probiotika können auch bei Allergien eine Rolle spielen. Eigentlich hofften Mediziner, sie könnten solche Reaktionen verhindern. Möglicherweise ist aber genau das Gegenteil der Fall und sie können diese fördern. Japanische Forscher hatten sogar »anaphylaktoide Reaktionen« beobachtet, also eine Art allergische Schocks, und sogar frühes Ableben, allerdings nur bei Mäusen, durch ein Bakterium namens Micrococcus luteus. Professor Leo Meile von der Eidgenössischen Technischen Hochschule (ETH) Zürich wies darauf hin, dass Probiotika auch beim Menschen die Durchlässigkeit des Darmgewebes erhöhen und damit Entzündungsprozesse und Allergien auslösen könnten. Außerdem könnten die Bakterien Antibiotikaresistenzen verbreiten.

BESSER

Dabei ist es für Experten überhaupt keine Frage: Joghurt ist gut. Wer kennt nicht die Geschichte von den Bulgaren, deren Vorfahren den Joghurt erfunden haben sollen, »der – sofern er regelmäßig gegessen wird – ein langes Leben verleihen soll«, wie sogar eine offizielle EU-Information über das Land verkündet. Auch die Griechen sind stolz auf ihren kräftigenden, vollfetten und eiweißreichen Joghurt. Selbst die Inder kennen ein ähnliches Nahrungsmittel namens »Dahi«, auch »Curd« genannt – vermutlich eine Abkürzung ohne »Jo«. Und auch die Österreicher haben natürlich solche Milchprodukte, mit ähnlichen Effekten. »Jedes Joghurt stärkt Ihre Abwehrkräfte«, so lautete einmal ein Slogan der AMA, der österreichischen Agrarmarketingagentur. Er war gewissermaßen die Antwort auf einen ähnlichen Werbespruch für den Danone-Joghurt »Actimel«, das prominenteste dieser Produkte. Danone klagte gegen AMA – und gewann. Die Formulierung war »ein Hieb auf Danone«, so der Wiener Anwalt Christian Hauer, der den Konzern vor Gericht vertrat. »Und das ist nicht zulässig.« Mittlerweile beharren auch die Probiotika-Hersteller nicht mehr auf ihrer allein selig machenden Kraft fürs Immunsystem. Sogar Joghurt-Anwalt Hauer hat gar nichts gegen die anderen Produkte: »Ich hätte überhaupt nichts dagegen, wenn sie sagen würden: Joghurt stärkt die Abwehrkräfte.« Feinsinnige juristische Unterscheidungen. Der Anwalt des Joghurt-Konzerns ist eigentlich ein Anwalt der Natur: »Der Apfel ist klar besser als Tabletten«, sagt er. Wichtig ist, dass der Joghurt nicht fettarm ist: Wer den isst, wird dicker, wie Studien ergaben. Außerdem wird es schwieriger mit dem Kinderkriegen. Denn fettarme Milchprodukte gefährden, wie Harvard-Forscher herausfanden, die Fruchtbarkeit bei Frauen.

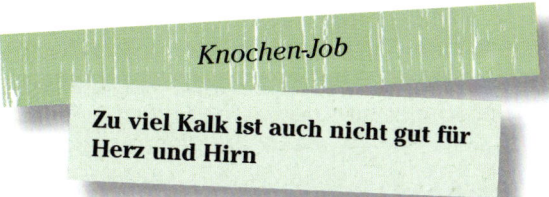

[59] KALZIUM

Knochen-Job

Zu viel Kalk ist auch nicht gut für Herz und Hirn

Im Internet meldete sich Opfer Sabine: »Hallo, ich habe vor 4,5 Monaten unsere Tochter entbunden und stille sie noch immer. Mit dem Zufüttern habe ich bereits begonnen. Gestern hat der Arzt ein Blutbild von mir gemacht. Es wurde eine geringgradige Hyperkalzämie festgestellt.« Hyperkalzämie. Verkalkung. Das Vitamin-Paket aus der Apotheke für Schwangere, das Sabine genommen hatte, enthielt neben diversen anderen Chemikalien auch Kalzium und Vitamin D. Zu viel Kalzium. Dass davon die Adern verkalken, wissen die wenigsten. Oder dass gar Herzinfarkt droht.

DAS STECKT DAHINTER

Der Knochen-Job ist die wichtigste, bekannteste Aufgabe des Kalziums. Dabei hat es noch andere Aufgaben im Körper zu erfüllen, etwa beim Aufbau der Zähne oder bei der Blutgerinnung. Kalzium hat sogar gewisse Leitungsaufgaben, steuert die Erregung von Muskeln und Nerven, stabilisiert Zellmembranen und ist für die Aktivierung einiger Enzyme verantwortlich. Doch offenbar fehlt es heute oft an diesem Stoff. Kalziummangel breitet sich aus, beklagt die Weltgesundheitsorganisation WHO. Sie zählt Kalziumdefizite zu den Mangelernährungserscheinungen von wachsender globaler Bedeutung. Dabei könnten die benötigten Mengen problemlos über normale Ernährung erreicht werden. Darauf weist die Europäische

Behörde für Lebensmittelsicherheit Efsa hin. Doch durch die modernen Inhaltsstoffe der Industrienahrung kann einiges durcheinandergeraten. So kann die Aufnahme des »Knochenminerals« durch Wurst, Fast Food, Fertiggerichte (durch die **PHOSPHATE [11]**), **SCHOKOLADE [30]** und Nuss-Nugat-Creme (wegen der darin enthaltenen Oxalate) gestört werden, genauso durch Kaffee oder Tee (und die darin enthaltene Gerbsäure) und sogar durch Vollkornbrot, wegen der darin enthaltenen Phytinsäure.

INFO

Cola ist häufig im Spiel, wenn schon Kinder mit Osteoporose ins Krankenhaus kommen, früher eine klassische Oma-Krankheit (Witwenbuckel). Der Grund: Jungen nehmen nur drei Viertel des Kalziums auf, das für ihren Knochenaufbau nötig wäre, Mädchen sogar nur zwei Drittel. Mit einem halben Liter Milch wäre der Mangel zu beheben. Stattdessen trinken sie häufig den »Kalzium-Räuber« Cola. Nach mehreren Studien steigt die Anzahl der Knochenbrüche bei den Kids mit zunehmendem Cola-Konsum.

Weil Knochenstärkung eine ehrenwerte Aufgabe ist, wird Kalzium in vielen Produkten, vor allem für Kinder, zugesetzt. In »Fruchtzwergen« beispielsweise. Man kann das Element auch als Extra im Drogeriemarkt kaufen. Doch weder Eltern noch Kinder haben die geringste Ahnung, ob es stimmt mit der Dosis, ob sie genug aufnehmen oder womöglich schon zu viel. Denn wer Kalzium zusätzlich einnimmt, riskiert eine Überdosis. Und die kann auch schaden. Manchmal kommen Nutzen und Risiko sogar zusammen. So kann Kalzium das Risiko für Knochenbrüche senken und das Darmkrebsrisiko um bis zu 15 Prozent reduzieren. Doch es kann überraschenderweise auch das Risiko für

Herzinfarkte um 30 Prozent erhöhen, so eine Übersichtsarbeit im British Medical Journal. »Wenn tausend Leute fünf Jahre lang Kalzium schlucken, kann man statistisch 26 Knochenbrüche verhindern, hat aber 14 Herzinfarkte mehr«, sagt der Medizinprofessor Ian Reid von der Universität im neuseeländischen Auckland. Kalziumpräparate sollten deshalb »zurückhaltender und nur nach ärztlicher Rücksprache eingenommen werden«, riet die Deutsche Gesellschaft für Innere Medizin in Wiesbaden. Die maximale tägliche Aufnahme für zusätzliches Kalzium ist in Deutschland auf 2000 Milligramm für Erwachsene festgelegt. Doch schon das kann zu viel sein. So zeigten Studien, dass Kalziumsupplemente von 1000 bis zu 2000 Milligramm täglich das Risiko erhöhen können, einen Herzinfarkt zu erleiden.

Das Verkalkungsrisiko wird noch weiter erhöht durch zusätzliches Vitamin D, wie es beispielsweise in Nährstoffmixturen aus der Apotheke angeboten wird – häufig sogar speziell für Schwangere, wie bei jener Sabine, die im Internet nach Rat suchte. Dieses Vitamin kann in höheren Dosen nicht nur für die Mutter, sondern auch fürs Baby zum Problem werden. »Überdosierungen von Vitamin D in der Schwangerschaft müssen verhindert werden«, warnt das Berliner Bundesinstitut für Risikobewertung (BfR). Es drohen lang andauernde Hyperkalzämie, körperliche und geistige Behinderung, Herzfehler (supravalvuläre Aortenstenose) und Augenschäden (Retinopathie). Kalzium und Vitamin D sind im Körper-Alltag eng verbunden. Zu viel Vitamin D kann überraschenderweise dazu führen, dass Kalzium fehlt. Wenn der Körper viel Vitamin D bekommt und nur wenig Kalzium, stürzt sich das Vitamin in seinem chemischen Übereifer auf jenes Kalzium, das bereits in den Knochen eingelagert ist. Der Körper verliert an Knochensubstanz.

BESSER

Es kommt wie stets auf die richtige Dosis an und auf die richtigen Verhältnisse zwischen den einzelnen Nährstoffen. Es ist höchst riskant, mit kühn zusammengemixten Extra-Supplementen zu operieren. Die aufgenommenen Gesamt-mengen sind nur schwer zu überblicken. Der Körper regelt seine Versorgung gemeinhin einfach über Lust und APPETIT [19]. Weil Kalzi-um in vielen echten Nahrungsmitteln enthalten ist, lässt sich der Bedarf von 1000 Milligramm gut über normales Essen decken, auch in der Schwangerschaft. Wer Milch und Käse nicht mag oder nicht verträgt, kann das »Knochen-konto« auch mit Kalzium aus Gemüse wie Grün-kohl, Brokkoli, Lauch, Spinat, Mangold, Fenchel, Hülsenfrüchte, Nüsse, Saaten, kalziumreiches Obst, wie Brombeeren oder Johannisbeeren sowie kalziumhaltigem Mineralwasser auffüllen. Vielleicht verschwindet dann irgendwann auch die Lust auf die »Kalziumräuber« aus Fast Food und Softdrinks.

INFO

Natürliche Kalziumquellen (Kalziumgehalt pro 100 Gramm Lebensmittel):
* *Edamer 800 mg*
* *Butterkäse 694 mg*
* *Camembert 570 mg*
* *Sesam 347 mg*
* *Ölsardinen 330 mg*
* *Hühnereigelb 282 mg*
* *Mandeln 252 mg*
* *Gartenkresse 214 mg*
* *Amaranth 214 mg*
* *Grünkohl 212 mg*
* *Rucola 160 mg*
* *Haselnüsse 149 mg*
* *Spinat 140 mg*
* *Grüne Bohnen 113 mg*

[60] SMOOTHIES UND SÄFTE

Obst der dritten Art

Kinder, die viel Saft trinken, wachsen langsamer

»So lecker wie Eis, so bunt wie Limonade und so gesund wie Obst«, so beschreibt es eine Fachzeitschrift der Getränkeindustrie. Sie sind so etwas wie der Inbegriff des modernen Ge-sund-Drinks. Cool, simpel, schnell. Pure Frucht! Noch fruchtiger als Fruchtsaft! Und erheblich schicker! Smoothies: Das Obst der dritten Art erscheint potenter und gesünder als der alte Naturkram. Und jetzt gelten sie plötzlich als »die neue Gefahr«. Aber wieso denn?

DAS STECKT DAHINTER

Tatsächlich gibt es schon Fachleute, die ausge-rechnet vor den beliebtesten Gesundheits-drinks warnen: »Smoothies und Fruchtsaft sind die neue Gefahr«, sagt der US-Ernährungspro-fessor Barry Popkin. In erster Linie natürlich für die wachsende Zahl der Menschen, die Frucht-zucker (siehe FRUKTOSE [37]) schlecht vertra-gen und an einer Fruktosemalabsorption lei-den. Doch der Fruchtzucker in den Drinks hat auch für andere Risiken und Nebenwirkungen. Als Dickmacher, beispielsweise.
Fein, sämig, cremig: So etwa übersetzt man das englische Wort »smooth«. Smoothies sind dick-flüssige Säfte, industriell aufbereitete Früchte, die im Supermarkt länger halten als echtes

Obst. Sie werden ausgepresst, verquirlt und meist sterilisiert. Bei den Konsumenten und in der Werbung gelten sie als gesund. Für den Körper sind sie das weniger.

Dabei treten die smoothen Drinks auf, als ob sie von höherer Stelle quasi amtlich empfohlen werden. Einer verspricht, er helfe »auf einfache Art und Weise, 50 Prozent Ihres täglichen Bedarfs an Obst & Gemüse zu decken«. Ein anderer gar liefere gleich 100 Prozent der täglichen Obstration. Auf vielen Plastikpackungen prangt das Logo der Initiative »5 am Tag«, einer weltweiten Werbekampagne für mehr Obst und Gemüse, organisiert von den großen Frucht-Multis, Supermärkten und dem Abspeck-Konzern Weight-Watchers. Auch die Deutsche Gesellschaft für Ernährung (DGE) rät zu 5 am Tag. Aber 5-mal Smoothies?

Es sind ja keine echten Früchte mehr. Der Geschmack erinnert eher an pasteurisierte Babygläschen oder Dopingcocktails. Die echte Frucht von Bäumen und Sträuchern, Obstwiesen und Erdbeerfeldern gerät dabei ganz in Vergessenheit. Und Smoothies wirken offenbar auch anders als echte Früchte. Zum Beispiel auf die Zähne. So wirke beispielsweise der ZUCKER [33] bei gleicher Menge Frucht im verarbeiteten Obst aggressiver und führe zu Dentalerosionen, kritisieren Zahnärzte.

Auch andere Mediziner sehen Nebenwirkungen. Immer mehr Menschen vertragen keinen Fruchtzucker mehr, reagieren auf Obst mit Blähbauch, Durchfall und Darmrumoren. Für sie können Smoothies ein zusätzliches Risiko darstellen. Sie liefern viel Fruktose in kurzer Zeit und sorgen so für die damit einhergehenden Nebenwirkungen der Fruktose-Malabsorption, von Übergewicht bis zu Diabetes.

Die beliebten Fruchtsäfte sind auch nicht viel besser. Auch sie können durch Zitronensäure und andere Fruchtsäuren zu Zahnschäden führen. Im fortgeschrittenen Stadium bleiben von den Zähnen nur noch dunkel gefärbte, kleine Stummel übrig. Nach einer Untersuchung unter zwei- bis fünfjährigen Kindern, die in der Zeitschrift Pediatrics veröffentlicht wurde, können Fruchtsäfte sogar zu Mangelernährung führen. Denn sie enthalten zu viel Zucker und sättigen die Kinder so sehr, dass sie keinen Appetit mehr auf das haben, was fürs Wachstum nötig ist. Zweijährige, die viel von diesen Fruchtsäften tranken, waren 2,8 Zentimeter kleiner als ihre Altersgenossen, die fünfjährigen Saftfans um 4,6 Zentimeter.

BESSER

Echtes Obst ist nach Expertenmeinung weiterhin unschädlich – in den üblichen Mengen. Das ergab eine Studie im Auftrag der British Medical Association. Menschen, die Obst essen, statt Fruchtsäfte zu trinken, entwickeln seltener Diabetes und werden auch weniger dick. Echtes Obst enthält zwar auch Fruchtzucker, aber er wird nicht so schnell aufgenommen.

Und gegen den Durst? Die Deutsche Gesellschaft für Ernährung (DGE) hat sich für den Mittelweg entschieden: Sie empfiehlt als optimales Kindergetränk die Fruchtsaftschorle. Mischungsverhältnis: ein Teil (unvitaminisierter) Fruchtsaft auf ein bis zwei Teile Mineral- oder Leitungswasser. Kinder trinken nach Meinung der Ernährungsberater besonders gerne Apfelsaftschorle. Auch die fruchtig-süße Mischung aus abgekühltem Rotbuschtee und Orangensaft (im Verhältnis 1:1) gilt als empfehlenswert. Fruktoseskeptiker unter den Experten finden »fruchtig-süß« allerdings nicht mehr so prickelnd. Sie empfehlen gegen Durst ganz einfach: Wasser. Pur. Und Obst als Obst.

[61] CLA

Dickes Geschäft

Wie schön: Der Schlankmacher steckt auch in Sahne

Schade, dass er lange nicht bekannt war, dieser Stoff, der beim **ABNEHMEN [67]** hilft und die Figur verbessert. Jetzt aber locken auch schöne Geschäfte, denn der wunderbare Stoff wird als Pulver verkauft, von großen Firmen. Noch schöner ist, dass er in **SAHNE [90]** und Butter enthalten ist – die figurbewusste Menschen des Fettes wegen aber oft meiden. Leider, denn das Pulver hat, wie so oft, Risiken und Nebenwirkungen.

DAS STECKT DAHINTER

CLA heißt der Stoff, Conjugated Linoleic Acid (konjugierte Linolsäure). Und er soll tatsächlich schlank machen. CLA hat sich bei Mäusen schon als probates Mittel zur Figurverbesserung erwiesen. Die Nager verloren durch den Stoff an Fett und gewannen mehr Muskelmasse. »CLA ist ein sehr effektiver Abnehm-Nährstoff«, sagt der US-Ernährungswissenschaftler Byron Richards. Deutsche Hormonforscher fanden heraus, dass der Stoff sogar Fettzellen auflösen kann, indem er dort an die sogenannten Killer-Rezeptoren andockt. Früher galt, dass Fettzellen, wenn sie einmal da sind, nie wieder verschwinden. Das war einmal.

Überraschenderweise ist CLA von Natur aus im Milchfett enthalten, besonders viel davon also ausgerechnet in Butter und Sahne. Und in fettem Joghurt mehr als in fettarmem. Profitabler wird der Stoff allerdings, wenn er nicht aufwendig durch die Kuh erzeugt wird, sondern auf chemischem Wege, aus billigen Rohstoffen. In den USA erhielt die Substanz den Segen der Behörden als Nahrungszusatz. Die deutsche BASF-Tochter Cognis, Marktführer bei CLA, hat sogar schon die Zulassung für den chinesischen Markt.

Die Dicken sind ein ganz besonderer Wachstumsmarkt. Je dicker die Bäuche, desto dicker das Geschäft, sagen sie in den USA (»Expanding waistlines, expanding market«).

Auf CLA ruhen ganz besondere Hoffnungen. Der tägliche Konsum kann Gewicht und Fettanteil bei übergewichtigen und fettleibigen Kindern reduzieren, so eine Studie. »Die erste Studie für die Anwendung von CLA als Nahrungszusatz zeigt vielversprechende Effekte, um bei Kindern Körperfett und Körpermasse zu verringern«, sagte Alfred Haandrikman von Lipid Nutrition. Ein Konkurrent von Cognis. Wer als Zukunfts-Company gelten will, setzt jetzt auf CLA.

Das ist besonders lustig. Denn eigentlich ist CLA ja in Milchfett enthalten. Weil die Leute aber fettarm essen, wie es die Ernährungsexperten empfehlen, essen sie weniger CLA – und werden dicker. Der Branchendienst Nutraingredients sagt: »CLA ist eine Fettsäure, die natürlicherweise in Fleisch und Milchprodukten enthalten ist. Infolge von Veränderungen in der westlichen Ernährungsweise ist der durchschnittliche Verzehr von CLA zurückgegangen.« Denn: »Wenn das Fett entfernt wird aus einem Milchprodukt, um ein fettarmes zu machen, wird das Fett CLA gleich mit entfernt.« Eine Superchance, als Business gesehen. Man kann das Fett jetzt separat verkaufen, aus viel billigeren Rohstoffen als Milch, Butter, Sahne. Es wird dann nicht nur Getränken und Frühstückscerealien zugesetzt. Sondern auch Milchprodukten. Und dafür gibt es auch noch einen »Health Claim«, den amtlichen Wirknachweis: Hilft, das Körperfett zu reduzieren. Davon können Butterkuchen und Sahnetorte nur träumen.

Es gibt aber auch Schattenseiten. Die Deutsche Gesellschaft für Ernährung (DGE) ist den angeblichen Schlankmachern gegenüber skeptisch: Es seien »weitere Studien notwendig«, die die behaupteten Effekte genauer untersuchen – und auch mögliche Nebenwirkungen. Wissenschaftler vermuten, dass CLA zwar das Risiko für bestimmte hormonabhängige Krebsarten senkt und vor einer Verkalkung der Blutgefäße schützt. Bestimmte CLA-Varianten können Entzündungsfaktoren im Blut senken, vorbeugend wirken gegen **KREBS [36]**, Herzkreislauf-Erkrankungen und weitere Zivilisationserkrankungen. Andere CLA-Varianten scheinen beim Menschen aber den Entzündungsstatus und auch das »gute« HDL-**CHOLESTERIN [38]** negativ zu beeinflussen, das Risiko für **DIABETES [34]** und über erhöhte »Lipidperoxidation« auch das für Herz-Kreislauf-Erkrankungen zu steigern. Die gefährlichen CLA-Varianten finden sich besonders in künstlich aus pflanzlichen Ölen gewonnenem Fett, also je-

nen billigen Rohstoffen fürs kommerzielle Abspeck-Pulver. Das Original-CLA aus dem wertvollen Milchfett hingegen stellt keine entzündungsfördernde Gefahr dar.

Rein chemisch betrachtet gehört CLA zu den **TRANSFETTEN [43]**, ist aber nicht zu verwechseln mit den ungesunden industriellen Varianten. Die industriellen Varianten, ursprünglich zur Herstellung von **MARGARINE [52]** erfunden, sind höchst ungesund, die natürlichen, ganz im Gegenteil, sehr gesund.

BESSER

Wer ohne Nebenwirkungen schlank werden will, greift lieber zu den echten Abspeckfetten. CLA kommt von Natur aus nicht nur im Milchfett von Kühen vor, sondern auch in dem von Ziegen und Schafen. Vor allem, wenn die Tiere auf der Weide grasen dürfen, können sie 300 bis 500 Prozent mehr CLA bilden als Artgenossen, die Kraftfutter, Heu und Silage fressen.

In der besten aller Welten dürfen die Kühe also auf der Weide grasen und machen prima Milch, aus der super Sahne gewonnen wird, die die Menschen dann in fröhlicher Kaffeerunde zum Kuchen genießen und dabei schön schlank bleiben.

CLA zeigt, dass in der Welt der echten Nahrung die guten Dinge offenbar selbst darauf angelegt sind, dass sie keinen größeren Schaden anrichten. Und dazu gibt es auch noch gute Gefühle. Denn echte Schlagsahne zum echten Erdbeerkuchen enthält auch noch **OMEGA-3-FETTE [55]**, die bekanntlich für gute Stimmung sorgen. Wie jeder weiß, der Erdbeerkuchen mit Schlagsahne in lustiger Kaffeerunde genießt.

Außerdem ist CLA interessanterweise wichtig für die Fruchtbarkeit bei der Kuh. Kein Wunder, dass es bei **KINDERWUNSCH [81]** ganz wichtig ist, dass Frauen vollfette Milchprodukte essen – und nicht die magere Variante.

[62] LYCOPIN

Gutes aus Italien

Der Tomaten-Stoff wird jetzt auch von Schimmelpilzen erzeugt

Es ist ein Stoff mit deutlichem Bezug zum Italienurlaub: Lycopin, der Stoff, der die Tomaten rot macht, kommt in Sauce Bolognese vor und hilft gegen Sonnenbrand. Ganz ohne Zweifel also etwas Gesundes. Soll sogar schön machen und jung halten. Kein Wunder, dass die Geschäftemacher auch hinter ihm her sind und ihn künstlich nachbauen – nicht aus Tomaten, sondern preisgünstig mithilfe eines Schimmelpilzes. Fragt sich nur, ob es noch das Gleiche ist!

DAS STECKT DAHINTER

Es wächst, wo die Sonne scheint, und hilft auch gegen ihre Folgen: Lycopin ist einer dieser Stoffe, die sehr schön zeigen, wie sich die Menschen ihre Nahrung geschaffen und gesucht haben. Passend zu den Umständen, auch den klimatischen, in denen sie leben.

Lycopin ist ein Carotinoid, ein natürliches Pigment in Pflanzen, Früchten und Gemüse wie eben Tomaten, aber auch Aprikosen, Guaven und Wassermelonen. Der **FARBSTOFF [50]** zählt zu den **SEKUNDÄREN PFLANZENSTOFFEN [66]**, genauer: den **ANTIOXIDANZIEN [56]**.

Lycopin wirkt wie Sonnenschutz von innen und bewahrt auch vor Hautalterung. Die Hautzellen und deren Erbsubstanz werden vor schädlichen UV-Strahlen geschützt und dadurch jung und schön erhalten. Eine zehnwöchige Studie der Universität Düsseldorf konnte zeigen, dass schon 2,5 Esslöffel Tomatenmark täglich im Essen in Kombination mit einem Esslöffel Öl das Risiko für Sonnenbrand um 40 Prozent senken.

Es gibt aber nicht nur das echte Lycopin. Es gibt auch Lycopin als Farb- und Zusatzstoff für industrielle Lebensmittel mit der E-Nummer 160d. Er wird immerhin aus Tomaten gewonnen. Es gibt zudem jedoch eine biotechnisch produzierte Variante für Nahrungsergänzungsmittel, hergestellt von einem Schimmelpilz namens Blakeslea Trispora. Wenn ein Zusatz so billig produziert werden kann, beginnt die fieberhafte Suche nach hilfreichen Wirkungen, die das Geschäft fördern könnten. Je mehr Indikationen, desto mehr Absatzmöglichkeiten. Manche Wissenschaftler sind schon fündig geworden. So soll Lycopin das Risiko für Herz-Kreislauf-Erkrankungen (siehe **HERZ [14]**) mindern sowie die Gesundheit der Augen fördern. Finnische Forscher fanden Hinweise, dass Lycopin auch vor Schlaganfall schützen könnte. Vor **KREBS [36]** soll Lycopin ebenfalls schützen, bei Haut-, Brust-, Lungen- und Leberkrebs. Darauf jedenfalls deuteten Tierstudien hin. Studien am Menschen waren in dieser Hinsicht widersprüchlich. Manche zeigten beispielsweise bei Prostatakrebs eine Verbesserung, andere eine Verschlimmerung der Symptome.

INFO

Europäische Verbraucher nehmen nach Schätzungen deutlich mehr Lycopin auf, als gut für sie ist. Kinder zum Beispiel essen häufig rund 50 Prozent mehr als von den Behörden vorgesehen. Der Grund: Sie essen viele bunte Produkte, und die enthalten häufig Farbstoffe. Und es sind nicht nur die Lycopin-Risiken, die sie treffen können. Der Farbstoff mit der E-Nummer 160d kann auch ALUMINIUM [42] enthalten, das als Risikofaktor für ALZHEIMER [51] gilt.

BESSER

Bei echten Tomaten sind die Risiken und Nebenwirkungen naturgemäß gering. Sie haben sich evolutionär bewährt. Und die optimale Kombination der verschiedenen Wirkstoffe ergibt sich ganz zwanglos durch überlieferte Rezepturen. Zum Beispiel die Sauce Bolognese zu den Spaghetti.

TIPP

Für eine echt italienische Sonnenschutz-Sauce nimmt man 200 Gramm Hackfleisch, brät es kurz an, bis es hell wird, fügt dann ebenso viel Tomaten hinzu, eine Hühnerleber, eine Möhre, ein bisschen Thymian und Oregano und lässt das Ganze köcheln, bis alles schön zusammengeschmort ist. Am Schluss noch einen Schuss Olivenöl darüber und mit ein bisschen Butter und geriebenem Parmesan servieren. Dazu natürlich klassischerweise: Spaghetti. Schmeckt wunderbar und hat sogar einen tieferen Sinn. Vor allem, wenn die Sonne scheint.

Neuerdings gibt es Hinweise, dass Fett dazu beitragen kann, die Aufnahme von Lycopin im Körper zu verbessern. Verschiedene Studien ergaben, dass die Lycopinaufnahme von gekochten, gewürfelten Tomaten durch Olivenöl deutlich erhöht wird. Eine andere Studie zeigte, dass auch die antioxidative Aktivität durch Olivenöl erhöht wird, zum Beispiel im Vergleich zu Sonnenblumenöl.

Beim SALAT [68] ist es ganz ähnlich. In einem Experiment hatten Wissenschaftler verschiedene Dressings untersucht, fettfreie, fettarme und vollfette. Die anschließende Analyse von Blutproben zeigte, dass die Vollfett-Variante die Verwertung des Lycopins am besten ermöglichte. Es scheint also, dass sie recht haben, die Italiener, Spanier und Griechen, die immer reichlich

Olivenöl zu den Tomaten geben – egal ob im Salat oder in der Sauce.

Eine Überdosierung verhindert der Körper übrigens ganz elegant, indem er Symptome von Überdruss zeigt, wenn er wochenlang Spaghetti Bolognese verzehren muss. Oder Tomaten mit Mozzarella.

[63] SOJA

Fleisch ohne Knochen

Pech für Allergiker: Die vielen Verstecke der Bohne

Chinesische Mediziner nennen es »Fleisch ohne Knochen«. Attraktiv ist es vor allem für die wachsende Zahl der Vegetarier: Soja. Gesund, eiweißreich, nährstoffreich. Ersetzt man nur 15 Gramm tierisches Eiweiß – das sind zwei Scheiben Wurst – durch 15 Gramm Sojaeiweiß, verbessere sich die Ernährung um Klassen, sagen Ernährungsberater. Beliebt ist Soja auch bei der Nahrungsindustrie. Es verbirgt sich als Zusatzstoff in vielen Lebensmitteln und kann Allergien und sogar tödliche Schocks hervorrufen.

DAS STECKT DAHINTER

Soja kann für Frauen ein Segen sein, seine Verbreitung in Asien wird als Grund dafür angesehen, dass dort Frauenleiden wie etwa Brustkrebs seltener auftreten. Soja ist aber auch ein beliebter Grundstoff für Nahrungszusätze. Es ist Basis für Babynahrung. Und es ist ein wichtiger Baustein fürs Tierfutter in der Massentierhaltung. Soja, die traditionelle Nahrungspflanze, ist zum Grundstoff der Hightech-Nahrungs-industrie geworden. Viele der modischen Soja-produkte enthalten eine Fülle von problemati-schen Zusätzen, wie ZUCKER [33], Stabilisatoren, die für HERZ [14] und Knochen schädlichen PHOSPHATE [11] sowie industrielle AROMEN [23] für den GESCHMACK [21].

Vor allem die zahlreichen Zusatzstoffe auf Sojabasis können zum Risiko werden. Sogar im HAMBURGER [01] steckt Soja: als Sojaöl und Sojamehl. Auch die als Emulgatoren eingesetz-ten Mono- und Diglyceride von Speisefettsäuren werden häufig aus Soja hergestellt. So ist Soja mittlerweile in 30 000 Lebensmitteln enthalten – und wird immer mehr zum Risiko für Allergiker. Durch den »zunehmenden Einsatz von Soja in der Lebensmittelindustrie«, so vermerkte der Ernährungsbericht der Bundesregierung schon 1992, sei eine »Zunahme der Sensibilisierung gegen Soja« zu beobachten.

Die meisten Menschen kommen mit Soja über Zusatzstoffe in Kontakt. Durchschnittlich fünf Kilo verspeist der Bundesbürger davon jährlich. Zu den Zusatzstoffen auf Soja-Basis zählen:

❖ Lecithin (E 322): Dient der Konservierung und Stabilisierung und ist häufig Bestandteil von Schokolade, auch Nutella, und Backmitteln.

❖ Mono- und Diglyceride von Speisefettsäuren (E 471, 472a): Sie dienen unter anderem als Emulgatoren in MARGARINE [52], Wurst, Süßig-keiten, SAHNE [90], EIS [26]. Sie sorgen dafür, dass das Pulver fürs KARTOFFELPÜREE [08] oder Säuglingsnahrung nicht verklebt. Ver-bessern die Backeigenschaften in Broten. Und dienen sogar als Schaumverhüter in Marmeladen.

❖ Saccharoseglyceride (E 474): Kekse, Kuchen, Brot und Brötchen gehen besser auf, Dres-sings und fettige Soßen lösen sich nicht wie-der in ihre Bestandteile auf, Formfleisch und gepresster Fisch bleiben saftig – dank dieses

Sojaabkömmlings mit dem unaussprechli-chen Namen.

❖ Polyglycerinester von Speisefettsäuren (E 475): Sie dienen als Emulgator in Desserts oder verhindern, dass Bratfett spritzt. E 475 ist zu-gelassen für Back- und Süßwaren, Kaugum-mi, Fettemulsionen, Milch, Sahneimitate, Kaf-feeweißer und Desserts.

❖ Propylenglycolester von Speisefettsäuren (E 477): Emulgator für Brot, Kuchen, Kekse, Backmargarine, Milch- und Sahneimitate, Desserts, Eis, Süßigkeiten und Kaffeeweißer.

❖ Thermooxidiertes Sojaöl mit Mono- und Di-glyceriden (E 479b): Wird vor allem in Pro-dukten fürs Braten eingesetzt, Margarine oder Pflanzencremes.

❖ Speisefettsäuren (E 570): Trennmittel für Kaugummimasse.

❖ Glycerin (E 422): Dient als Feuchthaltemittel für Weingummi, Süßigkeiten, Kuchen sowie Fleischerzeugnisse.

Soja ist häufig auch Ausgangspunkt vegetari-scher Fleischaromen. Dafür wird die Bohne mit Salzsäure übergossen und mit Natronlauge neutralisiert. Doch selbst dann kann sie noch allergene »Restaktivität« entfalten, schreibt das Bundesgesundheitsblatt. Im Eis führte ein Soja-zusatz, so das Blatt, zu »Erbrechen, Asthma, Bewusstlosigkeit«, in Schweden war sogar ein »schwerer zerebraler Schaden« Folge des Kon-sums von sojahaltigem Eis – eine dauerhafte Schädigung des Gehirns. Ebenfalls in Schwe-den starb eine Patientin nach dem Verzehr von Fleischbällchen mit Soja. Und ein Todesfall war auf Soja in Hamburgern zurückzuführen. Eine Patientin starb nach dem Verzehr von PIZZA [02] mit sojahaltiger Wurst.

Auch im Tierfutter wird Soja eingesetzt, für Nutz-tiere genauso wie für Haustiere. Dabei wird auch genverändertes Material untergemischt. Überhaupt ist Soja die wichtigste Einfallschneise für Gentechnik in die Nahrungskette: 85 Prozent der US-amerikanischen Ernte sind genverändert, 90 Prozent der rumänischen, 98 Prozent der argentinischen. Da kann es schon einmal vorkommen, dass solches Material durch die Maschinen rutscht. Bei Untersuchungen des Chemischen und Veterinäruntersuchungsamtes (CVUA) Freiburg war etwa ein Drittel aller Sojaprodukte, darunter auch Lecithin, mit Spuren von genverändertem Material verunreinigt – wenn auch in geringen Mengen von unter 0,1 Prozent.

BESSER

Wer auf Soja allergisch reagiert, muss natürlich alle Sojaprodukte und auch sämtliche verdächtigen Zusätze weiträumig umgehen. Für alle anderen gilt: Wenn sie in den kulturell üblichen Kontexten verzehrt werden, stören sie die Entwicklung oder die Gesundheit nicht. Im Gegenteil: Soja gilt als Anti-Aging-Lebensmittel, weil beispielsweise Japaner weltweit die längste Lebenserwartung haben und asiatische Frauen im Vergleich zu westlichen seltener an Herz-Kreislauf-Erkrankungen leiden, eine höhere Knochendichte aufweisen und keine Wechseljahresbeschwerden haben. Ausschlaggebend dafür sei, so eine gängige Erklärung, die traditionelle Ernährung in Asien, die seit jeher reich an Soja ist.

Für die positive gesundheitliche Wirkung von Soja werden unter anderem die hormonellen Effekte verantwortlich gemacht – die allerdings auch in vielen westlichen Nahrungsmitteln vorkommen, wie beispielsweise in LEINÖL [89]. Wichtig ist natürlich auch, dass Sojaspeisen möglichst naturbelassen sind. Viele Produkte aus der Veganer-Ecke im Supermarkt enthalten ein halbes Chemielabor – und werden mit AROMA [23] geschmacklich aufgerüstet. Veggie-Würstchen mit feiner Chemienote? Nein danke!

[64] PHYTO-ÖSTROGENE

Hopfen ist weiblich

Wenn Pflanzen wie ein Geschlechtshormon wirken

Zuerst fiel es Hirten in Australien auf: Ihre Schafe wurden plötzlich unfruchtbar. Bald fand man eine Erklärung für das seltsame Phänomen. Die Schafe hatten auf Kleeweiden gegrast, und Klee enthält hormonähnliche Stoffe. Der Sachverhalt betrifft auch uns Menschen, vor allem Vegetarier, die mehr von hormonaktiven Pflanzen essen. Und Biertrinker: Der Bierbauch ist eine Folge des hormonell aktiven Hopfens. Die hormonwirksamen Stoffe können Krebs vorbeugen – oder ihn beschleunigen.

DAS STECKT DAHINTER

Phytoöstrogene sind hormonell wirksame Stoffe aus Pflanzen. Sie sind berühmt geworden als Helfer gegen Wechseljahresbeschwerden, wie Hitzewallungen, nächtliche Schweißausbrüche und verminderte sexuelle Lust. Inzwischen werden Phytoöstrogene auch als hormonausgleichendes Mittel für junge Frauen und gegen Menstruationsbeschwerden gehandelt, sie sollen Jugend und Schönheit bewahren. Phytoöstrogene schützen das HERZ [14], indem sie das CHOLESTERIN [38] senken. Sie stärken den Knochen und hemmen die Bildung hormonabhängiger Tumore. Doch es gibt, wie so oft, auch Risiken und Nebenwirkungen.

Die hormonwirksamen Bestandteile sind in vielen Nahrungsmitteln enthalten. Das berühmteste Beispiel ist **SOJA [63]**. Pflanzliche Hormone in großen Mengen finden sich auch in anderen Bohnen, in Erbsen und Linsen, Brokkoli, Zwiebeln und Möhren, aber auch in Granatäpfeln, normalen Äpfeln und anderen Obstsorten sowie in vielen Nüssen und Samen. Auch Tee und sogar Kaffee sowie etliche Kräuter enthalten Phytoöstrogene.

Ob diese Stoffe Fluch oder Segen sind, hängt unter anderem vom Zeitpunkt des Verzehrs ab. Bekanntlich hat alles seine Zeit, und wenn Hormone zur Unzeit kommen, können sie auch Schaden anrichten. Zum Beispiel, wenn Soja früh im Leben verabreicht wird. Bekommen Mädchen im Säuglingsalter Fläschchennahrung auf Sojabasis, kann dies zu einer verfrühten Geschlechtsreife führen. In einer US-amerikanischen Studie mit 17 000 Mädchen hatte ein Prozent aller Dreijährigen erste Anzeichen von Brüsten und Schamhaaren. Ursache: Die Hormondosis aus dem Fläschchen. Ein ähnlicher Fall wurde auch aus der Schweiz berichtet; bei diesem Mädchen normalisierte sich wieder alles, nachdem die Eltern damit aufhörten, es mit Fläschchennahrung aus Soja zu füttern. Negative Effekte zeigten sich auch in Tierversuchen. Bei Mäusen können die hormonaktiven Stoffe aus der Soja-Babynahrung das Immunsystem stören. Dies kam bei einer Studie am Fachbereich für Veterinär-Biowissenschaften der Universität von Illinois heraus.

Die Pflanzenöstrogene aus Soja können auch auf das **GEHIRN [41]** und das Verhalten wirken – angesichts wachsenden Sojakonsums ein »Thema von steigender öffentlicher Bedeutung«, so die Untersuchung eines Gesundheitsforschungszentrums im US-Bundesstaat North Carolina. Auch die britische Lebensmittelsicherheitsbehörde Food Standards Agency (FSA)

warnte deshalb vor Soja-Säuglingsnahrung. Mögliche Folgen seien erhöhte Menstruationsbeschwerden nach der Pubertät und Abnormitäten bei männlichen Genitalien. Die Soja-Säuglingsnahrung steht auch im Verdacht, die männliche Fruchtbarkeit zu beeinträchtigen. Mehrere Untersuchungen gaben allerdings auch Entwarnung. Ebenso kam eine US-Regierungskonferenz zu dem Schluss, dass die befürchteten Gefahren nicht zweifelsfrei nachgewiesen seien. Das deutsche Bundesinstitut für Risikobewertung (BfR) rät dagegen vorsichtshalber, dass Soja-Fläschchennahrung nur in begründeten Ausnahmefällen und »unter ärztlicher Aufsicht« gegeben werden sollte.

Es geht auch um andere hormonaktive Pflanzen: So wurde ein Extrakt aus Alfalfaprotein von der zuständigen europäischen Behörde verboten, unter anderem weil er den weiblichen Zyklus stört.

BESSER

Gerade bei den hormonell wirksamen Pflanzen kommt es sehr auf die Dosis an. Die Gewähr dafür bietet noch am ehesten die kulinarische Tradition, die für gesundheitlich angemessene Zubereitungsarten und Verzehrweisen bürgt. Traditionell asiatisches Essen etwa liefert gut

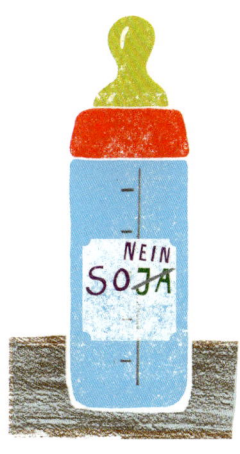

10- bis 20-mal so viel Phytoöstrogene wie die Mischkost westeuropäischer Industriestaaten. Nach einer Untersuchung des Nationalen Krebsinstitutes der Vereinigten Staaten aus dem Jahr 2006 haben Frauen, die während ihrer Kindheit viel Soja-Lebensmittel wie Tofu, Miso und Natto gegessen hatten, um 58 Prozent weniger Brustkrebs als jene, die kaum Soja verzehrt hatten.

Tofu allein und vor allem im Übermaß ist allerdings auch nicht ratsam: Zu viel davon macht dumm, weil es zu degenerativen Veränderungen im Gehirn und zu beschleunigter Alterung der grauen Zellen führen kann. Dieses Phänomen wurde in einer epidemiologischen Studie beobachtet; die Hirnprobleme ereilten männliche US-Bürger japanischer Abstammung.

In Europa und anderen Weltgegenden zählen vor allem die Leinsamen zu den Phytoöstrogenen mit vorwiegend segensreichen Wirkungen. Leinöl beispielsweise gilt Forschern als Mittel zur Vorbeugung gegen verschiedene Krebsarten. Nach einer kanadischen Untersuchung sollen Leinsamen Wechseljahresbeschwerden lindern. Verantwortlich dafür sei ein Pflanzenhormon namens Secoisolariciresinol-Diglukosid. Es wirkt im Körper als eine Art Ersatz für die mangelnden körpereigenen Östrogene während und nach den Wechseljahren.

Auch beim ABNEHMEN [67] können hormonaktive Lebensmittel helfen. Schließlich reguliert der Körper die Nahrungsaufnahme ebenfalls mit Hormonen. So wirkt auch der gute alte Kohl auf das Hormonsystem. Er hält bei der »magischen Kohlsuppendiät« den INSULIN-Spiegel [32] niedrig; Heißhunger, die gefährlichste Falle für alle Abnehmwillige, bleibt aus. Selbst Spinat wirkt hormonell: Er soll die Fruchtbarkeit fördern. Auf das grüne Gemüse setzte zum Beispiel die US-Schauspielerin Jennifer Lopez. Sie wollte unbedingt ein Baby.

»Deshalb esse ich jetzt dreimal täglich Spinat: morgens im Omelette, mittags als Salat und abends als Beilage zum Dinner. Klingt lecker, oder?«, sagte sie. »Eine grausame Sache, die aber angeblich fruchtbarkeitsfördernd ist.« Aber es wirkte, sehr sogar: Jennifer Lopez bekam Zwillinge.

[65] SELEN

Krämpfe und mehr

Eine Kur mit beinahe tödlichen Folgen

Die 43-jährige Arzthelferin und ihr 50-jähriger Mann, ein Bibliotheksangestellter, waren zur Kur gekommen, um mit einer Brötchen-Milch-Diät ihre Körper zu entgiften. Stattdessen wurden sie vergiftet: mit Selen. »Mir ging es schlecht wie nie in meinem Leben«, sagt die Frau. Erst fielen den beiden die Haare aus. Sie sahen aus wie Krebspatienten nach der Chemo. Die Frau musste eineinhalb Jahre lang eine Perücke tragen. Bei beiden lösten sich sämtliche Fuß- und Fingernägel. Sie klagte über Gefühllosigkeit an den Füßen, starke Kopfschmerzen, Krämpfe und Sehstörungen. Der Mann wog nur noch 60 Kilogramm.

In dem Kurheim im Südbadischen stand das Nahrungsergänzungsmittel gerade so auf dem Mittagstisch, und die Gäste nahmen es zum Essen: »Mir ist bewusst, dass man sich damit ohne Weiteres umbringen kann«, sagte der Arzt und Sanatoriumsleiter. Er wurde wegen fahrlässiger Körperverletzung verurteilt, zu einer Geldstrafe von 3000 Euro.

DAS STECKT DAHINTER

Eigentlich ist Selen ein lebenswichtiges Spurenelement. Es schützt Zellen vor oxidativer Zerstörung und es reduziert die hirntoxische Wirkung von Schwermetallen wie Quecksilber, Blei und Kadmium. Selen ist ein wichtiger Bestandteil des antioxidativ wirkenden Enzyms Glutathionperoxidase, das in allen Körperzellen vorkommt. Die Selenkonzentration im Gehirn beeinflusst zudem die Verfügbarkeit von Hormonen und Neurotransmittern. Bei verschiedenen Studien wurde festgestellt, dass ein Selenmangel die Psyche negativ beeinflusst, was sich durch Selengaben beheben ließ. Indische Forscher zeigten im Tierversuch die Wirksamkeit von Selen bei der Behandlung von an Parkinson erkrankten Ratten. Es stoppte die oxidative Zerstörung der Nervenzellen und erhöhte die Dopaminfreisetzung im Rattenhirn. Von manchen wird es schon als Retter gegen den **KREBS [36]** gefeiert, immer neue Studien zeigen Schutz vor allem bei Magen-, Darm-, Prostata- und Brustkrebs. Unter Experten gilt diese Wirkung als umstritten. Eine Studie mit 35 000 Männern zerstörte die Illusion, dass Selen zusammen mit Vitamin E das Risiko für Prostatakrebs senken könnte.

In zu großer Menge wirkt Selen giftig. Akute Überdosierungen führen nach einer Bewertung der amerikanischen Gesundheitsbehörden zu Übelkeit, Erbrechen, Veränderungen der Nägel, Kraftlosigkeit und Reizbarkeit. Langfristige Überversorgung verursacht Vergiftungen wie Arsen, mit Verlust der Kopfhaare, Nagelentzündung, starker Müdigkeit und Reizbarkeit, Übelkeit, Erbrechen, einem metallischen Geschmack im Mund und nach Knoblauch riechendem Atem. Zu viel Selen kann zu Erschlaffung der Muskulatur führen, zu Zittern, Benommenheit, Erröten des Gesichts und Problemen in der Blutgerinnung sowie Schäden an Leber und Niere.

Amerikanische Gesundheitsbehörden warnen vor mehr als 400 Mikrogramm Selen pro Tag. Das deutsche Bundesinstitut für Risikobewertung (BfR) rät, täglich nicht mehr als 30 Mikrogramm über Nahrungsergänzungsmittel zuzuführen. Eine langfristige Einnahme von Selenpräparaten könnte das Risiko für Typ-2-**DIABETES [34]** erhöhen. Es besteht zudem der Verdacht, dass Selenkonsumenten früher sterben und öfter an Krebs erkranken.

BESSER

Viel muss es nicht sein von diesem Spurenelement. Der tägliche Bedarf an Selen, das über die Nahrung aufgenommen werden muss, liegt nach unterschiedlichen Schätzungen etwa bei 80 bis 150 Mikrogramm (Millionstel Gramm). Tatsächlich aufgenommen werden nach Schätzungen im Durchschnitt 50 bis 80 Mikrogramm.

INFO

Der Selengehalt in der Nahrung hängt vom Selenvorkommen in landwirtschaftlich genutzten Böden ab. In Deutschland und der Schweiz sind die Böden eher selenarm, was zumindest bei einem Teil der Bevölkerung zu einer Unterversorgung führen könnte. Doch heute essen wir ohnehin kaum noch das, was draußen vor der Stadt auf möglicherweise selenarmem Boden wächst. Selenmangelerkrankungen sind daher selten. Nur bei chronisch Erkrankten, bei Immunschwäche, Rheuma, bei Schwangeren, stillenden Müttern und starken Rauchern halten Experten eine Ergänzung mit Selenpräparaten oder eine gezielte Ernährung mit selenreicher Kost für sinnvoll.

Natürlicherweise enthalten Paranüsse sehr viel Selen. Gute Lieferanten sind auch andere Nüsse, außerdem Leber, Rindfleisch, Huhn, Fisch, Erbsen, Bohnen, Linsen, Eigelb und Roggenbrot.

[66] SEKUNDÄRE PFLANZENSTOFFE

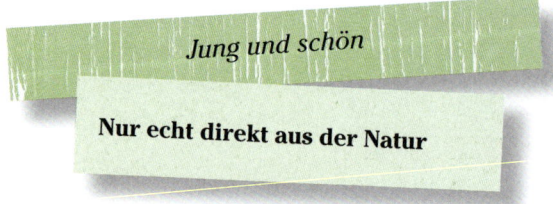

Jung und schön

Nur echt direkt aus der Natur

Sekundäre Pflanzenstoffe, das klingt ein bisschen zweitklassig, dabei haben sie erstklassige Wirkungen. Die Farbstoffe zum Beispiel, die echten, in den Früchten, sollen schön und sexy machen. Und andere sollen wahre Jungbrunnen sein. Vor FALTEN [97] schützen und vor Krankheiten aller Art. In Industrieprodukten fehlen sie allerdings oft. Und Zusätze, chemisch erzeugt, haben natürlich nicht die gleichen Wirkungen.

DAS STECKT DAHINTER

Sie wurden lange übersehen und zudem geringgeschätzt: Im Gegensatz zu den sogenannten primären Pflanzenstoffen (Kohlenhydrate, Fett, Eiweiß, Vitamine und Mineralstoffe) wurde die Bedeutung der sekundären Pflanzenstoffe für die Ernährung des Menschen erst spät erkannt. Seit den 1980er-Jahren werden sie wissenschaftlich untersucht.

Etwa 100 000 verschiedene sekundäre Pflanzenstoffe sind bislang bekannt, und immerhin 5000 bis 10 000 davon können dem Menschen in seiner Ernährung begegnen. Sie scheinen dafür verantwortlich zu sein, dass Obst und Gemüse so gesund ist.

Sekundäre Pflanzenstoffe sind oft charakteristisch für bestimmte Pflanzen und verleihen ihnen Geschmack, Geruch und Farbe. Zu den bekanntesten sekundären Pflanzenstoffen zählen Carotinoide (wie das Beta-CAROTIN [83] aus Möhren und das LYCOPIN [62] aus Tomaten), die Polyphenole (wie die roten FARBSTOFFE [50] der Trauben oder das Quercetin aus den Randschichten von Obst), Sulfide (wie die scharf schmeckenden Inhaltsstoffe von KNOBLAUCH [96] und Meerrettich) und die PHYTOÖSTROGENE [64] aus SOJA [63], Roggen oder Leinsamen.

Sekundäre Pflanzenstoffe sollen vor bestimmten KREBS-Arten [36] schützen, den Blutdruck senken, auch Nerven und GEHIRN [41] unterstützen. Sie scheinen entzündungshemmend zu sein und antibakteriell, antithrombotisch, blutdrucksenkend, antibiotisch, immunstärkend, antioxidativ sowieso. Außerdem haben sie einen günstigen Einfluss auf den CHOLESTERIN-Spiegel [38]. An welchen Substanzen das im Einzelnen liegt, ist noch nicht genau erforscht.

Die üblichen Praktiken der Lebensmittelverarbeitung, etwa Erhitzen, Filtern, chemisches Aufreinigen oder langes Lagern reduzieren den Gehalt an sekundären Pflanzenstoffen im Produkt und senken die ursprüngliche gesundheitsfördernde Kraft der Lebensmittel. In industriellen Produkten ist daher der Gehalt an sekundären Pflanzenstoffen stark reduziert. Je weniger von der für Menschen gesunden Substanz enthalten ist, desto besser ist es für die Haltbarkeit des Produkts, für die Bedürfnisse der Industrie. Mitunter werden von der Nahrungsindustrie, um die Haltbarkeit zu verlängern, die gesundheitlich wertvollen, aber licht- und sauerstoffempfindlichen Pflanzenschutzstoffe aus den Produkten herausgefiltert, etwa die Polyphenole im Apfelsaft.

Die Hersteller von Nahrungsergänzungsmitteln weisen gern auf diese Defizite hin, als Verkaufsargument für ihre Produkte. Jedoch: Als Pulver und Pillen scheinen diese Stoffe nicht im gleichen Maße wirksam zu sein wie in ihrer natürlichen Umgebung – und mitunter sogar nicht ganz ungefährlich. Heilsame Wirkungen können in gesundheitsschädliche umschlagen, wenn die Substanz nicht über das normale Essen aufgenommen, sondern künstlich isoliert verabreicht wird. So führte etwa der Pflanzenfarbstoff Beta-Carotin als Nahrungsergänzung in hoher Dosierung bei Studien wider Erwarten zu erhöhten Raten von Lungenkrebs.

Ähnlich ist es bei den sogenannten Glucosinolaten. Auch sie zählen zu den sekundären Pflanzenstoffen, dienen der Pflanze als chemisches Schutzschild gegen Fraßfeinde und wurden schon als Wunderwaffe gegen Krebs gehandelt. Wissenschaftler versuchen gar, Kohlsorten so zu verändern, dass sie mehr von diesen heilsamen Schutzstoffen bilden. Allerdings wurden auch Glucosinolate von gegensätzlicher Wirkung entdeckt. Vor allem ein Stoff namens Neoglucobrassacin scheint die Entstehung von Krebs sogar zu fördern. Glucosinolate können im menschlichen Körper die Jodaufnahme stören, zu einem Kropf führen – und sind also unnötig wie ein solcher.

BESSER

Die heilsamen Glucosinolate sind auch in echten Lebensmitteln enthalten, etwa in Brokkoli, sind womöglich an dessen »Superfood«-Wirkung beteiligt. Sie sollen entgiftende Enzyme anregen und für einen normalen Hormonhaushalt sorgen. Zu deutsch heißen sie Senfölglykoside. Auch in anderen botanischen Verwandten von Brokkoli sind Glucosinolate enthalten. Alle Kohlarten enthalten sie, außerdem Rettich, Radieschen, Kresse, Senf und Raps. Sie prägen den typischen strengen Geruch dieser Gemüsesorten und den bitter-scharfen Geschmack. Überdosierung ist dabei weitgehend ausgeschlossen. Zwar kann es auch einen »Kohl-

Kropf« geben, aber dafür sind etwa 400 Gramm Weißkohl täglich über längeren Zeitraum nötig oder sogar 2,8 Kilogramm Rettich. So sorgt der APPETIT [19] für nötigen Nachschub an sekundären Pflanzenstoffen – und der Überdruss schützt vor der Überdosis.

In vielen traditionellen Lebensmitteln wurden sekundäre Pflanzenstoffe als wirksame Elemente identifiziert. So enthalten Tee, GRÜNTEE [88], ROTWEIN [91] und Beerenfrüchte viele Flavonoide und Anthocyane, deren schützender Effekt auf das Herz-Kreislauf-System (siehe HERZ [14]) und das GEHIRN [41] schon häufig in Studien nachgewiesen wurde.

Beim INGWER [96] sind ebenfalls sekundäre Pflanzenstoffe für den charakteristisch scharfen Geschmack verantwortlich. Diese Schärfe bewahrt auch hier vor einer Überdosis. Bei Kapseln hingegen wird der natürliche Schutzmechanismus ausgeschaltet. Ähnlich beim KNOBLAUCH [96]: Hier ist Überdosierung ebenfalls kaum möglich, dafür sorgt unter anderem ein sekundärer Pflanzenstoff namens Allicin, der für den typischen Knoblauchgeruch verantwortlich ist.

Mittlerweile kann auch als erwiesen gelten, dass BIO-Kost [84] sich messbar von herkömmlicher Ware unterscheidet: Studien wiesen höhere Gehalte an sekundären Pflanzenstoffen nach.

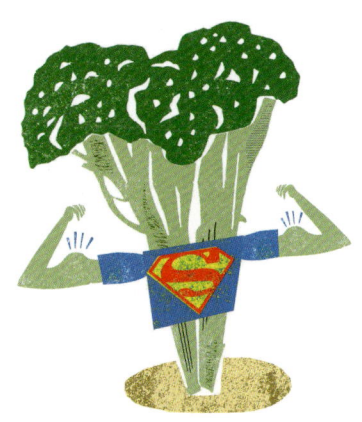

DIE HEIMLICHEN DICKMACHER AUS DEM SUPERMARKT

WENN NAHRUNGSMITTEL ZUR DROGE WERDEN

6.

DICK & DÜNN

Der Kampf um die Pfunde

[67] ABNEHMEN

Was läuft schief im Kopf?

Warum nur wollen alle abnehmen? Und wie geht es am besten?

Abnehmen, das ist ein Dauerthema, vor allem für Frauen, aber auch für Männer, die von einem Waschbrettbauch träumen. Und manchmal muss es sein, auf ärztliches Anraten. Die Nahrungsindustrie hält einige Lösungen bereit – doch sind die nicht eher das Problem?

DAS STECKT DAHINTER

Abnehmen lautet das Gebot der Stunde. Dabei könnte eigentlich mehr Gelassenheit herrschen. Ein bisschen dicker zu sein als die ganz Dünnen, das ist ja eher gesund. Doch es scheint so etwas wie ein Dogma zu geben, dass dünner besser sei. Und viele lassen sich dadurch unter Druck setzen.

Es ist ein seltsames Projekt, das es eigentlich gar nicht geben dürfte. Es ist ganz neu in der Menschheitsgeschichte. Auch in der Natur gibt es das nirgends. Löwen müssen nicht abnehmen, Forellen nicht und auch nicht die Bären. In der Natur regelt sich das Gewicht ganz von selbst – jedenfalls bei ausreichendem Nahrungsangebot. Nur beim Menschen, der Krone der Schöpfung, ist etwas entgleist, aus dem Ruder gelaufen. Bei der Gewichtsregulierung ist eine evolutionäre Fehlentwicklung eingetreten. Besorgt sind die Forscher vor allem über die Folgen für die nächste Generation: »Das Ausmaß an Fettleibigkeit unter Kindern wird dazu führen, dass die Lebenserwartung zum ersten Mal seit 200 Jahren wieder zurückgeht«, sagte Colin

Waine, Chef des britischen Nationalen Übergewichtsforums. »Diese Kinder werden vor ihren Eltern sterben.« Die natürlichen Regelungssysteme für die Nahrungsaufnahme sind offenbar aus der Spur geraten und treiben die Menschen unablässig zum Futtern. Doch die Gegenmaßnahmen waren bislang nicht sehr erfolgreich, weil sie nicht auf die tatsächlichen Ursachen des Problems abzielen.

Der gesellschaftliche Zwang zum Abnehmen hat eine eigene Branche geschaffen: die Abspeckindustrie. Die Pharmafirmen und die ihnen nahestehenden Professoren suchen fieberhaft nach der Pille fürs Abnehmen. Das gestaltet sich schwierig. Mitunter müssen die Studien abgebrochen werden, weil die Versuchsmäuse wegzusterben drohen. Zu viel Abnehmen ist eben auch nicht gut.

Die zahlreichen Diätprodukte sind zumeist von fragwürdigem Wert. Auch die Diäten selbst sind umstritten. Sie führen nach Expertenansicht in der Regel nicht zu dauerhaftem Erfolg, weil sie zeitlich begrenzt sind und danach wieder die normalen Dickmacher-Nahrungsmittel verspeist werden.

Oft beruhen die von Frauenzeitschriften propagierten Diäten auch auf wissenschaftlich veralteten Lehren, zum Beispiel vom **KALORIEN**-Zählen [71] oder Fettsparen. Nach neueren wissenschaftlichen Erkenntnissen kann gerade das den Diäterfolg gefährden. Zudem enthalten viele Produkte der Abspeckindustrie zwar wenig Fett, dafür aber mehr **ZUCKER [33]**. Zum Abnehmen sind sie daher nicht unbedingt die richtige Wahl, meint zum Beispiel die Stiftung Warentest. Typisches Beispiel: der Abnehm-Joghurt mit nur 0,1 Prozent Fett, dafür aber fast 10 Prozent Zucker.

Der Lübecker Professor Achim Peters zählt zu jener seltenen Sorte von Medizinern, die nicht gleich eine Pille erfinden, sondern zunächst einmal die Vorgänge im Körper verstehen wollen. Peters sagt, dass ganz oben etwas schiefläuft, dort, wo der Takt vorgegeben wird: »Das GEHIRN [41] dirigiert die Nahrungsaufnahme.« Ungezählte Botenstoffe organisieren die Nahrungsaufnahme. Sie sorgen dafür, dass der HUNGER [20] kommt, dass gegessen wird, dass die Nahrung verdaut und verstaut wird – und dass der Mensch auch wieder aufhört zu essen. »Viele Elemente im Körper sind beteiligt«, sagt Peters, »aber das Gehirn ist der Chef.«

Wenn plötzlich viel zu viel gegessen wird, hat der »Chef« dort im Kopf die Lage offenkundig nicht mehr im Griff. Aber was läuft schief? Kann es sein, dass das Gehirn manipuliert wird? Dass die Boten ankommen und irreführende Nachrichten streuen? Falsche Bedarfsmeldungen abgeben, ständig falsche Hungersignale senden, Sättigungsbotschaften unterschlagen? Tatsächlich enthält die Nahrung aus dem Supermarkt viele Inhaltsstoffe, die die Abläufe stören – und mit denen die schlanken Löwen, Forellen und Bären in der Natur nicht konfrontiert werden. Es sind die zahlreichen Zusätze der industriellen Nahrung, die es in der Natur nicht gibt: der Zucker beispielsweise, der das »Masthormon« INSULIN [32] ständig in die Höhe treibt. Die vielen SÜSSSTOFFE [35] und Ersatzstoffe wie der »Holzzucker« XYLIT [39], die ganz ähnliche Wirkungen haben. Der GESCHMACKSVERSTÄRKER [21] Glutamat, der für irreführende Botschaften sorgt. Das industrielle AROMA [23], das den Körper über die Qualität der Nahrung täuscht. Und die »Hormonstörer« (im internationalen Experten-Englisch: Endocrine Disruptors), die die Abläufe für die Nahrungsaufnahme schon im frühen Kindesalter umprogrammieren.

Die neueren Erkenntnisse über Gewichtsregulation zeigen, dass es darauf ankommt, den natürlichen Mechanismen von Hunger und Sättigung wieder zu ihrem Recht zu verhelfen. Und so den Körper mit den nötigen Nährstoffen zu versorgen, ohne ihn zu überfüttern. Es kommt darauf an, dass die Steuerung intakt bleibt. Dann geht der Rest ganz von allein.

BESSER

Klar, zunächst müssen die Störer beseitigt werden, wie das umstrittene Glutamat, das den »Chef« im Gehirn mit falschen Botschaften versorgt, etwa durch Manipulation des »Schlankheitshormons« LEPTIN [73]. Oder: der Zucker und die Süßstoffe, die den APPETIT [19] oft noch fördern und dadurch die Kalorienzufuhr erhöhen. Die industrielle FRUKTOSE [37], die ebenfalls zu falschen Lagebeurteilungen im Gehirn führt. Und die vielen Hormonstörer im Essen, zu denen auch die Pestizide zählen, die sich immer wieder auf Erdbeeren und Paprika aus Supermärkten finden.

INFO

Bei manchen Lebensmitteln gibt es sogar wissenschaftliche Hinweise auf einen möglichen Diät-Effekt. So soll LEINÖL [89] beim Abnehmen helfen. Oder auch der GRÜNTEE [88]. Bestimmte Inhaltsstoffe im Tee, die sogenannten Polyphenole, könnten den Gewichtsverlust begünstigen. Solche Polyphenole gibt es auch im WEIN [91]: So soll regelmäßiges Weintrinken zu einem geringeren Bauchumfang führen.

Obst und Bio-Gemüse in BIO-Qualität [84] enthalten solche Gifte praktisch nicht und sind schon mal deutlich besser. Besser ist auch, die fettarmen Produkte in den Müll zu werfen. Wer fetter isst, ist schlanker. Dies ist das überraschende Ergebnis mehrerer schwedischer Studien. Mittlerweile hat sich ja auch gezeigt, dass sogar bestimmte Bestandteile des Milchfetts Fettzellen auflösen können, beispielsweise die konjugierte Linolsäure (siehe **CLA [61]**), lustigerweise enthalten in Butter und **SAHNE [90]**. Von CLA-Pulver raten Wissenschaftler eher ab – wegen ungeklärter Nebenwirkungen.

Beim Abnehmen sehr in Mode sind derzeit Mandeln. Die deutsche Sängerin Sarah Connor hat nach der Geburt ihrer Tochter laut Bild-Zeitung in drei Monaten 30 Kilo abgenommen. Erste Mahlzeit morgens: ein Proteinshake. Ein paar Stunden später dann »sieben Mandeln«. Zu Mittag gab es einen Thunfischsalat oder Spinat, abends nichts. Zum Abmagerungseffekt der Mandeln gibt es sogar wissenschaftliche Studien – mit freundlicher Unterstützung der kalifornischen Mandelindustrie.

Eigentlich sind alle natürlichen Nahrungsmittel dafür geeignet, das Gewicht zu halten. So funktioniert das ja auch bei den Tieren in freier Wildbahn, die niemals dick werden.

[68] SALAT

Wertlose Büschel

Endivien, Eisberg, Rucola: So gesund wie ein Papiertaschentuch?

»Für mich nur einen Salat.« Das ist wohl der beliebteste Satz im Restaurant, zu hören meist aus weiblichem Munde. Salat macht schlank und ist gesund: Das ist die Hoffnung, die dahintersteckt. Doch ist der Effekt keineswegs so sicher. Das räumen mittlerweile auch Fachleute ein. Und die Zeitungen berichten von den neuen wissenschaftlichen Erkenntnissen, die zur Skepsis Anlass geben.

DAS STECKT DAHINTER

»Weg mit dem Salat«, rief schon der österreichische »Standard«. Womöglich seien »Kopfsalat, Eisbergsalat und Rucola nur wertlose Zellulosebüschel«. Über die »Salatlüge« schrieb die Süddeutsche Zeitung: Bei Lichte betrachtet, sei es ein »Mysterium der Ernährungswissenschaften«, das dem Salat einen positiven gesundheitlichen Effekt zuschreibt. Dabei waren es namhafte Vertreter des Fachs, die dem Salat das Wort redeten. Wie etwa der oberste staatliche Ernährungsforscher Deutschlands: »Ich bin ein großer Freund von Blattsalaten«, bekannte der Präsident des Bundesforschungsinstituts für Ernährung und Lebensmittel. »Wenn Sie so wollen, ist mein Lieblingsgericht Feldsalat.«

Das ist natürlich voll korrekt, voll auf der ideologischen Linie seiner Zunft, der Ernährungswissenschaftler, die die Linie vorgeben für die Heerscharen an Ernährungsberaterinnen und Diätassistentinnen. In Wahrheit aber ist Salat so gesund wie ein nasses Papiertaschentuch, wie der »Nahrungslästerer« Udo Pollmer enthüllt hat. Das klingt provokant. Doch die Zahlen sprechen dafür. Beispiel Eisbergsalat, Lieblingssorte der Deutschen: Etwa drei Kilogramm verbraucht jeder Haushalt im Jahr. Knackig ist er ja, aber auch tatsächlich etwa so wertvoll wie das nasse Tempo. 100 Gramm Eisbergsalat enthalten vor allem einmal reichlich Wasser: 95 Gramm. Daneben liefern sie kümmerliche 1,6 Gramm Kohlenhydrate, ungefähr 1 Gramm Eiweiß und 0,2 Gramm Fett. Insgesamt macht das 13,1 Kilokalorien. Nährwertmäßig also ist Eissalat beinahe eine Nullnahrung, räumt sogar die maßgebliche wissenschaftliche Fachgesellschaft ein, die Deutsche Gesellschaft für Ernährung (DGE): »Salat ist im Vergleich zu anderen Gemüsesorten nicht sehr vitamin- und mineralstoffreich«, sagt eine Sprecherin der Gesellschaft.

Ackersalat und Chicorée haben ein bisschen mehr Beta-Carotin und Vitamin C. Endiviensalat hat etwas mehr Eisen als andere Sorten. Die meisten Sorten enthalten außerdem Spuren von **FOLSÄURE [57]**: Chinakohl kommt auf circa 65 Mikrogramm davon pro 100 Gramm, Endiviensalat auf 109. Doch das ist kein Vergleich zu anderen Lebensmitteln, beispielsweise Rinderleber. Die enthält 590 Mikrogramm Folsäure pro 100 Gramm.

INFO

Die Salatkritik befindet sich in guter Tradition. Schon die als Urmutter der Ernährungsweisen verehrte Äbtissin Hildegard von Bingen (1098–1179) sah im Salat ein »frostiges Prinzip« am Werk: »Unzubereitet gegessen, macht sein zu nichts tauglicher Saft das menschliche Gehirn leer und erfüllt den Magen und den Darm mit Krankheitsmaterien.« Hildegard befand sich mit ihrer Aversion auf einer Linie mit der ältesten kulinarischen Kulturnation. Auch die Chinesen essen niemals Salat, er gilt als ungesund, anfällig für Krankheitserreger aller Art und außerdem ist er ihnen viel zu kalt. Chinesen essen gern Warmes – und zwar dreimal täglich.

Mittlerweile dämmert den westlichen Medizinern, dass das kalte Grünzeug zu Unrecht als gesund gilt. »Salat wird im Vergleich zu anderen Gemüsesorten eher überbewertet«, räumt beispielsweise Professor Hans Hauner ein, Ernährungsmediziner von der Universität München. Es sei wohl vor allem »das helle, saftige Grün der Blätter, das die Leute anspricht und Gesundheit suggeriert«. Die nüchterne Analyse der Inhaltsstoffe der meisten Blattsalate spreche jedoch gegen den Glauben vom gesunden Schlankmacher. Selbst was die **VITAMINE [54]** anbelangt, ist er völlig überbewertet. »Trotzdem liest man immer wieder, dass in Salat so viele Vitamine stecken«, sagt Thomas Hofmann, Direktor des Instituts für Lebensmittelchemie der Universität Münster. »Wenn man aber mit wissenschaftlichen Methoden auf die Suche danach geht, sind sie nicht so leicht zu finden.« Viel hingegen enthält Salat häufig von Schadstoffen. Schwermetalle etwa. In Mangold, Kopfsalat, Spinat, Sellerie zum Beispiel reichert sich Kadmium besonders gut an. Zudem neigen Salatblätter mit ihrer großen Oberfläche dazu, Schadstoffe aus der Umwelt aufzunehmen. Oder Schädlingsbekämpfungsmittel.

BESSER

BIO-Salat **[84]** enthält immerhin von diesen Giften eher wenig. Das ergeben amtliche Untersuchungen immer wieder. Bei den praktischen Fertigsalaten aus der Plastikumhüllung hingegen finden sich häufig sogar Krankheitskeime. Bei Untersuchungen der Lebensmittelkontrolleure überschreiten manche Proben schon am Tag des Einkaufs die empfohlenen Richtwerte. Und vitaminmäßig geht es bei den küchenfertigen Mischsalaten aus der Tüte mit jedem Tag weiter nach unten.

Der geringe Nährstoffgehalt ist für viele Salat-Junkies eher ein Argument für das Grünzeug, meint Hans-Christoph Behr, Gartenbauexperte von der Zentralen Markt- und Preisberichtstelle ZMP in Bonn: »Der Wert des Salats besteht für die meisten ja gerade darin, dass er keine Nährstoffe enthält.« Nachteil: Der Körper merkt das, entwickelt dann verstärkten **APPETIT [19]** auf Nährstoffhaltiges und wird dadurch erst recht dick. Besser wäre also, aus Figurgründen, etwas Nahrhaftes aus dem breiten Angebot der Natur zu essen. Und, logisch, ohne die ganzen Zusätze, die **HUNGER [20]** und Appetit manipulieren. Dann bekommt der Körper, was er braucht. Aber auch nicht mehr.

[69] LIGHT

Dicke Lüge

Nüchterne Bilanz: Es gibt keinen einzigen Nutzen fettarmen Essens

Eine Bar in New York, Manhattan, Nähe Central Park, irgendwo zwischen 57. Straße und Broadway. Kurze Pause beim Stadtbummel. Einen Salat mit Putenbrust, please. Der SALAT [68] kam dann auch gleich – mit Pute, aber ohne Sauce. Ob wir vielleicht ein bisschen Dressing haben könnten, please? No, kontert barsch der Barkeeper. No dressing. Die Putenbrust sei schon fettig genug. Im Land der unbegrenzten Möglichkeiten war eines unmöglich geworden: einen Salat so zu essen, wie zivilisierte Menschen das tun. Mit einem Dressing. Diagnose: Fett-Wahn. Und was hat's gebracht?

DAS STECKT DAHINTER

Fettarm essen, mageres Fleisch, Joghurt mit 0,1 Prozent Fett, beim Schinken schön den Fettrand abschneiden. Und niemals Schweinebraten mit Kruste! Verstanden? So geht das seit Jahren, sogar Jahrzehnten. Strenge Regeln, absurde Riten, in Restaurants und Esszimmern überall auf der Welt.

Fett galt über Jahrzehnte als Hauptverursacher des Übergewichts. »Nur Fett macht Fett«, verkündete etwa der einflussreiche Ernährungspsychologe Volker Pudel, zeitweilig Präsident der Deutschen Gesellschaft für Ernährung, und Erfinder der »Pfundskur«, einer Abspeck-Kampagne der Allgemeinen Ortskrankenkassen (AOK) und deutscher Rundfunkanstalten, bei der sich Hunderttausende trafen in kleinen

Zirkeln »zum Gruppenwiegen und Fettaugenzählen« (Der Spiegel). Doch leider, das ergibt die Faktenlage, hat das alles nichts genützt. »Es gibt keine einzige Untersuchung, die einen langfristigen Nutzen einer fettarmen Diät belegt«, konstatierte Professor Walter Willett, Chef der Abteilung für Ernährung an der Harvard School of Public Health im amerikanischen Boston. Im Gegenteil: Wenn sich Männer fettarm ernährten, bekamen zehn von 1000 Befragten Herz-Kreislauf-Krankheiten. Bei den anderen waren es zwölf. Auch bei einer von US-Regierungsstellen geförderten Untersuchung von 49 000 Frauen zwischen 50 und 79 Jahren ergab sich kein Vorteil der fettarmen Ernährung. Die Wissenschaftler hatten einer Gruppe von Frauen eine Kost mit stark reduziertem Fettgehalt und vielen Kohlenhydraten vorgesetzt. Eine andere Gruppe durfte nach Herzenslust Butter, Käse und Wurst verspeisen. Ergebnis: Eine fettarme Ernährung schützte die Frauen weder vor bestimmten KREBS-Arten [36] noch vor Herzerkrankungen oder Schlaganfällen. Dabei war es völlig egal, ob die Frauen 20 oder 40 Prozent Fett am Tag gegessen hatten. Zahlreiche weitere Untersuchungen zeigten ähnliche Ergebnisse. Wenn die Leute weniger Fett essen, werden sie nicht unbedingt gesünder. Sie leiden oft sogar mehr als jene Zeitgenossen, die beherzt zu Butter, Mandeltörtchen und SAHNE [90] greifen.

»Der Grund für die sich ausbreitende Epidemie des Übergewichts könnte sein, dass die Leute weniger Fett essen und mehr Kohlenhydrate«, sagt der US-Wissenschaftsautor Gary Taubes. Und es könnte sein, dass diese Anti-Fett-Politik die Leute erst recht dick macht. Vielleicht ist die Anti-Fett-Hysterie auch mitschuldig daran, dass sich immer mehr Paare vergeblich Kinder wünschen. Überraschenderweise kann da sogar der Verzehr fettarmen

Joghurts eine Rolle spielen. Nach einer Untersuchung der amerikanischen Harvard-Universität sind Frauen, die viele fettarme Milchprodukte essen, häufiger unfruchtbar. Für die Untersuchung waren 18555 Frauen im gebärfähigen Alter befragt worden. Das Risiko, keine Kinder zu bekommen, lag bei jenen Frauen, die mehr als zwei Portionen fettarmer Milchprodukte pro Tag gegessen hatten, um 85 Prozent höher als bei denjenigen, die weniger als eine Portion pro Woche gegessen hatten.

INFO

Fettarme Ernährung kann auf die Stimmung schlagen: Menschen, die sehr wenig Fett essen, sind oft gereizter und auch empfindlicher. Wer fettarm isst, erhöht das Risiko für Depressionen, ja, es steigt sogar die Selbstmordgefahr. Auch bei manisch-depressiven Störungen, selbst bei Schizophrenie führen bestimmte Fette zu einer Besserung des Befindens, in erster Linie die OMEGA-3-FETTE [55].

Fett hat offenbar auch mit den Hormonen im Körper zu tun – auch mit denen für die Nahrungsaufnahme. Nach neueren Untersuchungen spielen bestimmte Fette eine wichtige Rolle bei der Gewichtsregulation. Das könnte erklären, weshalb nach schwedischen Studien Kinder, die viel Fett zu sich nahmen, schlanker waren als jene, die viel Zucker schluckten. Eine Forschergruppe von der University of Georgia fand heraus, dass Omega-3-Fette die Entwicklung von Fettzellen unterdrücken. Und ein Fett namens CLA [61] kann Fettzellen sogar in Luft auflösen, indem es an deren »Killer-Rezeptor« im Körper andockt. In Magerprodukten aber kann man lange nach CLA suchen. Es findet sich ausgerechnet in Butter und Sahne von glücklichen Kühen.

BESSER

Die Menschheit hat seit Jahrtausenden das Fett als etwas Gutes, Wertvolles, Körperfreundliches betrachtet. Der Ausdruck »Fettlebe« steht im Deutschen laut Duden für »üppiges Leben, Wohlleben«. Sahne und Speck, die fette Gans und das fette Huhn gehörten über Generationen zur Idee vom erstrebenswerten Dasein. Überlebt hat diese Form des guten Lebens nur noch in Reservaten, etwa in der Jugendsprache (»fette Party«) oder in Bandnamen (»Fettes Brot«).

Offenbar war die jahrhundertelange Wertschätzung wohlbegründet. Das zeigen die wissenschaftlichen Erkenntnisse der letzten Jahre zur Rolle des Fettes für die Gesundheit. Für die Stimmung. Für die gute Laune. Und sogar für die Fortpflanzung. »Wenn überhaupt etwas, dann zeigt die Literatur einen leichten Vorteil der fettreichen Ernährung«, sagt Harvard-Forscher Walter Willett. Manche Fette seien sogar gut fürs HERZ [14]. Fettarmes Essen könne mithin das Risiko für Herz-Kreislauf-Erkrankungen eher erhöhen.

So wäre es also besser, die Menschen würden mehr Fett essen. Sogar im Salat: Die wenigen Nährstoffe, die er hat, werden häufig überhaupt nur dank des Öls im Dressing aufgenommen. Die fettlöslichen VITAMINE [54] (Vitamin E, D, K, A oder dessen Vorstufe, die Carotinoide, siehe KAROTTE VS. CAROTIN [83]) aus den Salatzutaten schaffen ohne die »Schmierstoffe« aus der Sauce gar nicht den Weg in unseren Körper. Aufgrund ihrer Molekülstruktur können sie nur zusammen mit Fetten aus dem Darm in die Blutbahn und damit in die Zellen gelangen. Die Absorptionsrate der fettlöslichen Vitamine kann je nach Vitaminform und den begleitenden Nahrungsstoffen zwischen 20 und 75 Prozent schwanken.

Daher: Her mit dem Öl!

[70] GENTECHNIK

Hinter dem Rücken

Alle sind dagegen, aber die Industrie forciert High-Tech-Nahrung

Gentechnik? Nein danke. Wenn es ums Essen geht, lehnen die Verbraucher Manipulationen am Erbgut mit überwältigender Mehrheit ab. Für die Versicherungen zählt die Gentechnik sogar zu den »Emerging Risks«, den Risiken von wachsender Bedeutung. Doch die Industrie kümmert das nicht. Die neuesten Projekte zielen jetzt auf die Nutzung unserer eigenen Gene – zur Geschmacksmanipulation. Kritiker fürchten: Da rollt eine neue Generation von Dickmachern auf uns zu.

DAS STECKT DAHINTER

Eigentlich wäre der Fall klar: In einer Demokratie, auch in einer Marktwirtschaft ist das entscheidend, was die Mehrheit möchte. Beim Essen ist das anders. Da zählt es nicht viel, was die Kundschaft möchte.

Zwar haben es die Food-Konzerne mit genmanipulierter Ware, die dem Konsumenten gegenüber deklariert werden muss, schwer. Aber es gibt eine Fülle von Stoffen, die mithilfe von Gentechnik hergestellt werden und den Konsumenten ohne Deklaration serviert werden. Die schöne neue Welt der Genmanipulation existiert schon: AROMEN [23], Enzyme und VITAMINE [54] werden häufig mithilfe von genmanipulierten Kleinstlebewesen, Bakterien oder Schimmelpilzen erzeugt. So wie zum Beispiel der GESCHMACKSVERSTÄRKER [21] Glutamat (E 620), der schon mithilfe gentechnisch veränderter Mikroorganismen produziert wird. Genauso wie der SÜSSSTOFF [35] Aspartam (E 951): Gentechnisch manipulierte Kleinstlebewesen, wie die normalerweise im Darm tätige Bazille Escherichia coli, produzieren die für ihn benötigten Grundstoffe Asparaginsäure und Phenylalanin.

Es beginnt schon mit dem täglichen Brot. Modernes Backwerk wird in aller Regel mit Backmitteln und anderen Zusätzen hergestellt, Enzymen, Zitronensäure, Aroma – und überall kann Gentechnik im Spiel sein. Backmittel enthalten häufig Lecithin aus Soja, nach Einschätzung von Branchen-Insidern ein ideales Einfallstor für die Gentechnik.

Auch angeblich besonders gesunde Zusätze, die häufig in CORNFLAKES [53] enthalten sind, werden mithilfe genmanipulierter Bakterien oder Schimmelpilzen hergestellt. (Beta-)Carotine beispielsweise (siehe KAROTTE VS. CAROTIN [83]. Oder Ribaflavin (E 101).

Und dann ist da noch das Futter fürs Grillhähnchen. Zum Beispiel die Enzyme, die das Federvieh in seinem kurzen Leben statt echter Nahrung bekommt: Alles High-Tech, häufig mit Gentechnik hergestellt, von ingenieursmäßig optimierten Kleinstlebewesen. Wie das Enzym Phytase SP 1002. Es wird von der Firma DSM Nutritional Products in Basel hergestellt (früher: Hoffmann-La Roche) und an Schweine und Geflügel verfüttert. Als Hersteller für dieses Enzym wählten die Biotechniker eine Bazille vom Typ Hansenula polymorpha. Sie musste für ihren neuen Einsatzbereich aufwendig umgerüstet werden: Aus 19 anderen Kleinstlebewesen lösten die Gen-Ingenieure einzelne Gensequenzen heraus, fügten sie in die Hansenula ein, nahmen schließlich noch Teile von Escherichia coli (EHEC) und Saccharomyces cerevisiae und vollendeten schließlich ihr Werk. Die umgerüstete Hansenula produziert seither die Phytase SP 1002. Diese wird im Stall verfüttert und lässt zukünftige Grillhähnchen in Rekordzeit anschwellen. Die Verbaucher wissen in der Regel nicht, dass ihr »gesundes« Fleisch aus der Genfabrik stammt. Woher auch? Steht ja nicht drauf.

Jetzt zielen die Ingenieure auch noch auf jene Gene im Menschen, die die persönlichen Geschmacksvorlieben bestimmen. Sie haben nämlich entdeckt, welche Rolle die Erbanlagen beim Geschmacksempfinden spielen – und nutzen diese für die Schaffung neuer Substanzen, um dieses zu beeinflussen.

Es ist ein ganz großes Projekt und darum haben sich auch die ganz Großen der Branche daran beteiligt: neben Nestlé sind auch Coca-Cola, Kraft Foods, der Suppenriese Campbell, der Süßigkeitenhersteller Cadbury Adams, der Aromenhersteller Firmenich sowie der Süßstoff- und Geschmacksverstärkergigant Ajinomoto am Ball. Sie kooperieren mit einer Firma namens Senomyx und haben sie mit den nötigen Finanzmitteln ausgestattet. Hunderte von Patenten hält die Firma schon, für die Gene, die die Geschmackswahrnehmung bestimmen, die betreffenden Rezeptoren, und die Chemikalien, die sie manipulieren.

Für die Supermarktkunden ist es unmöglich, die Senomyx-Substanzen auf dem Etikett zu entdecken. Schließlich ist es erklärtes Ziel, sie nicht auf der Packung ausweisen zu müssen. »Wir helfen den Firmen, ihre Etiketten zu säubern«, sagte Senomyx-Chef Kent Snyder gegenüber der New York Times.

Kritiker befürchten, dass zum Beispiel die Sucht nach Süßem durch solche Manipulationen noch gefördert wird.

BESSER

Steckt im Eis für die Kinder Gen-Vanille? Oder Gen-Lecithin in der Nuss-Nugat-Creme? Wer Produkte, bei denen Gentechnik im Spiel ist, umgehen möchte, tut sich schwer. Leider ist nicht zu erkennen, ob ein Gen-Aroma für Geschmack sorgt. Oder ob genmanipulierte Rohstoffe eingesetzt wurden, etwa im Tierfutter. Eine Kennzeichnungspflicht besteht nur dann, wenn Lebensmittel selbst gentechnisch verändert sind (wie etwa die sehr haltbare Gen-Tomate), wenn sie gentechnisch veränderte Organismen enthalten oder wenn sie aus gentechnisch veränderten Organismen hergestellt sind (wie etwa ZUCKER [33] aus Gen-Zuckerrüben). Milch einer Kuh, die Gen-Mais zu fressen bekommt, oder das Ei einer Henne, die Gen-Weizen pickt, sind nach diesen Vorschriften nicht kennzeichnungspflichtig.

Wer Gentechnik nicht mag, kann gleichwohl ganz leicht ausweichen: auf echtes Essen. Wer Orangen, Äpfel, Mango und Brokkoli kauft, kommt mit den High-Tech-Methoden der Food-Branche kaum in Berührung. Und Genmanipulation in der heimischen Küche, die gibt es sowieso nicht. Wer sich so versorgt, unterwirft sich genüsslich den Vorgaben seiner persönlichen Geschmacksgene. Sie sorgen dafür, dass jeder das am meisten mag, was gut für ihn ist.

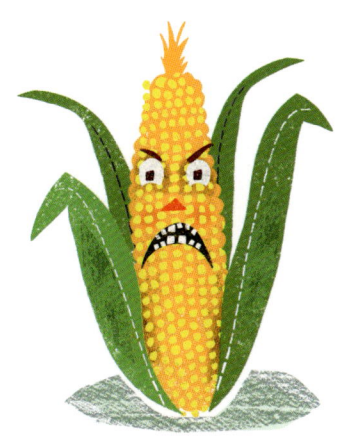

[71] KALORIEN

Eine Frage der Schönheit

Vergessen Sie die Kalorien, sagt der Professor

Kalorienzählen: Für viele ist das zum Lebensinhalt geworden. Es ist eine Frage der Schönheit, des Gefallens, der Karriere. Dick wird, wer mehr Kalorien aufnimmt, als er verbraucht. So war das Dogma. Doch das wird jetzt erschüttert. Denn der Körper regelt das ganz von selbst – wenn man ihn lässt. Die meisten Lebewesen auf dieser Welt kommen ohne Kalorienzählen aus. Und bleiben sogar schön schlank dabei.

DAS STECKT DAHINTER

»Vergessen Sie die Kalorien«, sagt der Leipziger Professor Wieland Kiess. Das Problem sei »viel komplexer«. Er zählt zu einer weltweit an Einfluss gewinnenden Gruppe von Professoren, die neue Erkenntnisse über die Gewichtsregulation entwickelt haben. Kiess und seine Kollegen geben sich mit den bisherigen plumpen Erklärungen über die globale Übergewichtsepidemie nicht zufrieden.

Bisher galt als Ursache für Übergewicht: zu hoher Kalorienverzehr bei zu geringem Kalorienverbrauch. So fußt etwa der lange vorherrschende Glaube, dass nicht ZUCKER [33] dick mache, sondern Fett, auf der Kalorientheorie. Denn ein Gramm Fett liefert neun Kalorien, ein Gramm Zucker hingegen nur vier. Doch interessanterweise arbeitet der Körper nicht so buchhalterisch. Dafür aber hat beispielsweise Zucker umfassende Auswirkungen im Körper. Deshalb sagt der US-Zuckerkritiker Professor

Robert Lustig: »Es geht nicht um die Kalorien. Es geht um die Rolle im Körper.« Denn Zucker löst im Körper eine ganze Kaskade an Reaktionen aus. Er führt etwa zu einem Anstieg des Hormons INSULIN [32] im Blut, was zur Folge hat, dass man verstärkten Hunger entwickelt und mehr isst. Selbst SÜSSSTOFFE [35] mit null Kalorien haben ähnliche Effekte und sorgen dafür, dass der Körper anderweitig mehr verzehrt und in der Summe sogar mehr aufnimmt. So war es auf jeden Fall bei den Versuchsratten der Purdue Universität im US-Bundesstaat Indiana. Sie hatten zum Frühstück Joghurt bekommen – der bei der einen Gruppe mit Glukose, bei der anderen mit Saccharin gesüßt war. Die Folge: Im weiteren Tagesverlauf fraß die Süßstofffraktion sogar mehr als die Zuckergruppe – und legte beim Körpergewicht zu.

Ähnlich ist es beim Fruchtzucker FRUKTOSE [37]. Wissenschaftler des Deutschen Instituts für Ernährungsforschung in Potsdam-Rehbrücke haben in Tierversuchen gezeigt, dass Fruktose zum Dickmacher wird – ebenfalls ganz unabhängig von Kalorien: »Obwohl die Tiere annähernd alle die gleiche Kalorienmenge zu sich nahmen, legten die mit Fruchtzucker ernährten Mäuse beinahe doppelt so viel an Gewicht zu wie ihre Rohrzucker konsumierenden Artgenossen.«

INFO

Auch kalorienreduzierte Fertignahrungsmittel sind aufgrund ihrer Auswirkungen auf das Appetitsystem im Körper nicht unbedingt fürs Abnehmen geeignet. In ihnen ist zum Beispiel ein Zusatz wie Maltodextrin enthalten, der als Fettersatz in kalorienreduzierten Lebensmitteln fungiert. Er treibt den Insulinspiegel im Blut in die Höhe – und Insulin ist bekanntlich ein »Masthormon«.

BESSER

Überraschenderweise haben ja manche Nahrungsmittel mehr Kalorien, können aber trotzdem schlank machen und sogar Fettzellen auflösen, wie etwa CLA [61], die Fettsäure aus Butter und SAHNE [90]. Offenbar scheint es besser zu sein, den persönlichen Vorlieben zu folgen, als stur die Kalorien zu zählen. Um die individuelle Nahrungsbilanz ausgewogen zu gestalten, scheint es angeraten, die Störer zu verbannen, die die Forscher jetzt identifiziert haben. Für die Gesamtbilanz scheint es ganz wesentlich, einen großen Bogen um »kalorienreduzierte« Produkte zu machen. Und zu jenen echten Nahrungsmitteln zu steuern, die den Körper mit Nährwert und Geschmack überzeugen.

[72] PLASTIK-HORMONE

Verlockende Botschaften

Die heimlichen Dickmacher aus dem Supermarkt

Es war nicht die Nahrung, die die Mäuse dick werden ließ. Es war dieser merkwürdige Zusatz namens Bisphenol A (BPA). Er führte dazu, dass die Nager an Gewicht zulegten. Bei Menschen ist das ganz ähnlich, vermutet der US-Hormonforscher Frederick vom Saal von der Universität von Missouri-Columbia. Tatsächlich ergaben Studien: Frauen, die mehr Bisphenol A im Blut haben, sind schwerer, ihre Kinder

werden dicker. Die New York Times titelte: »Kindliches Übergewicht hängt mit Plastik-Chemikalien zusammen«.

DAS STECKT DAHINTER

Es war bei einer Jahresversammlung der amerikanischen Wissenschaftlervereinigung AAAS (American Association for the Advancement of Science) in San Francisco: Hormonforscher vom Saal stellte zum ersten Mal einer breiteren Öffentlichkeit die Theorie vor, dass Hormonveränderungen infolge solcher Stoffe aus der Nahrung zu Übergewicht führen können. Weil sie die Gewichtsregulation im Körper stören – und zwar unmerklich. Schließlich sind sie mit den Sinnen nicht zu erkennen. Sie wirken in winziger Dosierung oft sogar stärker als in größeren Mengen.

Die Hormonstörer stammen aus Kunststoffen in der Verpackung. Oder aus den Fabriken, zum Beispiel aus Schläuchen in den Maschinen. Sie kommen sogar als Zutaten in die Packung – und landen schließlich im menschlichen Körper, wo sie selbst wie Hormone wirken, sozusagen als Plastikhormone,.

Es gibt, schätzt Frederick vom Saal, 1000 solcher Hormonstörer. Neben Bisphenol A (BPA) auch Tributylzinn (TBT) oder Diethylhexylphthalat (DEHP). Sie finden sich immer wieder auch in Nahrungsmitteln aus Supermärkten, in Käse und in Fischbüchsen, in Plastikmilchflaschen und Plastikbeuteln. Sogar in Babygläschen wurden die Plastikhormone schon entdeckt. Und auch die Pestizide, die auf den Feldern eingesetzt werden, wirken oft wie Hormone. Eine Studie des Mount-Sinai-Hospitals in New York hatte ergeben, dass die schwergewichtigsten Mädchen die meisten derartigen Hormonstoffe im Leib hatten. Selbst amerikanische Regierungsstellen teilen die Befürchtung, dass die hormonähnlichen Substanzen eine bislang unterschätzte Gefahr darstellen. Jerrold J. Heindel vom National Institute of Environmental Health Sciences (NIEHS) in North Carolina glaubt, die Plastikhormone hätten »deutlichen Einfluss auf die menschliche Gesundheit« und seien aussichtsreiche »Kandidaten« als Mitschuldige an der weltweiten Epidemie des Übergewichts.

Der Mechanismus ist auch schon erkannt: »Die Fettzellen und ihre Vorläufer haben Rezeptoren für Östrogene«, schreibt Heindel. Die Hormonstörer aus dem Supermarkt, die häufig wie weibliche Geschlechtshormone wirken, könnten dort andocken und das Wachstum der Fettzellen verstärken. Auch die Ärztin Paula F. Baillie-Hamilton von der Stirling-Universität in Schottland hatte in einem wissenschaftlichen Aufsatz die »Chemischen Gifte« als mögliche Ursache für die »globale Epidemie der Fettleibigkeit« verantwortlich gemacht. »Diese Chemikalien«, schreibt sie, »beeinträchtigen die wichtigen Gewichtskontrollhormone«. Wenn die Leute dick werden, dann kann das also auch daran liegen, dass in der Supermarktkultur unglaublich viel Plastik zum Einsatz kommt. Es muss ja alles verpackt werden und haltbar sein. Die Plastikhormone können da »ganz leicht rausschwimmen«, sagt ein Kontrolleur aus der staatlichen Lebensmittelüberwachung. Und sie können im GEHIRN [41] die Schalter umlegen, die Abläufe manipulieren und einen nachts an den Kühlschrank treiben, weil im Hintergrund künstliche Hormone ihr Unwesen treiben. Das Übergewicht ist also nicht in erster Linie eine Folge der falschen Ernährung, sondern der Nahrung. Sie zwingt die Menschen sozusagen, sich falsch zu ernähren. Weil sie ihr Unterbewusstsein manipuliert. Noch krasser hat es der Hormonforscher vom Saal ausgedrückt: »Die wachsende Zahl übergewichtiger Menschen in den Industrienationen hat nicht allein etwas mit persönlichem Fehlverhalten der Betroffenen zu tun, sondern ist vielmehr eine zivilisatorische Vergiftungserscheinung, ausgelöst durch Chemikalien.« Wenn die Kunststoffe wie Geschlechtshormone wirken, dann kann sich das natürlich auch auf die Geschlechtsfunktionen auswirken: Verfrühte Pubertät, erhöhtes Brustkrebsrisiko, Fortpflanzungsprobleme. Die frühe Östrogenzufuhr verändert offenbar auch das Verhalten der Jungs. Die Wissenschaftlerin Shanna Swan von der Universität von Rochester im US-Staat New York hat in einer Studie nachgewiesen, dass Jungen durch Plastikhormone verweiblicht werden, was sich am Spielverhalten zeigte: Sie bevorzugten Puppen und Puzzle statt Panzer und Pistolen.

Die Politik reagierte in verschiedenen Regionen der Welt unterschiedlich. Die kanadische Regierung beispielsweise entschloss sich schon im Jahr 2008 zu einem ersten Schritt: »Wir haben unverzüglich gehandelt, weil wir es für unsere Pflicht halten, die Bevölkerung unseres Landes und die Umwelt vor dieser potenziell schädlichen Chemikalie zu schützen«,

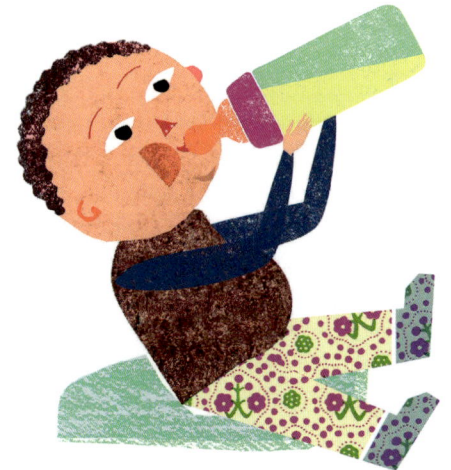

sagte der Gesundheitsminister Tony Clement. Es ging um eines dieser Chemiehormone: Bisphenol A (BPA). Kanada verbot seine Verwendung in Babyfläschchen. Denn, so der Gesundheitsminister: »Es ist klar, dass Neugeborene und Kleinkinder dem größten Risiko ausgesetzt sind.« Ein Jahr später verbannten der US-Staat Minnesota und die Stadt Chicago das Hormon für bestimmte Anwendungsbereiche von ihren Territorien.

In Europa galt Bisphenol A bisher als eher harmlos. Die europäischen Behörden hatten im Jahr 2007 die Grenzwerte sogar entschärft – gestützt auf Untersuchungen, die von der Plastikindustrie gesponsert waren. 2014 setzte die Behörde zur Kehrtwende an: Nun sollen die Bestimmungen wieder verschärft werden. Die Efsa betrachtet nur noch ein Zehntel der bisherigen maximalen Aufnahmemenge als unschädlich und will die aktuelle tolerierbare tägliche Aufnahmemenge (TDI-Wert) von 0,05 Milligramm pro Kilo Körpergewicht auf 0,005 Milligramm herabsetzen.

BESSER

Es ist ganz einfach: Reduziert wird das Risiko, wenn weniger Plastik im Spiel ist. Wer mit dem Einkaufskorb über den Wochenmarkt schlendert, echtes Essen kauft, Äpfel, Birnen, Artischocken, kommt schon mal nicht mit Kunststoffverpackungen in Kontakt. Und wer dann noch BIO [84] einkauft, umgeht auch noch die Pestizide, die ebenfalls wie Plastikhormone wirken. Eltern, die den Brei für ihr Baby selbst kochen, umgehen die Risikozone Babygläschen, insbesondere deren Deckel. Auch die waren immer wieder als Hormonquelle aufgefallen. Die Hersteller stellten dann die Produktion um. Doch die Hormonspezialisten sind skeptisch: Oft ist es nur eine Frage der Zeit, bis die Nachfolgesubstanzen wieder auf dem Index kommen.

[73] LEPTIN

Reines Wunschdenken

Die zwei Gesichter des Schlankheitshormons

Die Kinder verschlangen Lebensmittel aus dem Müll, tiefgefrorene Fischstäbchen direkt aus der Kühltruhe und brachen verriegelte Schränke auf, um an Essbares zu kommen. Ab dem vierten Lebensmonat hatten sie einen unstillbaren Hunger entwickelt und konnten überhaupt nicht mehr an sich halten, berichteten die Forscher. Mit zwei Jahren wog der Junge schon 31 Kilo, das Mädchen mit neun Jahren üppige 94 Kilo. Den Grund für das zuvor unerklärliche Verhalten stellten Wissenschaftler fest: Bei den Kindern lag der Level des Hormons Leptin bei null. »Auf das GEHIRN [41] wirkt das, als würden wir verhungern. Es zieht die Notbremse«, sagte einer der Forscher.

DAS STECKT DAHINTER

Leptin gilt gemeinhin als Schlankheitshormon. Bei den beiden Kindern war es ein Totalausfall. In der Wissenschaft gelten sie daher als Modell für die Störungen bei der Regulation der Nahrungsaufnahme. Denn das Problem, mit dem die zwei zu kämpfen hatten, kennen viele: zu viele Pfunde und ein ewiger Drang zum Essen. Kein Wunder, dass die Entdeckung dieses Hormons die Fachwelt in Wallung brachte. »Die Leute glaubten, man hätte bald eine Wunderpille gegen Übergewicht«, erinnert sich Jeffrey Friedman von der New Yorker Rockefeller Universität, der den Botenstoff 1994 entdeckt hatte.

Leptin kommt von griechisch »leptos« und heißt »dünn«. Ein schöner Name, der bereits auf die Aufgabe hindeutet, die die Entdecker der neuen Substanz zugedacht hatten: Sie sollte der Wirkstoff werden in einer neuen Pille gegen den Speck. Eine Blockbusterpille, wie sie in der Pharmabranche sagen. Doch leider hat Leptin auch seine Schattenseiten.

Leptin hat die Aufgabe, dem Gehirn über die Nährstoffversorgungslage im Körper zu berichten. Wenn genug Leptin da ist, ist das Gehirn zufrieden. Kein Handlungsbedarf, kein Gang zum Kühlschrank nötig. Erst wenn der Leptinspiegel sinkt, ist Essen angesagt.

Das Schlankheitshormon entsteht im Fettgewebe des Körpers. Es gelangt ins Blut und durch die Blut-Hirn-Schranke in jene zentrale Hirnregion, in der der Appetit gesteuert wird, den HYPOTHALAMUS [47]). Dort bremst es einen anderen Botenstoff, das Neuropeptid Y, das normalerweise die Nahrungsaufnahme anregt. Das Prinzip ist klar. Rechtzeitig HUNGER [20] melden, damit der Körper versorgt wird, und rechtzeitig Sattsignale senden, wenn es genug ist. So weit, so schön. Doch durch verschiedene Stoffe in der industriellen Nahrung kann das empfindliche System gestört werden. Etwa durch den GESCHMACKSVERSTÄRKER [21] Glutamat oder durch Hormonstörer, wie die vielen PLASTIKHORMONE [72]. Und schließlich auch durch den Fruchtzucker FRUKTOSE [37], Dann kommen falsche Signale im Gehirn an, die Nachrichten werden sozusagen manipuliert. Die Menschen essen mehr, als sie brauchen, oder das Falsche.

Wohin das Absenken des Leptinlevels führen kann, zeigt der Extremfall mit den zwei kleinen Kindern aus Großbritannien: Die beiden benahmen sich dauerhaft so, als ob sie am Verhungern wären. In der Cambridge-Universität wurden die beiden vom Leiter der Abteilung Klinische Biochemie, Stephen O'Rahilly, und seiner Kollegin Sadaf Farooqi untersucht. Es ging, sagt Farooqi, »weit über Völlerei hinaus«. Als die Ursache gefunden war, Leptinlevel null, war auch der Ausweg naheliegend. Die Kinder bekamen Leptin als Medikament. Das half. Vielleicht wäre das sogar ein Rezept gegen Übergewicht bei Kindern? Früh Leptin ins Fläschchen, und die Kinder sind ihr Leben lang schlank? Forscher von der Universität von Buckingham schlugen tatsächlich vor, den Stoff in Säuglingsmilchpulver zu kippen, als Vorbeugung gegen Übergewicht.

Doch dann zeigten sich die Schattenseiten. Leptin kann nämlich noch mehr, als nur den Hunger steuern. Es kann, was zu den erfreulicheren Fähigkeiten gehört, das Kinderkriegen erleichtern, fruchtbar machen. Es kann aber auch zu vorzeitiger Pubertät führen. Daher beginnt bei Dicken die Pubertät besonders früh. Sie haben ja reichlich Speck auf den Rippen und produzieren mithin reichlich Leptin, das dem Gehirn die Meldung überbringt, dass die Vorratslager üppig gefüllt sind.

Das Hormon ist mit vielen weiteren Talenten gesegnet. So mischt es bei der Regulierung des weiblichen Zyklus mit. Hohe Leptinwerte können aber unter anderem auch mit Asthma sowie mit Multipler Sklerose einhergehen. Und der Botenstoff kann sogar das Wachstum von KREBS-Zellen [36] anregen.

So zerschlugen sich einstweilen alle Hoffnungen, die man in das Schlankheitsstöffchen gesetzt hatte. Auch die Idee, es schon Babys zu verabreichen, sei nicht sehr vielversprechend, meinte Ian Campbell, Medizinischer Direktor des gemeinnützigen britischen Gesundheitsverbands Charity Weight Concern. Er warnte: »Ohne Nachweis, dass es auch beim Menschen funktioniert, ist es reines Wunschdenken, dass man niemals fett wird, wenn man es von Kindheit an konsumiert. Derzeit ist Leptin eine einzige Enttäuschung. Die meisten von uns haben ohnehin genug davon im Körper und die Übergewichtigen haben sogar noch mehr davon.«

BESSER

Es scheint also darauf anzukommen, dass der Körper die Signale, die das Leptin aussendet, auch vernimmt. Und dass die Botschaften, die der Botenstoff aussendet, nicht manipuliert werden. Der Körper kann sein Gewicht ganz gut regulieren – wenn man ihn lässt. Es kommt nur darauf an, dass er nicht gestört wird. Der wichtigste Störer ist das umstrittene Glutamat. Es wirkt just im Hypothalamus, der Zentrale der Nahrungssteuerung und kann, wie eine spanische Studie ergab, den Level des Schlankheitshormons Leptin absenken. Obwohl genug Material da ist, glaubt das Gehirn dann an Mangel – und schickt uns zum Kühlschrank oder an die Pommesbude.

Auch die Plastikhormone, die aus der Verpackung in die Nahrung übergehen, sowie Pestizide haben solche Effekte auf die Nahrungssteuerung. Der industrielle Fruchtzucker Fruktose wirkt ebenfalls auf dieses System und verändert das Zusammenspiel der Hormone aus der Appetitabteilung. Fruktose lässt das INSULIN [32] weniger ansteigen. Und dadurch kommt auch Leptin nicht hervor. Die Folge: anhaltender Appetit.

Muttermilch enthält, im Gegensatz zur industriellen Säuglingsnahrung aus dem Fläschchen, Leptin – und teilt so dem Babyhirn mit, wann genug ist mit dem Schlucken.

Am besten scheint es, wenn die Nahrung naturbelassen bleibt. Dann bleibt nämlich automatisch auch der Körper naturbelassen. Und wie überall sonst im Tierreich schlank oder zumindest nicht übermäßig dick. Von angemessener Figur und Gestalt.

[74] GLYKÄMI-SCHER INDEX

Je schneller, je schlimmer

Der Zick-Zack-Kurs beim Zucker im Blut macht hungrig

Sie klingt nach Glück und scheint in der Tat schicksalsbestimmend: die »Glyx-Diät«. Der »Glyx«, das ist der »glykämische Index«. Er gibt das Tempo an, in dem der Zucker aus der Nahrung ins Blut geht. Grundsätzlich gilt: Je schneller, desto schlimmer. Manche Fachleute glauben, dass Nahrungsmittel mit hohem glykämischem Index das Risiko für diverse Krankheiten erhöhen. Die Zuckerkrankheit DIABETES [34]. Oder KREBS [36], Herzleiden, ALZHEIMER [51]. Insofern hat es nicht nur mit Glück zu tun, sondern auch mit Unglück.

DAS STECKT DAHINTER

Je natürlicher die Nahrung, desto niedriger der glykämische Index. Höher ist er, wenn die Nahrung industriell verarbeitet ist.

Das Problem ist nicht nur der Anstieg, sondern auch der anschließende Fall. Wenn der Blutzucker schnell steigt, dann fällt er nach vier Stunden wieder steil ab. Verschärfter, »exzessiver« Hunger ist die Folge – und aufgeregte Aktivitäten im Nucleus accumbens, dem Suchtzentrum im GEHIRN [41]. Wenn der Blutzucker dann wieder in die Höhe getrieben wird, fängt die Suchtspirale an sich zu drehen. Das ist nicht nur beim ZUCKER [33] so, sondern auch bei anderen Nahrungsmitteln, vor allem bei industriellen. **PIZZA [02]**, **CHIPS [03]**, **CORNFLAKES [53]**, zum Beispiel. Sie haben häufig einen hohen glykämischen Index, treiben mithin den Blutzucker schnell in die Höhe.

INFO

Glykämischer Index verschiedener Lebensmittel
- ❖ *Maissirup 115*
- ❖ *Pommes Frites 95*
- ❖ *Kartoffelchips 95*
- ❖ *Modifizierte Stärke 95*
- ❖ *Kartoffelpüree, Pulver 90*
- ❖ *Cornflakes 85*
- ❖ *Kartoffelpüree, selbst gemacht 80*
- ❖ *Wassermelone 80*
- ❖ *Mais 65*
- ❖ *Pellkartoffeln 65*
- ❖ *Cola (Durchschnitt) 63*
- ❖ *Reis 60*
- ❖ *Haferporridge 55*
- ❖ *Orangensaft 49*
- ❖ *Möhren 47*
- ❖ *Spaghetti 45*
- ❖ *Vollkornbrot 40*
- ❖ *Vollmilch 40*
- ❖ *Apfel 39*
- ❖ *Grüne Linsen 37*
- ❖ *Ur-Mais der Indios 35*
- ❖ *Aprikose 34*
- ❖ *Joghurt 27*
- ❖ *Erdnüsse 14*

Wenn die Frucht direkt aus der Natur kommt, muss der Körper einiges leisten, um den Zucker freizulegen. Das dauert. Wenn die Industrie den Zucker schon frei feilbietet, geht es im Körper ganz fix. Und: Damit steigt leider das Unglücksrisiko. Beispiel Mais: Während der ursprüngliche Mais, der Ur-Mais der Indios, bei

Glyx-Wert 35 liegt und der normale zeitgenössische Mais bei 65, haben Cornflakes 85 Indexpunkte. Noch höher liegt Maissirup, der als industrielles Süßungsmittel Verwendung findet. Glykämischer Index: 115. Er wird auch als Glukosesirup bezeichnet, als Glukose-Fruktose-Sirup, Fruktose-Glukose-Sirup oder, in amerikanischen Softdrinks, als High Fructose Corn Sirup (HFCS).

Beispiel Kartoffeln: Pellkartoffeln liegen bei 65, selbst gemachtes **KARTOFFELPÜREE [08]** hat 80, Pulverpüree 90. **POMMES FRITES [04]** sowie Kartoffelchips kommen je nach Messmethode auf einen Indexwert von bis zu 95.

Die Supermarkt-Nahrung aber enthält auch unerkannte Insulintreiber, völlig neue Designerstoffe, mit denen kein Mensch rechnet. Zum Beispiel die »modifizierte Stärke«. Sie hat einen Indexwert von 95 – mehr als Marzipan, Gummibärchen und Schokoriegel. Modifizierte Stärke findet sich zum Beispiel in vielen Milchprodukten für Babies, auch in Fertig-Müsli, in Fruchtjoghurt aus der Diät-Ecke, fertigen Knoblauchsaucen aus dem Supermarkt, der fertigen Mayonnaise aus der TV-Werbung und in der Spargelcremesuppe aus der Tüte. Und zack, geht der Blutzucker in die Höhe. Und dann fällt er ebenso abrupt wieder ab.

Dadurch kann nicht nur das System der Nahrungsverarbeitung entgleisen. Der Zick-zack-Kurs beim Blutzuckerspiegel ist auch für Intellekt und Emotion nicht förderlich, meint der US-Autor Kenneth Giuffre: »Der abrupte Anstieg des Blutzuckerspiegels führt erst einmal zu aufmerksamem, wachsamem und klarem Denken. Aber wenn der Riegel oder Cracker weg ist, wird das **INSULIN [32]** den Blutzucker absenken, was im Hirn zu verminderter Effizienz und auch dazu führt, dass es die Aufmerksamkeit weniger stark fokussieren kann. Wenn Sie zu viel Zucker oder Kohlenhydrate einnehmen, macht Sie der erhöhte Level von **SEROTONIN [80]** schläfrig, lethargisch und führt zu einer verminderten Fähigkeit, Details abzurufen.« Der ständig in die Höhe getriebene erhöhte Insulinspiegel aber hat auch noch weitere Folgen: Er soll etwa bei der Entstehung von Brustkrebs und Tumoren in der Gebärmutter eine Rolle spielen. Auf den Krebsvorläuferzellen sitzen Rezeptoren für das Insulin.

BESSER

Am besten wäre es also, die Menschen würden solche Nahrungsmittel mit hohem Glyx-Wert meiden und nur noch solche zu sich nehmen, die den Blutzucker nicht in die Höhe treiben. Dafür plädiert der US-Professor Robert Lustig, der international prominenteste Zuckerkritiker: »Wir haben sehr spezifische Daten, die zeigen: Wenn man Zucker zusammen mit Ballaststoffen einnimmt, dann ist das nicht schädlich.« Die Ballaststoffe sind sozusagen das »Gegengift«, sie bremsen den Blutzuckeranstieg. Deshalb plädiert Lustig für die natürliche Nahrung: »Wenn Sie Obst essen, dann nehmen Sie den Fruchtzucker immer zusammen mit pflanzlichen Fasern auf. Diese Ballaststoffe sorgen dafür, dass nicht so viel Zucker verstoffwechselt wird und ins Blut übergeht.«

Im Apfel, in der Brombeere, in der Kiwi gibt es immer gleichzeitig die Fasern, die Ballaststoffe, die den Blutzuckeranstieg bremsen. Die natürliche Nahrung hat daher einen vergleichsweise niedrigen glykämischen Index. Erdbeeren und Kirschen liegen beispielsweise bei 30 Punkten, Vollkornbrot bei 40, Spaghetti bei 45.

Und Nahrung mit niedrigem Index ist gesünder: Nach einer Untersuchung der unabhängigen Cochrane-Collaboration führt sie zu einer »signifikanten« Senkung des Blutzuckerspiegels. Die American Diabetes Association kam ebenfalls zu dem Schluss, dass der glykämische Index »zusätzlichen Nutzen« für die Kontrolle des Blutzuckerspiegels habe. Und auch bei anderen Gesundheitsindikatoren im Blut, die sich bei Laboruntersuchungen messen lassen, wie der britische Biochemiker Geoffrey Livesey ermittelte. Er findet daher »langfristige Vorteile« in einer Ernährung mit niedrigem glykämischem Index – zur Vorbeugung gegen »verschiedene chronische Krankheiten« wie Herzleiden, Diabetes, Übergewicht und Krebs, so die Wissenschaftlerin Patrizia Gnagnarella vom Europäischen Institut für Onkologie in Mailand.

Die natürliche Nahrung spielt offenbar ganz zwanglos zusammen mit den entsprechenden Körperreaktionen. **LEINSAMEN [89]** zum Beispiel kann die Blutzuckerspitzen nach den Mahlzeiten kappen.

Traditionelle Zubereitungsweisen scheinen bei der Zuckerbeförderung im Körper auch eine Rolle zu spielen. Zum Beispiel bei den Kartoffeln, die ja einen hohen glykämischen Index haben, also den Blutzucker schnell in die Höhe treiben. Als Bremse wirkt da Saures – beispielsweise der Essig im Kartoffelsalat. Oder Gemüse als Beilage – senkt ebenfalls den Index, wie auch die Butter im Kartoffelpüree.

TIPP

*Ein Tipp von Hans Lauber, dem Experten für die natürliche Glyx-Regulierung, ist Topinambur. So schmeckt er super: Als **BIO**-Ware [84] nicht schälen (in der Schale stecken viele Vitalstoffe), sondern nur kräftig bürsten und dann in dünne Scheiben schneiden. In Olivenöl sanft andünsten, mit Gemüsebrühe ablöschen, klein geschnittene Walnüsse dazu und mit ein paar Tropfen Walnussöl abschmecken. Das ist womöglich auch gut für die Figur: Denn Topinambur bremst den Dickmacher Insulin aus – durch einen Inhaltsstoff, der ganz ähnlich klingt: Inulin.*

[75] SUCHT

In die Dunkelheit

Wenn Nahrungsmittel zur Droge werden

Oft zieht sie nachts noch mal los, hinaus in die Dunkelheit, um sich ihre Dosis Süßes zu holen, im Supermarkt, der bis Mitternacht offen hat. Die junge Frau aus Berlin macht das nicht freiwillig. Sie muss. Es ist wie ein Zwang. Was sie da kauft? »Schokolade und Kekse.« Zum Beispiel. Oder Milchschnitte. »Das kann schon echt so 'ne ganze Packung sein, so'n großes Pack mit zehn Milchschnitten.« Das Süße ist für sie zur Droge geworden. Jetzt versucht sie in einer Therapie, sich von der Sucht zu befreien.

DAS STECKT DAHINTER

Sucht ist, wenn der Genuss zum Zwang wird. Es gibt nicht nur die Zuckersucht. Es gibt auch die Fast-Food-Sucht. Manche Wissenschaftler sind gar der Ansicht, dass es die Sucht-Mechanismen sind, die zu Übergewicht führen – und Parallelen zu Alkohol, Nikotin- und Drogensucht bei der Behandlung hilfreich sein könnten. Die Übergewichtsforscher wunderten sich immer, warum die Dicken nicht einfach aufhören zu essen, warum auch die vielen Appelle an die Vernunft, die Macht der Erziehung, ans Maßhalten nichts bringen. Das Konzept der Drogenabhängigkeit könnte »uns helfen, das Übergewicht zu verstehen«, meint Nora D. Volkow, Direktorin des Nationalen Instituts für Drogenmissbrauch in Bethesda im US-Staat Maryland: »Die Daten sind so überwältigend, dass man es einfach akzeptieren muss.«

»Fast-Food-Sucht« nennen es Forscher der University of California in San Francisco in einer Studie in einem Fachjournal für Drogenabhängigkeit (Current Drug Abuse Reviews). Andere sprechen von einer Sucht nach industriell hergestellter Nahrung mit großen Mengen von Zucker, Fett, Salz oder Koffein. »Viele Menschen verlieren die Kontrolle über ihre Fähigkeit, den Konsum solcher Nahrungsmittel zu regulieren«, schreiben Forscher der Stiftung für Industrienahrungssuchtforschung (»Refined Food Addiction Research Foundation«) im texanischen Houston. Dieser Kontrollverlust »könnte zur globalen Epidemie von Übergewicht und den damit einhergehenden Gesundheitsstörungen beitragen«.

Nach Ansicht der Forscher geht die Industrienahrungssucht mit den klassischen Symptomen des Drogenmissbrauchs einher, inklusive der körperlichen Begleiterscheinungen beim Entzug. Entzugserscheinungen wie Nervosität, Stress und Angstzustände nach dem Absetzen von Zuckerzeug beobachtete der Pharmakologe und Neurologe Pietro Cottone, Direktor der Abteilung für Suchtstörungen an der Universität von Boston im US-Staat Massachusetts, bei seinen Studien an Ratten. Sieben Wochen lang gaben die Forscher den Tieren im Wechsel je fünf Tage lang normales Rattenfutter, dann zwei Tage lang süßes Futter mit Schokoladenaroma. Das Ergebnis: Kam kein Industriefutter, entstanden im GEHIRN [41] der Tiere hormonell vermittelte Stressreaktionen, die denen bei Alkohol- oder Drogenentzug vergleichbar sind. Bislang konnte indessen nicht klar ausgemacht werden, welche Stoffe im Essen den Suchteffekt tatsächlich auslösen. Ganz vorn unter den Verdächtigen steht natürlich der ZUCKER [33]: »Zucker erzeugt im Gehirn die gleichen Aktivitätsmuster wie süchtig machende Drogen«, sagt Anthony Sclafani, Psychologieprofessor am

Brooklyn College in New York. Der Zucker stimuliert, ähnlich wie Drogen, eine bestimmte Region tief im Inneren des Gehirns, das sogenannte mesolimbische System, im Bereich einer Zone namens Nucleus accumbens. Dort befinden sich Rezeptoren für ein Hormon namens Dopamin. Wenn diese stimuliert werden, löst das Glücksgefühle aus. Die Hirnforscher bezeichnen die Region als »Belohnungszentrum«. Es ist das Zentrum, in dem das Süße wirkt. Genauso wie Drogen, zum Beispiel Kokain.

INFO

Auch SÜSSSTOFFE [35] *können süchtig machen. Dass extremer Süßgeschmack stärker abhängig macht als Kokain, haben französische Forscher der Universität Bordeaux beweisen können – zumindest bei Ratten. Nach Erkenntnissen des Psychiaters Guido Frank von der University of Colorado im amerikanischen Denver könnte man mit künstlichen Süßstoffen theoretisch sogar leichter in die Sucht rutschen. Der Forscher wies am Süßstoff Sucralose nach, dass beim Verzehr ein natürlicher Stopp-Mechanismus des Körpers ausfällt, eine Rückkoppelung, die normalerweise die Befriedigung des Süßverlangens meldet und damit das Verlangen stoppen würde.*

Es gibt natürlich auch andere Meinungen: »Zuckersucht ist ein Ernährungsmärchen!«, meldete der Bundesverband der deutschen Süßwarenindustrie (BDSI) unter Berufung auf den industrienahen britischen Professor David Benton von der Universität Swansea in Wales. Für die Zucker- und Süßwarenindustrie wäre es höchst geschäftsschädigend, wenn die Suchttheorie womöglich Grundlage für die Gesetzgebung würde. Und Schokoriegel, Softdrinks, Bonbons behandelt werden würden wie Zigaretten, Schnaps oder gar Haschisch und Heroin.

BESSER

Wer der Sucht entkommen oder erst gar nicht in Abhängigkeit geraten will, geht auf Distanz zu den Objekten des Begehrens. Für Zuckersüchtige ist das ohnehin der einzige Ausweg. Judith aus Düsseldorf, die eine Selbsthilfegruppe gegründet hatte, hat sich einen neuen »Leitsatz fürs Leben« gegeben: »Zucker ist nicht die Lösung, sondern das Problem.« Sie isst jetzt gar nichts mehr, was Zucker enthält oder künstlich gesüßt ist. Und sie fühle sich wohl dabei, wesentlich ruhiger und ausgeglichener, auch selbstbewusster, arbeite wieder mit Elan und Spaß, habe wieder ein gesundes Hungergefühl, genieße gutes Essen, nehme sogar ab dabei.

»Aussteigen«, am besten »von heute auf morgen«, empfiehlt auch der amerikanische Zuckerkritiker William Dufty: »Spüren Sie in Ihrer Wohnung sämtliche Lebensmittel auf, die auch nur im entferntesten unter Verdacht stehen, Zucker zu enthalten, werfen Sie sie in den Müll und beginnen Sie ein neues Leben.«

Bei Kindern empfiehlt er eine Beobachtungsphase: »Wenn Ihr Kind bereits an eine bestimmte Menge Zucker gewöhnt ist (durch Fertigbrei, Kindersäfte, Puddings etc.), sollten Sie seine Ernährungsgewohnheiten zunächst nicht abrupt ändern. Aber notieren Sie ganz genau, wie sich Ihr Kind verhält: Ist Ihr Baby beim Aufwachen schlecht gelaunt? Spielt es zufrieden vor sich hin?« Nach dieser Beobachtungszeit von drei bis fünf Tagen und den üblichen zuckerhaltigen Sachen sei denn der Schnitt fällig – »von einem Tag auf den anderen«.

Manche Zucker-Junkies versuchen es mit Hypnose, mittlerweile eine anerkannte Behandlungsmethode. »Die Zuckersucht ist eigentlich ein klassisches Einsatzgebiet der Hypnose«, sagt Christine Althen, Therapeutin aus Berlin. Und die Sucht ist schnell beseitigt: Drei bis vier Sitzungen reichen dafür gemeinhin.

[76] DIÄT-EMPFEHLUNGEN

Das Blaue vom Himmel

Der beste Rat: keine Ratschläge befolgen

Erst hieß es: fettarm essen. Lieber Nudeln, Kartoffeln, Reis. Nur Fett macht fett. Low Fat war die Devise aus dem tonangebenden Amerika. Dann hieß es plötzlich: Low Carb, also möglichst keine Kohlenhydrate. Nudeln, Kartoffeln, Reis. Ja, was denn nun?

DAS STECKT DAHINTER

Für die Konsumenten ist es nicht einfach mit den Ernährungsempfehlungen der vielen Experten. Für sie steht ja nicht nur die Figur auf dem Spiel, sondern auch Gesundheit und Wohlbefinden.

Die Fettarm-Ideologie war dabei sicher der extremste und folgenreichste Irrweg. Dabei wussten die Ernährungswissenschaftler durchaus um den Wert mancher Fette, etwa der berühmten OMEGA-3-FETTE [55]. Sie sagten es nur nicht. In dem medialen Feldzug gegen das Fett war für solche Einsichten kein Platz: »Leider dachten viele Ernährungswissenschaftler, dass es zu schwierig sei, die Öffentlichkeit so differenziert zu unterrichten. Stattdessen wurde die simple Parole ausgegeben, ›Fett ist schlecht‹«, sagt Harvard-Professor Walter Willett. Jetzt verteufeln die einen die Kohlenhydrate, und die anderen halten hartnäckig an ihrer Fett-Feindschaft fest.

Für viele Kritiker sind die Ernährungsempfehlungen der einschlägigen Experten mittlerweile eher eine Lachnummer. Tatsächlich entpuppen sich lieb gewonnene Empfehlungslitaneien bei näherer Betrachtung als unsinnig. Beispiel: Die Legende vom Kaffee als »Wasserräuber«. Offenbar hat lange niemand die Behauptung überprüft, bis Kristin J. Reimers kam. Die Forscherin vom Zentrum für Menschliche Ernährung in Omaha im US-Bundesstaat Nebraska nahm sie mit ihren Mitarbeitern unter die Lupe. Die eine Hälfte der Testpersonen durfte 24 Stunden nur koffeinfreie Getränke zu sich nehmen, die andere auch Kaffee, Tee, Cola. Die Überraschung: Alle pinkelten im Grunde gleich viel.

Das falsche Bild vom Kaffee als Wasserräuber sei »aus Fehlinterpretationen älterer Studien« entstanden, rechtfertigte sich eine Sprecherin der Deutschen Gesellschaft für Ernährung (DGE). »Man überhöht Erkenntnisse schnell zu Regeln, wenn man sie vermitteln möchte.« Man übertreibt also einfach ein bisschen.

Auch der übertriebene Obst-Fimmel (»5 am Tag«) kann ungesund sein. Manche Menschen essen sogar mehr Obst, als ihnen guttut – nur weil es die Ernährungsberater so empfohlen haben. Das jedenfalls behauptet die Hamburger Ernährungsberaterin Christiane Schäfer im Zentralorgan ihrer Zunft, der Ernährungs-Umschau. Die »gängigen Ernährungsempfehlungen« hätten dazu geführt, dass in den letzten Jahrzehnten »die FRUKTOSEAUFNAHME [37] gestiegen« sei. Vor allem der gesteigerte Obstverzehr, aber auch die übrigen Ernährungsdogmen wie die fettarme Kost begünstigten die Entstehung von Blähungen und eine schlechte Fruktoseaufnahme und treibt immer mehr Menschen in die Fruktoseunverträglichkeit.

So haben die Ratschläge der Ernährungsberater offenbar auch ihre Schattenseiten. Auch ihr jahrelang aufrechterhaltenes Dogma, mehr

Wasser zu trinken, als der Körper verlangt, kann zu Schäden führen. Durch übermäßige Zufuhr von Wasser wird das Blut und jede Körperflüssigkeit verdünnt, es sinkt die Salzkonzentration. Folgen so einer Wasservergiftung (Wasserintoxikation) sind neurologische Störungen wie Übelkeit, Kopfweh, Verwirrungszustände und schlimmstenfalls Hirnschwellungen oder sogar der Tod.

Die US-Wissenschaftler Dan Negoianu und Stanley Goldfab von der Universität Pennsylvania durchforsteten alle Studien zum Thema und stellten fest, dass es überhaupt keinen Grund gäbe, Wasser über den Durst zu trinken: »Es ist nicht klar, woher die Empfehlung kam.« Die Urheber sind eigentlich klar identifizierbar. Es sind die Ernährungswächter, etwa der Deutschen Gesellschaft für Ernährung (DGE). Sie empfiehlt, »nicht erst zu trinken, wenn ein Durstgefühl besteht«. Ihr Leitsatz: »Durst sollte, dem Schmerz vergleichbar, nur in Ausnahmesituationen Stimulus zur Flüssigkeitsaufnahme sein«. »Das ist Quatsch«, sagt Professor Martin Reincke, Chefarzt der Inneren Medizin an der Ludwig-Maximilians-Universität München: »Stellen Sie sich doch einmal vor, wie sich dieser Rat aufs Essen übertragen auswirken würde. Welche fatalen Folgen hätte es denn, wenn man ständig essen würde, damit sich kein Hungergefühl einstellt? Das kann man sich leicht ausmalen. Über das Durstgefühl zeigt uns der Körper ja gerade, wann und wie viel Flüssigkeit wir brauchen. An besonders heißen Tagen meldet er sich vermehrt mit dem Signal: Wasser nachfüllen! Wir sollten mehr Hochachtung vor dieser Leistung unseres Körpers haben.«

BESSER

Eigentlich ist es nicht sehr seriös, gesunden, erwachsenen Leuten ständig Ratschläge zu erteilen, was sie essen und trinken sollen. Was gesund ist, weiß ohnehin niemand, sagt zum Beispiel der Münchner Ernährungsmediziner Hans Hauner: »Keiner kann im Grunde sagen, was die optimale Ernährung ist.«

Trotzdem scheint bei vielen die stete Sorge um die richtige Ernährung zur Besessenheit zu werden, zu einer Krankheit, für die Ärzte schon einen Fachbegriff gefunden haben: Orthorexia nervosa. Sie kann sogar tödlich enden.

Als Entdecker der Krankheit gilt Steven Bratman, Allgemeinarzt in Fort Collins im US-Bundesstaat Colorado. Er berichtet über Kate Finn, eine fanatische Rohkostesserin, die an ihren schweren Mangelerscheinungen gestorben ist. »Die ständige Sorge, ob wir uns richtig ernähren, schlägt wahrscheinlich mehr auf die Gesundheit als CHOLESTERIN [38], Fett, Alkohol, Koffein oder Nikotin«, sagt der Psychopharmakologe David Warburton von der britischen University of Reading.

So wird die Ernährungsberaterei selbst zum Gesundheitsrisiko. »Wir sind in unseren Ernährungsempfehlungen noch etwas schlicht gestrickt, wir empfehlen in der Regel praktisch allen Menschen das Gleiche«, sagt Professor Andreas Pfeiffer aus Potsdam. Die Ernährungs-

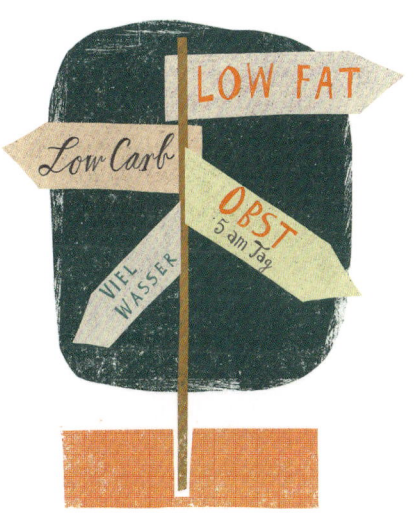

wissenschaftler wollen jetzt ihre Ratschläge individualisieren. Dabei gibt es die personalisierte Ernährung schon. Jeder hat ja seine persönlichen Vorlieben. Weil die Gene das so bestimmen, aufgrund der ganz persönlichen Bedürfnisse des eigenen Organismus. Aufgrund der persönlichen Bedürfnislage wird dann über die persönlichen Geschmacksvorlieben der Nachschub an Nährwert gesichert. Solange der Geschmack nicht durch **AROMEN [23]**, **GESCHMACKVERSTÄRKER [21]**, **ZUCKER [33]** oder **SÜSSSTOFFE [35]** manipuliert wird.

»Viele Empfehlungen zur Gesundheitsvorsorge und gesunden Ernährung sind nicht wissenschaftlich fundiert«, kritisiert der Epidemiologe Paul Marantz vom Albert-Einstein-College in New York. »Solange man keine Beweise hat, dass etwas schädlich oder nützlich ist, besteht der beste Ernährungsratschlag darin, keine Ernährungsratschläge zu befolgen.«

[77] GLÜCKLICHE DICKE

Giftige Umgebung

Die Frage der Figur: Wo liegt eigentlich das Problem?

Sie wollen nicht mehr schuld sein an allem Übel, an Krankheitsepidemien, steigenden Gesundheitskosten, womöglich rückläufiger Lebenserwartung. Man hat ihnen Willensschwäche vorgeworfen, Genusssucht, Egoismus.

Jetzt wehren sich die Dicken gegen Ausgrenzung, organisieren sich gegen »Gewichtsdiskriminierung«, kämpfen für »Fett-Akzeptanz«. Die Dicken sind in Bewegung. Und langsam dämmert es auch der Wissenschaft, dass sie vielleicht die Falschen im Visier und Unschuldige angeprangert hat.

DAS STECKT DAHINTER

Sie haben ein schlechtes Image, die Dicken. Nicht nur aus ästhetischen Gründen, auch aus gesundheitlichen. Übergewicht gilt als Ursache für milliardenteure Massenleiden, zum Beispiel **DIABETES [34]**, Herz-Kreislauf-Erkrankungen (siehe **HERZ [14]**), Schlaganfall und **KREBS [36]**. Doch das ist ein Irrtum, wie die Wissenschaftler mittlerweile gemerkt haben. Die Ursachen liegen tiefer. Und ganz falsch ist es, jenen die Schuld in die Schuhe zu schieben, die ein paar Kilo über der Norm liegen. Sie sind nicht dafür verantwortlich, wenn die Welt jetzt ächzt unter der Last ernährungsbedingter Krankheiten. Bei ihnen liegt es vielleicht einfach in der Familie. Und schon der Opa war so. Es gibt auch die »Glücklichen Dicken« (Happy Obese, wie sie im englischen Wissenschafts-Slang genannt werden) – diejenigen, die rund und gesund sind und häufig auch noch fröhlich und glücklich. Es gibt sie schon lange, nur wurden sie lange übersehen. In der Südsee beispielsweise. Dort gilt ein gewisses Grundgewicht gar als erstrebenswertes Ideal, weil es Kraft und Gesundheit signalisiert. Die Leute dort taten gut daran, möglichst große Mengen zu verzehren – vorsichtshalber. Schließlich konnte schon morgen alles weg sein, wenn ein tropischer Wirbelsturm alles von der Insel fegt. »Früher«, sagt Dr. Malakai Ake, Diabetesexperte im Königreich Tonga, »war es ein Vorteil, dick zu sein. Denn die Dünnen starben in den Zeiten des Mangels. Damals war es ein Makel, dünn zu sein.«

Das Schönheitsideal der Südsee-Insulaner, schön rund, kräftig, glücklich, entsprach also einem Überlebenskonzept. Heute ist das anders: »Heute gibt es kein gesundes Übergewicht mehr.« Die Insulaner werden, konfrontiert mit den neuen Nahrungsangeboten, nicht unbedingt gesünder, sondern zunächst fetter. »Die Zahl der Übergewichtigen steigt parallel zu den Lebensmittelimporten«, sagt Dr. Ake. Und es gibt auch völlig neue Krankheiten: Die vier »Top-Killers«, die wichtigsten Todesursachen in Tonga sind: 1. Krankheiten des HERZENS [14], 2. Bluthochdruck, 3. Diabetes und 4. Krebs. Die Ursachen für die neuen Gesundheitsrisiken sieht er vorwiegend in der Ernährung.

INFO

»Nutrition Transition« nennen die Experten den Übergang von traditioneller zu industrieller Nahrung. Und die Krankheiten, die damit einhergehen. Das Wesentliche an diesem Übergang ist aber nicht, dass die Menschen sich plötzlich ändern, dass sie willensschwach und genusssüchtig werden. Das Wesentliche ist das veränderte Nahrungsangebot, sind veränderte Nahrungsinhalte, die anders auf den Körper wirken.

Der US-Professor Robert Lustig spricht von einer »giftigen Umgebung«, und meint vor allem den ZUCKER [33], der oft versteckt in industriellen Nahrungsmitteln ist. Es gibt natürlich auch andere Inhaltsstoffe, die das SHELF LIFE [15] verlängern, die Lebenserwartung der Packungen im Supermarktregal. Chemische Hilfsmittel, Konservierungsstoffe, ganz neue, künstliche Zutaten, maßgeschneidert für die Bedürfnisse des industriellen Food-Business. Aber schädlich für den menschlichen Körper: Sie machen dick, sie machen krank, oft beides zusammen. Sie sind verantwortlich für die weltweite Malaise.

BESSER

Es klingt überraschend, aber ein bisschen dicker scheint eher besser zu sein. Eine in der Medizinzeitschrift Lancet veröffentlichte Studie amerikanischer Herz- und Kreislaufspezialisten und Internisten ergab sogar: Übergewichtige sind nicht nur insgesamt gesünder, sondern sterben sogar seltener an Herz- und Kreislaufkrankheiten.

Rund und gesund:, das ist es, was die Dickenbewegung propagiert, etwa die »Gesellschaft gegen Gewichtsdiskriminierung«. Und wer so lebt, lebt länger. So erklärten die zuständigen amerikanischen Institutionen, das National Cancer Institute (NCI) und die Centers for Desease Control (CDC) sogar, dass leichtes Übergewicht die Sterblichkeitsrate senke.

Die Krankheiten? Die gibt es natürlich. Sie entstehen nicht durch Übergewicht, sondern durch Fehlregulationen infolge bestimmter Nahrungsinhalte, die den Stoffwechsel stören. Es sind die Produkte der »Western Diet«, der westlichen Ernährungsweise: Fast Food, Fertiggerichte, Snacks und Softdrinks.

In der Südsee, früher, als es das alles nicht gab, waren die Menschen rund und gesund. »Damals war es ein gesundes Übergewicht«, sagt Dr. Ake, der Arzt aus dem Königreich Tonga. »Sie hatten keinen Bluthochdruck, sie hatten keinen Herzinfarkt. Früher aßen die Leute nur Obst und Gemüse, allenfalls Fisch; und Fleisch gab es nur sonntags.«

Auf den Inseln im Südpazifik lebten sie wie im Schlaraffenland. Alles wächst im Überfluss: Mangos, Ananas, Kokosnüsse. Auch Möhren und Kartoffeln. Es gibt Hühnchen und Schweine, Fische und Meeresfrüchte. Eigentlich das, was es heute bei uns auch gibt. Und das ist es wohl, was die Leute gesund gehalten hat. Langlebig waren sie übrigens auch, und lustig: Sie feierten auch gern und lachten.

IST DIE KUH GLÜCKLICH, FREUT SICH DER MENSCH

ACKERN FÜR DIE KULINARISCHE SELBSTBESTIMMUNG

7.

GUT, EHRLICH!

Die Alternativen

[78] VOLLWERT

So natürlich wie möglich

Warum echte Nahrung für Wohlgefühle sorgt

Es war ein klassisches Experiment: Zunächst bekamen die Versuchsratten eine auf Nagetiere zugeschnittene Zivilisationsdiät, vergleichbar mit Brötchen, Kuchen, Keksen. Die armen Tiere waren alsbald in beklagenswerter Verfassung. Sie litten an chronischer Verstopfung, an Karies, bekamen brüchige Knochen und bösartige Veränderungen im Darm, eine Vorstufe von KREBS [36]. Dann gab es dazu noch synthetische VITAMINE [54]. Doch die Tiere vegetierten weiter dahin. Erst als sie Getreidekeimlinge und Grünzeug fressen durften, lebten die kleinen Nager sichtlich auf. Was lehrt uns das? »Lasst unsere Nahrung so natürlich wie möglich«, sagte der Medizinprofessor und Vollwertpionier Werner Kollath (1892–1970), der die Fütterungsversuche veranstaltet hatte.

DAS STECKT DAHINTER

Der Apfel, zum Reinbeißen: Das ist vollwertig. Der Apfel, zerkocht pasteurisiert, im Glas oder gar im Gläschen, fürs Baby: Das ist minderwertig. Vollwertig ist die Nahrung dann, wenn sie im vollen Besitz ihres Nährwerts ist. Heute denken allerdings viele beim Thema Vollwert nur noch an Vollkornbrot. Das ist zu wenig. Vollwert heißt eigentlich: Der volle Geschmack, der volle Genuss. Die sind natürlich auch wichtig für die Gesundheit.

Eigentlich geht es um die Idee vom besseren Essen. Darum, dass dieses einen möglichst hohen Wert für den Organismus hat. Möglichst viele Vitamine, möglichst viele Mineralstoffe und SEKUNDÄRE PFLANZENSTOFFE [66] – um einfach alles auszukosten, was die Nahrung zu bieten hat. Und vor allem geht es auch um wenig Schadstoffe, denn die mindern den Wert der Nahrung ganz erheblich. Auch keine Zusatzstoffe und Chemikalien, die bloß die Haltbarkeit verlängern und den Nährwert schmälern. Auf gar keinen Fall industriell hergestellte Geschmacksstoffe, AROMEN [23], GESCHMACKSVERSTÄRKER [21] und Süßungsmittel. Die täuschen Wert vor, der gar nicht da ist. Und das ist natürlich ganz schlecht für den Organismus. Wenn Nahrung ihren vollen Wert hat, dann schmeckt sie selbstverständlich auch am besten. Schließlich entsteht der Geschmack ja durch das, was drin ist.

INFO

Ursprünglich entstand die Vollwertbewegung sozusagen als Oppositionsbewegung: Die unverfälschte, frische, echte Nahrung gegen die industrielle Kost, die als minderwertig, schädlich und ungesund angesehen wurde. Auch der Schweizer Arzt und Vollwert-Vorkämpfer Maximilian Bircher-Benner (1867–1939) hatte die echte, »vollwertige« gegen die industrielle Nahrung positioniert. Er plädierte vor allem für pflanzliche, ja sogar rohe Kost, und lehnte Konserven und fabrikmäßig erarbeitete Nahrung ab. Der Inbegriff des Vollwertigen ist der Apfel, beispielsweise in Birchers MÜSLI [79].

Die Frontstellung gegen die Industrienahrung haben die Vollwertvertreter mittlerweile weitgehend aufgegeben und die Vollwertidee stattdessen auf Vollkorn reduziert, genauer: aufs Vollkornbrot. Für Kritiker stehen sie damit in einer zweifelhaften Tradition. Denn schon die nationalsozialistische Ernährungspolitik rückte die »Vollkornbrotfrage« in den Mittelpunkt ihrer Aktivitäten. Zur Umsetzung wurde 1939 eigens ein »Reichsvollkornbrotausschuss« einberufen. Der Reichsärzteführer Leonardo Conti erklärte:»Der Kampf um das Vollkornbrot ist ein Kampf für die Volksgesundheit.« Viele der frühen Vollwertverfechter standen, wie der Mediziner Werner Kollath, zunächst der Naziideologie nahe, distanzierten sich später aber davon. Doch das Vollkornbrot blieb. Nach dem Krieg und sogar im 21. Jahrhundert. Das Vollkorn ist sozusagen das letzte Refugium der Vollwertphilosophie. Das ist ein bisschen beschränkt. Und es hat auch seine Schattenseiten. So kann das Vollkorn zum Beispiel Eisenmangel fördern: Denn es enthält einen Stoff namens Phytat, der just in der äußeren Hülle des Korns angesiedelt ist. Und dieses Phytat kann die Aufnahme von Mineralstoffen wie Eisen oder Zink im Körper blockieren. Das hat weitreichende Folgen. Vollkorn wird schließlich sogar für Babies empfohlen – und kann, so fürchten manche Fachleute, zur Ursache werden für späteren Eisenmangel bei Kindern und jungen Frauen. Es gibt allerdings Tricks, das Phytat zu eliminieren. So enthält traditionelles Sauerteigbrot weniger davon, weil der Stoff durch die Säuerung abgebaut wird.

Die Beschränkung aufs Vollkornbrot steht dem Vollwertgedanken entgegen. Und bedeutet natürlich auch für den Körper eine Einschränkung. Wenn echte, vollwertige Nahrung alle minderwertigen Industrieprodukte ersetzt, vom »Frucht«-Joghurt über Softdrinks bis hin zu all den vielen Arten von Fast Food und Fertiggerichten, dann bekommt der Körper eine Fülle von Nährstoffen – und das Vollkornbrot wird entbehrlich. Viele Völker sind völlig ohne Vollkornbrot durch die Jahrtausende gekommen. Es ist zum Beispiel schwer vorstellbar, wie ein Inder auf Vollkornbrot kaut. Oder ein Chinese. Ein Italiener, gar ein Franzose. Für Völker mit einer hoch entwickelten Küchenkultur ist Vollwert Alltag. Niemand braucht da ein Vollkornbrot. Der US-Weizenkritiker William Davis meint gar, die Forderung »Esst mehr gesundes Vollkorn« gehöre »auf den Friedhof der ausrangierten Gesundheitslehren«.

BESSER

Es geht um die ganze Vielfalt, nicht nur Obst und Gemüse, auch Joghurt, SAHNE [90] und Milch, von glücklichen Kühen versteht sich, Tee, Kakao, SCHOKOLADE [30]. Die ganze Palette der echten Lebensmittel! Wenn alles möglichst vollen Nährwert hat, bekommt der Körper auf natürlichem Weg, was er braucht. Vollwertnahrung versorgt den Körper besser, und der dankt es – mit Wohlgefühl. Das fand ein Forschungsteam um die Psychologin Archana Singh-Manoux von der Abteilung für Epidemiologie und Gesundheitsförderung der Universität London heraus. Sie kategorisierten die Nahrung vor allem nach »vollwertig« und »industriell verarbeitet« und stellten fest: Am stärksten vom Unglück verfolgt wurde, wer sich vor allem von Weißmehl, süßen Desserts, frittierten Gerichten oder verarbeitetem Fleisch (etwa Burger oder Wurst) ernährte. Die Nebenwirkung des schlechten Essens führen die Wissenschaftler darauf zurück, dass die industriell verarbeitete Nahrung den Körper nicht mit den fürs Glücksgefühl notwendigen Nähr- und Wirkstoffen versorgt. Der FOLSÄURE [57] etwa oder auch den berühmten OMEGA-3-FETTEN [55] aus Fisch, Walnüssen, LEINÖL [89]. Die Wohlfühlsubstanzen bekamen offenbar eher die Esser aus der Vollwertgruppe. Folglich fühlten sich die Studienteilnehmer, die am meisten Obst, Gemüse und Fisch aßen, am wohlsten und litten am wenigsten unter Depressionen.

[79] MÜSLI

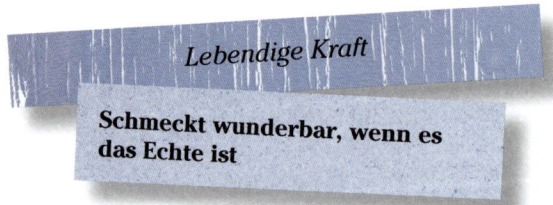

Lebendige Kraft

Schmeckt wunderbar, wenn es das Echte ist

Es war auf einer Bergwanderung, und passenderweise war es eine Sennerin, die die schlichte Mahlzeit servierte – und damit eine Weltkarriere anstieß. So will es die Legende. Es war ums Jahr 1900, als der Schweizer Arzt und Ernährungsreformer Maximilian Oskar Bircher-Benner von jener Bergbäurin dieses »recht seltsame Essen« bekam, mit dem sich die Almhirten dort schon seit hundert Jahren gestärkt hatten. Damit war das Ur-»Müsli« geboren. Leider hat Bircher-Benner den Begriff »Müsli« nicht schützen lassen und so sind in modernen Supermärkten unter dieser Bezeichnung heute Produkte im Verkauf, die die Hirten oder Bircher-Benner sicher schnellstens in die nächste Gletscherspalte geworfen hätten.

DAS STECKT DAHINTER

Müsli ist sozusagen das Frühstück mit dem Schweizerischen Qualitätsausweis. Das Gegenbild zu den überzuckerten amerikanischen Cerealien. Gesund, knackig, öko.
Zur Zeit des Schweizer Ernährungsaufklärers Bircher-Benner setzten sich die Ernährungsberater sehr für das naturwüchsige Essen ein. Bircher-Benner, Gründer des Sanatoriums »Lebendige Kraft« am Zürichberg, nannte seine Kreation Apfeldiätspeise und setzte sie seinen Gästen als Vollwertdiät mit frischem Obst vor. Das Müsli hat in hundert Jahren eine staunenswerte Karriere erlebt, als Inbegriff der gesunden

Speise. Natürlich, nahrhaft, echt. Doch leider hat der Erfolg auch Trittbrettfahrer, Nachahmer und Folgetäter auf den Plan gerufen. Viele Produkte aus dem Supermarkt haben nur noch das gesunde Image und mitunter vielleicht ein Schweizerkreuz auf der Packung. Deren Hersteller haben die Bezeichnung übernommen und bieten absurde Kompositionen an. Was drin ist? Viel Chemie. Und es gibt nicht nur die zahlreichen schrill bunt bedruckten Kartons mit der Bezeichnung »Müsli«. Es gibt auch noch »Müsli-Riegel«. Ein Wunder, dass die Hersteller nicht ins Gefängnis kommen, wenn sie diese pappsüßen Produkte mit den beliebten Emulgatoren, mit Sojalecithin, Mono- und Diglyceriden von Speisefettsäuren oder auch lecker Natriumstearoyl-2-lactylat als »Müsli« verkaufen. Mitunter, immerhin, sind Haferflocken drin. Manchmal aber auch ein seltsames »Getreideextrudat«, und, Achtung Geschmacksverirrung, »natürliches AROMA [23]«. Außerdem Süßmolkenpulver. Zitronensäure. Glukose-Fruktose-Sirup. Modifizierte Stärke. All so etwas. Maximilian Oskar Bircher-Benner würde vermutlich lieber vom Matterhorn springen, als sich so eine »Speise« einzuverleiben.

BESSER

Das Ur-Müsli des Vollwertpioniers ist natürlich meilenweit entfernt von diesen Schwindelmüslis aus dem Supermarkt. Wichtigste Zutaten waren Haferflocken und Äpfel. Beide erfahren neuerdings wissenschaftlichen Zuspruch. Haferflocken sollen gut sein gegen die Zuckerkrankheit DIABETES [34], sie sollen die CHOLESTERIN-Werte [38] senken und die Appetitkontrolle stärken – gut fürs ABNEHMEN [67]. Auch Äpfel sind gut für die Cholesterinbalance, die Polyphenole und sogar fürs Sexualleben, jedenfalls bei jungen Frauen, so eine italienische Studie mit 731 Probandinnen zwischen 18 und

43. Eine britische Studie ergab, dass ein Apfel täglich für alle Bürger über 50 pro Jahr im Vereinigten Königreich 8500 Todesfälle durch Herz-Kreislaufleiden verhindern könne. Neben Haferflocken und Äpfeln waren auch Nüsse sowie Zitronensaft im Müsli. Und: gezuckerte Kondensmilch. Die entspricht natürlich auch nicht der reinen Vollwertlehre, ist aber verzeihlich – geschuldet dem Umstand, dass zu jener Zeit frische Milch als Risiko für Tuberkulose galt.

Eine Müsli-Modernisierung ist also notwendig, aber eine sanfte, im Geist von Bircher-Benner. Es gibt ungezählte Rezepte. Haferflocken und Äpfel sind ein Muss, klar. Ansonsten geht es nach persönlicher Vorliebe. Milch versorgt die Knochen mit KALZIUM [59], LEINÖL UND LEINSAMEN [89] dienen als Universalmittel für das HERZ [14], die Augen, die INTELLIGENZ [45], die Verdauung und das natürliche Wohlbefinden. Obst liefert VITAMINE [54], Joghurt stärkt die Abwehrkräfte und SAHNE [90] macht schlank, wegen der CLA-Fette [61], die Fettzellen killen.

TIPP

Müsli modern: Man nehme 500 Gramm Joghurt und 0,1 Liter Sahne und verrühre es gut. Ein, zwei Esslöffel Leinöl und 100 Gramm Haferflocken dazu, wieder alles gut zusammenrühren. Diese Mischung hält im Kühlschrank ein paar Tage. Morgens nimmt man einfach eine Portion heraus, zerkleinert frisches Obst und fügt es dem Haferbei hinzu – Äpfel und Bananen oder auch, je nach Jahreszeit, Erdbeeren, Kirschen, Mandarinen, vielleicht ein paar Nüsse.

Durch das Obst ist es eigentlich süß genug. Wer noch im Süßmodus lebt, kann zusätzlich einen Löffel Vanillezucker dazutun (selbst hergestellt, aus Zucker mit einer Prise Bourbon-Vanillepulver). Manche nehmen auch Honig.

---

[80] SEROTONIN

Schöne Träume

Ein paar Milliardstel Gramm reichen fürs Glück

Manchmal steht dem Glück nicht viel im Wege. Vielleicht nur ein bisschen 5-Hydroxytryptamin. Der Stoff mit dem unaussprechlichen chemischen Namen wird auch Serotonin genannt oder ganz einfach »Glückshormon«. Wie wir das kriegen? Durch Essen und Trinken.

DAS STECKT DAHINTER

Glück oder Unglück? Das ist nicht nur eine Frage der Liebe oder eines Lottogewinns. Um Glück empfinden zu können, braucht der Körper die richtigen Substanzen in der richtigen Kombination an den richtigen Stellen. Klar: Glück ist etwas völlig Immaterielles. Aber der Mensch ist ein materielles Wesen. Also werden Gefühle materiell vermittelt.

Glück als Gefühl wird im Körper hergestellt. Dann macht es »Pling«. Das Essen spielt dabei eine Rolle. Wenn der Mensch das Falsche gegessen hat oder ständig das Falsche isst, wird er um sein Glück gebracht. Das Trinken spielt natürlich auch eine Rolle: Das weiß jeder, der schon einmal beschwipst war. Ein paar Gläschen Champagner können bekanntlich die Stimmung heben. Auch das ist eine Frage der richtigen Botenstoffe an der richtigen Stelle. Diese Botenstoffe sind die Basis für Intellekt und Emotionen. »Jeder Gedanke und jedes Gefühl wird von einer spezifischen Kombination unterschiedlicher Neurotransmitter getragen«, sagt Arzt und Psychotherapeut Josef Zehentbauer.

Eine Hauptrolle bei der Herstellung von Glücksgefühlen spielt das Glückshormon Serotonin. Es reguliert wichtige Hirnfunktionen, die den Schlaf, den Hunger und die psychische Befindlichkeit steuern. Es aktiviert die Stimmungszentren, dämpft körperliche Schmerzen, verengt Gefäße und hemmt Entzündungen.

∼∼∼∼∼∼∼∼∼∼∼∼∼∼∼∼∼∼∼∼ **INFO** ∼∼∼∼∼∼∼∼∼∼∼∼∼∼∼∼∼∼∼∼∼
Gerade einmal zehn Milligramm der Substanz finden sich im menschlichen Körper, und nur ein Prozent davon, also 0,0001 Gramm oder 100 Milliardstel Gramm, im **GEHIRN [41]**. *Neun Prozent kreisen im Blut, 90 Prozent aber sind überraschenderweise im* **DARM [98]** *zu finden, helfen dort unter anderem bei der Verdauung – und deuten darauf hin, dass dem Bauch in Gefühlsdingen eine bislang unterschätzte Bedeutung zukommt.*
∼∼

Schon geringe Abweichungen von der Normalmenge an Gefühlssubstanzen können die Stimmungslage aus dem Gleichgewicht bringen. So gelten Störungen des Serotoninhaushalts als mögliche Ursache für Depressionen – aber auch von unkontrollierbarem **APPETIT [19]**. Serotonin kann auch bei **MIGRÄNE [48]** und Schizophrenie eine Rolle spielen.
Das Glückshormon wirkt auch mit, wenn Essen zur Sucht wird. »Sowohl bestimmte Substanzen als auch bestimmte Essgewohnheiten«, die die Aktivitäten des »Glückshormons« Serotonin verstärken, scheinen ein »besonders hohes psychisches Abhängigkeitspotenzial zu besitzen«, so eine Autorengruppe um den Göttinger Neurobiologen Professor Gerald Hüther.
Auch bei Aggressionen ist Serotonin im Spiel: Ein Mangel kann dazu führen, dass Männer ausrasten. Weil im Stirnhirn das »Glückshormon« fehlt und damit die Notbremse bei aufkeimender **AGGRESSIVITÄT [49]**. Und zu viel **ZUCKER [33]** kann über das Zusammenspiel zwischen dem Zuckerhormon **INSULIN [32]**, dem Glückshormon Serotonin sowie dem Stresshormon Cortison sogar kriminelles Verhalten begünstigen.

BESSER
Erfreulicherweise lässt sich der Serotoninspiegel als entscheidende Größe auf dem Weg zu Glück und innerem Frieden gut beeinflussen: durch Nahrung. Bei Frauen ist das sogar relativ einfach, mit **SCHOKOLADE [30]**. »Frauen brauchen Schokolade«, sagt die amerikanische Autorin und Ernährungsberaterin Debra Waterhouse. Die Liebe zu Kakaoerzeugnissen entspringt offenbar der weiblichen Körperchemie. Denn Frauen bilden nur halb so viel Serotonin im Gehirn wie Männer. Nach dem Eisprung sinkt der Serotoninspiegel weiter ab, was einen Energieabfall und wechselnde Stimmungen zur Folge hat. »Das Bedürfnis nach Süßem ist der natürliche Weg, den Serotoninspiegel zu heben und zu größerer Ausgeglichenheit zu finden.« Bei den Frauen gaben bis zu 76 Prozent an, öfter mal Schokolade zu brauchen oder andere Süßigkeiten, bei den Männern keimt ebenso häufig der Wunsch auf nach Fleisch, Eiern, einem Wurstbrot. Denn: »Der männliche Körper braucht mehr Eiweiß, weil er mehr Testosteron und eine größere Muskelmasse zu versorgen hat.« Kohlenhydratreiche Nahrungsmittel wie Bananen, **MÜSLI [79]** oder Brot können die Laune deutlich verbessern, weil durch sie die Produktion der Glückssubstanz angekurbelt wird. Durch die Zufuhr von Kohlenhydraten wird **INSULIN [32]** ausgeschüttet. Dieses wiederum erhöht die Menge eines Stoffes namens Tryptophan, das im Gehirn die Serotoninbildung vorantreibt. Tryptophan ist auch in vielen

eiweißhaltigen Produkten wie etwa Fleisch enthalten – was erklären könnte, weswegen die Männer eher auf Steaks stehen.

In Milch, in Muttermilch genauso wie in der von Kühen und Ziegen, ist es das Tryptophan, das gute Gefühle macht – in diesem Fall primär beim Nachwuchs, für den die Milch gedacht ist. Milch beeinflusst die Stimmung: Muttermilch beruhigt den Säugling, Milch beeinflusst sogar die Träume und den Schlaf, eben wegen des Tryptophan, jenen Serotoninvorläufer, der von manchen Ärzten auch verabreicht wird, um Albträume zu mildern.

Die berühmten **OMEGA-3-FETTE [55]** können die Laune verbessern, weil sie unter anderem ermöglichen, dass das »Glückshormon« im Gehirn besser an die Rezeptoren andockt. Alkohol kann den Abbau des Serotonins hemmen, zum Beispiel am Abend, wenn der Serotoninspiegel von Natur aus abfällt. Gut, wenn dann Johnny Walker kommt oder das Feierabendbier. Auch Kaffee kann helfen: Er ist ebenfalls ein Serotonin-Pusher. Selbst dass beim Fasten die Stimmung besser wird, liegt am Serotonin. Der Körper mobilisiert alle Reserven, löst seine Speicher auf und erhöht die Menge an herumschwirrendem Serotonin.

INFO

Körperliche Betätigung erhöht die Serotoninkonzentration im Hirn. Besonders wirksam ist Wintersport: Der weiße Schnee reflektiert das Licht, die körperliche Aktivität verschafft Skifahrern oder Snowboardern eine milde Euphorie.

Zu viel Glückshormon ist allerdings auch nicht gut: Eine zu hohe Konzentration kann einen Menschen sogar töten, weil alle Glücksindikatoren – Puls, Herzschlag – übersteuert werden bis zum Exitus.

[81] KINDER-WUNSCH

Dreimal täglich Spinat

Warum Bio-Esser fruchtbarer sind

Irgendwann fing sie an, bergeweise Spinat zu essen. Nicht unbedingt, weil sie das so gern mochte. Die US-Schauspielerin Jennifer Lopez setzte auf das grüne Gemüse, weil sie unbedingt ein Baby wollte. »Deshalb esse ich jetzt dreimal täglich Spinat: morgens im Omelette, mittags als Salat und abends als Beilage zum Dinner.« Nach solchen Rezepten suchen jetzt viele, wenn es Schwierigkeiten gibt, den Kinderwunsch zu verwirklichen.

DAS STECKT DAHINTER

Vater werden ist nicht schwer, glaubte noch Wilhelm Busch. Häufig ist es dann aber doch nicht so einfach. Der unerfüllte Kinderwunsch wird für eine wachsende Zahl von Paaren zum Problem. Sie nehmen die Hilfe von Ärzten in Anspruch und versuchen es mit Hormonbehandlung – oft ohne Erfolg. Denn die Ursachen sind vielfältig.

Natürlich spielt auch das Alter eine Rolle. Oder Stoffe in der Umwelt. Überraschenderweise hat aber auch die Nahrung damit zu tun. Manche Nahrungsmittel können die Fruchtbarkeit fördern, andere bremsen sie eher.

Das können sogar ganz natürliche Stoffe sein, wie bei jenen Schafen, die unfruchtbar wurden,

weil sie auf Kleeweiden grasten (siehe **PHYTO-ÖSTROGENE [64]**). Manche Zusatzstoffe beeinträchtigen die Fruchtbarkeit, beispielsweise die **PHOSPHATE [11]**, die in Fast Food, vielen Keksen, Wurst, Käse und Cola enthalten sind. Oder die **TRANSFETTE [43]**. Auch durch sie steigt die Wahrscheinlichkeit, kinderlos zu bleiben, wie eine Untersuchung der Harvard Medical School in Boston ergab. Sie sind in vielen Fertiggerichten, Fast Food, Keksen, Schokolade, aber auch in **EIS [26]** enthalten. Klassisch ist der Einsatz in **MARGARINE [52]** (Etikett-Kennwort: »gehärtete Fette« oder »Pflanzenfett, gehärtet«).
Es waren auch die Harvard-Forscher, die entdeckten, dass fettarmer Joghurt ebenfalls schuld daran sein kann, wenn der Nachwuchs ausbleibt. Darüber wunderten sich selbst die Autoren, sagte Jorge E. Chavarro, Leiter der Untersuchung. »Wir hatten nicht damit gerechnet, dass fettarme Produkte etwas mit Unfruchtbarkeit zu tun haben könnten.«
Das ist natürlich tragisch für diejenigen Frauen, die sich immer besonders gesund ernähren wollen und dafür der Fettarm-Propaganda folgen. Wenn sie dann noch extra **VITAMINE [54]** nehmen, kann das die Probleme noch verschärfen. Vitamin C beispielsweise: Hohe Dosen von mehr als 1000 Milligramm am Tag können unter anderem die Fruchtbarkeit beeinträchtigen. Umstritten ist die Rolle von Säuglingsnahrung aus **SOJA [63]**. Sie wirkt wie ein weibliches Geschlechtshormon und steht unter anderem im Verdacht, die männliche Fruchtbarkeit zu beeinträchtigen. Mehrere Untersuchungen gaben allerdings auch Entwarnung.
Sogar **SALAT [68]** kann dem Kinderwunsch in die Quere kommen, jedenfalls dann, wenn er mit Pestiziden behandelt wurde. Das ergaben Untersuchungen in Holland, die im Auftrag von Greenpeace, zwei Naturschutzorganisationen und einem Verbraucherverband angestellt

wurden. Die Pestizide für Obst und Gemüse können im Körper wie Hormone wirken. Etwa 1000 solcher Hormonstörer (»Endocrine Disruptors«) soll es geben, darunter auch die **PLASTIKHORMONE [72]** aus Verpackungen. Bei Männern kann sich sogar **ZUCKER [33]** in der Nahrung auf die Fruchtbarkeit auswirken. Das entdeckte der Biologe Wayne Potts von der Universität im US-Bundesstaat Utah.

INFO

Hamburger und Steak, gemeinhin die bevorzugten Stärkungsmittel des Mannes, können die Fruchtbarkeit beeinträchtigen – wenn sie, wie in Amerika üblich, von hormonbehandelten Rindern stammen. Selbst wenn nur die Mutter solches Fleisch gegessen hat, kann das dazu führen, dass die Söhne Probleme bei der Zeugung bekommen. Das fand die US-Forscherin Shanna Swan heraus.

BESSER

Für die Fruchtbarkeit ist es günstig, wenn Störfaktoren, wie die Pestizide, eliminiert werden. **BIO**-Lebensmittel **[84]** enthalten weniger dieser Gifte und folgerichtig sind Bio-Konsumenten fruchtbarer. Nach einer Untersuchung des städtischen Krankenhauses im dänischen Aarhus hatten die Bioanhänger unter den Männern fast doppelt so viele lebende und fruchtbare Spermienzellen wie der Durchschnittsmann. Auch Vitamine können eine Rolle spielen: Wie eine internationale Forschergruppe herausfand, wirkt bei Frauen vor allem das Vitamin B_6 fruchtbarkeitsfördernd – und zudem treten Fehlgeburten seltener auf. Von Natur aus reich an Vitamin B_6 sind vor allem Knäckebrot, Leberwurst und Leberkäse, Lachs und Sardinen. Vitamin E gilt sowohl für Männer als auch für

Frauen als »Fruchtbarkeitsvitamin«. Das echte Vitamin E ist besonders reichlich in Weizenkeimöl enthalten, aber auch in Oliven- und Sesamöl, in Nüssen, Fischen wie Makrele, Hering oder Lachs, Johannisbeeren, Mangos, Avocados, Paprika, Grünkohl und Spinat. Spinat enthält zudem PHYTOÖSTROGENE [64], jene pflanzlichen Inhaltsstoffe, die wie ein weibliches Geschlechtshormon wirken – und deshalb die Fruchtbarkeit fördern können. Jennifer Lopez' Spinatkur auf jeden Fall hatte Erfolg: Sie bekam Zwillinge.

[82] REGIONAL UND SAISONAL

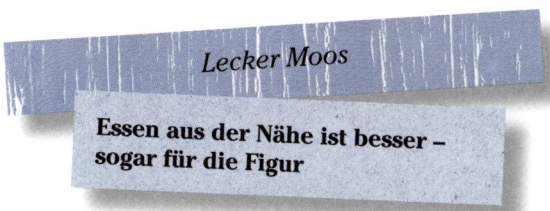

Lecker Moos

Essen aus der Nähe ist besser – sogar für die Figur

Ein Pionier der neuen Bewegung war der Däne René Redzepi, Chefkoch des Restaurants Noma in Kopenhagen, das als bestes Restaurant der Welt gerühmt wurde. Redzepis Rezept: Er serviert ausschließlich Produkte aus der nahe gelegenen Natur. Topinambur mit geröstetem Heuöl und Joghurt zum Beispiel oder Schweinenacken mit Rohrkolben. Viele skandinavische Köche verzichten jetzt auf Olivenöl, Zitronen, Tomaten und exotische Gewürze wie Pfeffer oder Zimt. Sie verwenden lieber Moos, Wildkräuter oder Sanddorn. Und Wissenschaftler weisen nach, dass das besser für die Dänen

sei als die bisher hochgelobte mediterrane Kost. Neue Argumente für regionale Ernährung. Nur: Ist das, was hierzulande im Supermarkt als »regional« angepriesen wird, wirklich aus unserer Gegend?

DAS STECKT DAHINTER

Sich regional zu ernähren, ist ein schöner Trend. Von kleinen Bauern in der Nähe, mit ein paar Hühnern und möglichst auch noch BIO [84] – so hätten wir das gern. Darum sind die neuen Regional-Labels auch so erfolgreich. Nach einer deutschen Regierungsumfrage achten zwei von drei Konsumenten beim Einkauf auf Lebensmittel, die in ihrer Nähe produziert wurden.

Regional ist beliebt. Die Früchte aus der Nähe können reif geerntet werden. Und reife Früchte schmecken besser, das weiß jeder Gourmet und jeder Sternekoch. Dass sie auch gesünder sind, ergab eine Prüfung des TÜV Rheinland. Zu früh geernteten Früchten fehlen wichtige Nährstoffe.

Regional ist also für den Körper am besten. Und weil sich das gut verkauft, haben die Supermarktketten das Regionale als werbewirksame Verkaufshilfe entdeckt. Eigentlich eine erfreuliche Entwicklung. Allerdings wird bei der Herkunft gern ein bisschen geschummelt. Wer zufällig in der Nähe des Schwarzwaldes wohnt, der glaube nicht, dass der »Schwarzwälder Schinken« tatsächlich aus der Nähe kommen muss. Die Schweine können ganz woanders gelebt haben.

Als die Zeitschrift Öko-Test einmal Lebensmittel prüfte, die als regional angepriesen wurden, stieß sie auf eine großzügige Auslegung des Heimatbegriffs. Da gab es unter dem Label »Ein gutes Stück Heimat« in Mecklenburg-Vorpommern einen Direktsaft aus Birnen und Johannisbeeren, der im rund 800 Kilometer entfernten Lindau hergestellt wurde. Fazit der Zeitschrift: »Die Hersteller sind teilweise recht erfindungsreich, wenn sie normale Produkte in regionale umetikettieren.« Überschrift: »Der große Schwindel«.

Wenn zufällig eine Schokoladenfabrik in der Nähe ist, wird die Schokolade in den Supermärkten in der Umgebung als »regional« angepriesen. Dass die Kakaoplantage in Übersee liegt, die Aromen aus irgendeiner geheimnisvollen Fabrik stammen und die Nüsse von wechselnden Anbietern? Sei's drum!

Oder das Bier, bekannt aus der Fernsehwerbung: Wenn die Brauerei in der Nähe liegt, gilt sie als regional, auch wenn sie einem amerikanischen Konzern gehört und den Hopfen von irgendwo bezieht.

Die Supermarktketten haben auf die Berichte über den Regional-Bluff reagiert: Jetzt werden riesige Anlagen gebaut, Plantagen unter Glas, auf mehreren Hektar, an zahlreichen Standorten. Bevorzugte Frucht: die Tomate, das Lieblingsgemüse der Deutschen, für das am meisten Werbung gemacht wird. So richtig regional ist das irgendwie auch nicht.

BESSER

Tomaten sind zwar beliebt, und sie gehören ja auch zur hochgerühmten Mittelmeerdiät. Aber: Diese wirkt offenbar vor allem am Mittelmeer gesundheitsfördernd. Das hat die Ernährungsforscherin Antonia Trichopoulou von der Universität Athen herausgefunden. Bei deutschen Frauen hatte die Mittelmeerdiät keine Wirkung. Sie starben damit sogar eher früher.

Oder gar die Dänen. Die mögen die Spezialitäten vom Mittelmeer gar nicht so sehr: »Die mediterrane Diät mit viel Hülsenfrüchten, Obst, Gemüse, Getreide, Fisch, Olivenöl und Wein ist erwiesenermaßen gesund, aber wenige Menschen aus den nördlicher gelegenen Ländern

bleiben dabei«, sagt die Wissenschaftlerin Anja Olsen von der Dänischen Krebsgesellschaft in Kopenhagen: »Man muss ja die ganze Ernährung umstellen, die Produkte sind nicht so gut erhältlich, und die fremden Lebensmittel wie etwa das Olivenöl schmecken vielen Nordeuropäern auch nicht so gut«.

Frau Olsen zählt zu den herausragenden Vertretern der »Nordischen Ernährungsweise« (»Nordic Diet«). Echte Nordkost, fand sie heraus, ist für Dänen am gesündesten. Das zeigte ihre Studie mit rund 57000 normalgewichtigen Dänen zwischen 50 und 64 Jahren. Jene Teilnehmer, die sich mit viel Beeren, Kohl, Äpfeln, Birnen, Wurzelgemüse, Hafer und Roggen sowie Fisch eher traditionell ernährten, hatten eine um 36 Prozent geringere Sterblichkeitsrate als jene, die die moderne nordische Supermarktkost mit viel ZUCKER [33] und MARGARINE [52] bevorzugten.

Mittlerweile gibt es sogar Regeln für die »New Nordic Diet«: Dazu gehören bestimmte Nahrungsmittel wie Beeren, bestimmte Kohlsorten,

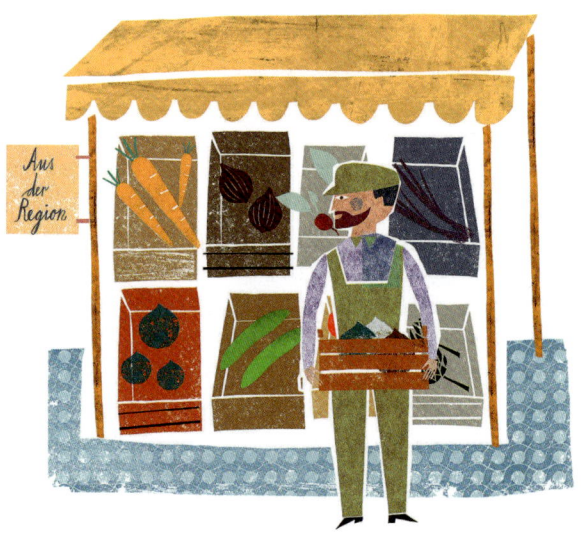

Wurzelgemüse, Hülsenfrüchte, frische Kräuter, Kartoffeln, Wildkräuter, Pilze, Vollkorn, Nüsse, auch Fisch, Muscheln, Algen. Fleisch ist nur erlaubt, wenn es von glücklichen Hühnern und Schweinen stammt oder von Wild.

Auch in Deutschland geht der Trend Richtung Heimat. Matthias Schmidt, Küchenchef der Villa Merton in Frankfurt, serviert Fichtensprossen, Bucheckern und Weizengrasöl – alles aus der dortigen Gegend. Am Oberrhein wird untersucht, welche Vorteile eine Ernährung mit den dort typischen Erzeugnissen böte, mit Äpfeln von Streuobstwiesen, heimischen Beeren, Walnussöl und Mandeln, mit Spargel im Frühjahr, Kirschen und Zwetschgen im Sommer, Trauben im Herbst und Weißkohl im Winter.

Auch die 1986 von Carlo Petrini ins Leben gerufene Slow-Food-Bewegung möchte den Menschen wieder näher an die umgebende Natur heranbringen. Die Aktion »Nutrire Milano« (»Mailand ernähren«) zum Beispiel will erreichen, dass sich die Stadt Mailand zu 60 Prozent regional ernähren kann. »Lebensmittel sind essbarer und konkreter Teil unserer Identität, sie sind das die Landschaft gestaltende Element und Ausdruck von Kultur«, so die »Terra Madre«-Philosophie. Überall auf der Welt sollen regionale, dezentrale Lebensmittelversorgungssysteme entstehen: »So wird eine neue Geografie für unseren Planeten entworfen, eine Landkarte des Essens, seiner Farben und Geschmäcker.«

Geschmacksforscher aus Dänemark glauben, dass Regionales gesünder sei, weil es besser schmeckt. Nicht nur, weil regionale Produkte frischer sind. Sogar die heimischen Bakterien spielen eine Rolle, sorgen für einen vertrauten Geschmack – in Wein, Joghurt, Sauerteigbrot oder Sauerkraut. Damit sei auch das Sättigungsgefühl schneller erreicht. Und damit sei das Regionale sogar besser für die Figur.

[83] KAROTTE VS. CAROTIN

Moros Möhre

Zu viel des Guten ist auch nicht mehr gut

Dass Möhren, Karotten gesund sind, das hatte schon Doktor Moro gezeigt, Ernst Moro. Vor etwa einem Jahrhundert behandelte der Heidelberger Mediziner kindlichen Durchfall mit Möhrensuppe. Damals eine lebensbedrohliche Krankheit – 95 Prozent aller an Durchfall erkrankten Kinder starben. Mithilfe der Moroschen Möhrensuppe gelang es, diese katastrophale Quote deutlich zu senken. Fazit: Möhre ist gut. Andererseits gab es Vorfälle wie jenen in Großbritannien. Dort verfärbten sich Kinder plötzlich gelb. Sie hatten mehr als einen Liter von einer Limonade getrunken, die Beta-Carotin enthielt. Der Effekt trat auch zuvor schon auf, bei den »Karottenbabys«. Klingt lustig. Hat aber einen ernsten Hintergrund. Die gelbe Haut deutet auf Leberprobleme hin. Fazit: Zu viel ist auch nicht gut.

DAS STECKT DAHINTER

Karotten sind ganz ohne Zweifel gesund. Carotin klingt so ähnlich, und ist deshalb auch als Geschäftsidee sehr erfolgreich. Beta-Carotin, beispielsweise. Es gilt als »Radikalenfänger«, soll **KREBS [36]** hemmen und als natürlicher Lichtschutz für die Haut wirken. Darüber hinaus stärkt es die Immunabwehr und schützt die Augen vor der Makuladegeneration, einer altersbedingten Sehstörung. Zudem schützen Carotine Gehirnzellen.

Die Karotte ist allerdings nicht das Gleiche wie Carotin. Das natürliche Carotin hat in der Möhre die Aufgabe, den grünen Farbstoff Chlorophyll vor dem oxidierenden Einfluss des Sonnenlichts zu schützen. Wird dann das Gemüse vom Menschen gegessen, behält das Carotin seine antioxidativen Fähigkeiten bei.

Bei den Beta-Carotinen in Pillen, Multivitaminsäften und Supplementen handelt es sich um isolierte Kunstprodukte, die so in der Natur nicht vorkommen. Dazu kommt: Es gibt keine Pflanze, in der man ausschließlich Beta-Carotin finden würde. Das berühmte Beta-Carotin ist eines von vielen Carotinoiden. Heute sind über 650 dieser Stoffe bekannt. Welche davon in welcher Kombination am wirksamsten sind, ist unbekannt. Aber klar ist: Sie wirken zusammen und besser als das isolierte Einzel-Carotin. Bislang ist auch noch niemand durch die Carotinoide aus Möhren und Tomaten zu Schaden gekommen, wohl aber durch die Einzelgänger-Carotine aus Vitaminpillen und Multivitaminsäften. In einer berühmt gewordenen finnischen Studie mit 30 000 Rauchern stieg bei jenen Testpersonen, die täglich 20 Milligramm Beta-Carotin einnahmen, überraschenderweise die Lungenkrebsrate um 18 Prozent und die Gesamtsterblichkeit um acht Prozent an. Auch die Entstehung von Darmkrebs kann begünstigt werden.

Wer regelmäßig größere Mengen, zum Beispiel ein bis zwei Liter, mit Beta-Carotin angereicherten Multivitaminsaft trinkt, erreicht schnell 20 Milligramm am Tag – und damit die riskante Dosis. Diese 20 Milligramm entsprechen gerade einmal dem Beta-Carotin-Gehalt von 30 Gramm Möhren. Diese Menge des Gemüses hat noch niemandem auf der Welt geschadet. Wohl aber

die 20 Milligramm künstliches Carotin. Im Jahr 2000 wurde daher in der Europäischen Union die empfohlene maximale tägliche Aufnahme für Beta-Carotin (E 160a) von 5 Milligramm pro Kilogramm Körpergewicht auf ein bis zwei Milligramm gesenkt.

Beta-Carotin steckt in einer Vielzahl von Produkten und dient zumeist deren Aufhübschung: Käse und Mayonnaise, Nudeln und Gebäck, Softdrinks und **MARGARINE [52]**, Marzipan, **EIS [26]**, Joghurt, Suppen, Soßen und vieles mehr sollen durch sie wertvoller erscheinen, als sie tatsächlich sind.

Mittlerweile wird Beta-Carotin auch aus zweifelhaften Quellen hergestellt. Es kann im Labor besonders einfach nachgebaut werden. Oder von genmanipulierten Bakterien hergestellt werden, etwa Escherichia coli.

Dabei gibt es eigentlich überhaupt keinen Bedarf. Ein Beta-Carotin-Mangel wird in Mitteleuropa kaum beobachtet. Der menschliche Körper hat überhaupt kein Interesse daran, größere Mengen dieses Stoffs aufzunehmen. Im Gegenteil. Er unternimmt alles, um die Carotinkonzentrationen nicht in extreme Höhen steigen zu lassen. Denn überschüssiges Carotin provoziert Oxidationen, die eminent gefährlich und beispielsweise krebserregend sein können.

BESSER

Sicher ist: Die echten Karotten sind besser als die Extra-Pülverchen. Eine französische Studie kam zu dem Ergebnis, dass die Gedächtnisleistungen älterer Menschen umso besser sind, je höher die Konzentration der Carotinoide im Blut ist. Die Studienteilnehmer mit den höchsten Carotinoidwerten schnitten bei der Überprüfung des logischen Denkens bis zu 40 Prozent besser ab als die Teilnehmer mit den niedrigsten Werten. Und sie gaben an, täglich frisches Obst und Gemüse zu essen.

Es ist auch für Experten schwer zu sagen, wie hoch der Bedarf an Beta-Carotin wirklich ist. Die meisten Empfehlungen liegen bei 2 Milligramm pro Tag. Auf diese Menge kommt man bereits durch 50 bis 100 Gramm Feldsalat. Denn Beta-Carotin kommt nicht nur in Möhren vor.

INFO

Natürliche Beta-Carotin-Quellen (Angaben je 100 Gramm Nahrungsmittel):
* *Palmöl 21,3 mg*
* *Möhre 7,8 mg*
* *Grünkohl 5,2 mg*
* *Tomaten 5,0 mg*
* *Spinat 4,7 mg*
* *Honigmelone 4,7 mg*
* *Feldsalat 3,9 mg*
* *Chicoree 3,4 mg*
* *Kürbis 3,1 mg*
* *Paprika, rot 2,7 mg*
* *Kaki 1,6 mg*
* *Aprikose 1,5 mg*
* *Mango 1,2 mg*
* *Guave 0,7 mg*
* *Clementine 0,3 mg*

Doch Carotin im Essen bedeutet noch nicht, dass es auch im Körper ankommt. Das hängt offenbar sehr von der Darreichungsform ab. Gekochte Möhren oder Tomatensauce werden weitaus besser aufgenommen als rohe Möhren oder Tomaten. Auch bei Doktor Moros Möhren lag die heilsame Wirkung gegen Durchfall daran, dass das Gemüse als Suppe gereicht wurde. Denn bestimmte Inhaltsstoffe, die Oligogalakturonsäuren, besetzen zwar genau jene Rezeptoren an den Darmzellen, die von Durchfall auslösenden Bakterien angesteuert werden. Aktiv werden sie allerdings nur, wenn die Möhren lange gekocht und dann püriert werden.

[84] BIO

Erhöht abwehrbereit

Nur natürliche Naturkost ist gesünder

Es war in der Markthalle, am Gemüsestand. In der Bio-Ecke waren die Bananen ausgegangen. Macht nichts: »Bio ist ja auch nicht gesünder« , meinte die Marktfrau, »nehmen Sie doch die normalen da vorn«. Wie bitte? Das ist es doch, was alle hoffen, die viel Geld für ökologisch erzeugte Lebensmittel ausgeben: dass sie gesünder sind. Und das soll nicht stimmen?

DAS STECKT DAHINTER

Über Jahre hatte Bio einen guten Ruf. Die Medien waren begeistert. Doch irgendwann häuften sich Berichte, die keinen Unterschied sehen wollten zwischen den biologischen Nahrungsmitteln und den konventionellen, und die den Bioprodukten sogar deutliche Qualitätsmängel attestierten. Dabei ist der Fall von der Datenlage her eigentlich ganz klar: Bio-Früchte, Bio-Fleisch, Bio-Milch sind gesünder. Die biologische Produktionsweise erzeugt messbar bessere Nahrungsmittel, das lässt sich nachweisen bis hin zu medizinisch wirksamen Substanzen, die in den Früchten wirken. Es gibt sogar spektakuläre Erkenntnisse über bestimmte Inhaltsstoffe, die den Körper stärken und vor Krankheiten schützen. Doch mittlerweile gibt es auch bei der Biobranche die industrielle PARALLELWELT [16]. Es gibt Bio-Kartoffelpüreepulver, es gibt Bio-Hühnersuppe aus der Tüte, Bio-Fruchtjoghurt. Und bei diesen Produkten, da ist das Urteil klar: Schmeckt schrecklich und besonders gesund ist es auch nicht. Nährwertmäßig zum Beispiel. Das ergeben jedenfalls Untersuchungen, etwa von der Stiftung Warentest. Diejenigen Berichte, die Biokost keinen Vorteil attestieren möchten, differenzieren nicht zwischen echter Naturkost, frisch vom Feld, und der Ware aus der industriellen Bio-Parallelwelt.

Großen Wirbel verursachten Forscher vom Londoner Institut für Hygiene und Tropenmedizin. Nach Durchsicht von 162 wissenschaftlichen Studien aus den vergangenen 50 Jahren konstatierten sie: Bio-Nahrung ist nicht gesünder. Zwar seien mehr an manchen Nährstoffen enthalten und weniger Pestizide, aber das sei für die Gesundheit von untergeordneter Bedeutung. Ähnlich sah das eine Studie aus dem amerikanischen Stanford. Auch sie fand zwar weniger Antibiotika in Bioprodukten, jedoch sei unklar, was das für die Gesundheit bedeute. Bedeutet im Klartext: Bio ist zwar besser, aber es ist nicht klar, um wie viel.

Dann sind da noch die Berichte über Qualitätsmängel. So mussten Bioprodukte in den USA wegen erhöhter Keimbelastung besonders häufig zurückgerufen werden. Schließlich geriet auch noch der Geschmack in Verruf. Eine Bio-Pasta schmeckte »ausdruckslos«, die Füllung »matschig-wässrig«. Das war die Stiftung Warentest, die in Deutschland höchst einflussreich und meinungsbildend ist: »Das Fazit unseres Vergleichs ist für Bio-Fans ernüchternd. In der Summe unterscheidet sich die Qualität von Öko- und konventionellen Lebensmitteln kaum.« Die Stiftung hat immerhin 54 Tests ausgewertet, die in Test-Magazinen erschienen waren. Häufig gab es »sensorische Fehler«, etwa bei Olivenöl. Weitere Kritikpunkte: »Viele Keime, schlechter Geschmack.« Das war bei Kochschinken so und bei Hackfleisch. Oft gegen Ende der Mindesthaltbarkeit. Denn »gera-

de Bioware steht mit der Haltbarkeitsfrist auf Kriegsfuß. Auf Konservierungsstoffe wird so weit wie möglich verzichtet. Damit sind Bioprodukte oft besonders sensibel und können rascher verderben als konventionelle Produkte.« Im Klartext: In der industriellen Parallelwelt kann Bio nicht mithalten. So sind für Bio nur 50 Zusatzstoffe zugelassen, statt 300 wie bei der konventionellen Konkurrenz. Weniger Chemie? Eigentlich nicht schlecht. Aber die Sachen halten dann eben keine halbe Ewigkeit.

»Bei hochverarbeiteten Lebensmitteln«, also jenen aus der industriellen Parallelwelt, »haben Biohersteller bisher die größten Probleme, ihre Produktqualität konkurrenzfähig zu machen«, fasste die Stiftung Warentest zusammen. Beispiel KARTOFFELPÜREE [08] aus der Tüte. Das kritisierten die Tester wegen »kleistriger Struktur«. Aufgrund des »Verzichts auf bestimmte Zusatzstoffe«, nämlich Stabilisatoren und Emulgatoren. Und auch Konservierungsstoffe.

In der Parallelwelt ist Bio gesundheitlich genauso minderwertig wie die konventionellen Produkte. So ergaben Messungen eines Hamburger Lebensmittellabors: Hausgemachtes Kartoffelpüree hatte doppelt so viel Vitamin C (6 Milligramm pro 100 Gramm) wie das Püree aus dem Pulver, ob Bio oder nicht.

Industrieware aus dem Ökomarkt – für Puristen ist das Bio-Bluff, wie Eier aus Bio-Massenställen. Doch die Sphären nähern sich an. Es gibt industrielle AROMEN [23] in Bio-Fertiggerichten. Auch Öko-Bäcker nehmen gern Zusätze, die die Arbeit erleichtern, etwa Backmittel mit Soja-Lecithin. Oder HEFEEXTRAKT [22], der Geschmacksverstärker, der keiner ist.

Auch das Bio-Ei gibt es schon aus dem Tetrapak: wahlweise als »Bio-Vollei«, »Bio-Eigelb«, »Bio-Eiweiß«, »Bio-Schlemmer-Rührei«, mit einem Zusatzstoff, den das Natur-Ei nicht kennt: Zitronensäure (E 330).

Auch die Zusätze bei den Bio-Gerichten im sympathischen Möbelhaus aus Schweden klingen ganz normal nach Kantine: Maltodextrine, Aromen, Xanthan, Natriumnitrit, Ascorbinsäure, Glukose. Schmeckt auch nach Kantine. Nach Naturkost leider nicht so.

BESSER

Anders sieht es aus, wenn die Naturkost natürlich ist. Das räumte auch die Stiftung Warentest ein: »Bio scheitert oft bei Fertiggerichten, punktet aber bei naturnaher Produktion«, bilanzieren die Warentester. Fazit: »Frisch vom Feld: Bio ist meist top.« Fast alles ist frei von Pestiziden – Tomaten, Äpfel, Limetten, Rucola, Tee. »Das ist ein klarer gesundheitlicher Vorteil«, meint auch die Stiftung Warentest. Natürlich gibt es auch bei Bio noch Abstufungen, etwa bei den Herstellungsmethoden oder den Zusätzen. Bio ist nicht gleich Bio. Manche sind strenger, manche weniger. Das untere Ende markiert das EU-Bio-Siegel, die strengsten Regeln hat der Öko-Verband Demeter. Dieser Verband verbietet sogar das Enthornen der Kühe – und zwar nicht nur aus Tierliebe. Es gebe Hinweise, so der Verband, »dass Demeter-Milch von Hörner tragenden Kühen selbst von Menschen vertragen wird, die auf herkömmliche Milch allergisch reagieren«.

Je natürlicher die Naturkost ist, desto gesünder ist sie. Das ist das Fazit bei genauerer Betrachtung der wissenschaftlichen Datenlage. Bio ist gesund bis zum Fabriktor, schrieb etwa das Wissenschaftsmagazin New Scientist.

Tiere jedenfalls bevorzugen meist die Biokost. Das haben die Forscher am renommierten Wiener Ludwig-Boltzmann-Institut in zahlreichen Untersuchungen festgestellt. Sie fanden heraus, dass jene Ratten, die Biofutter fraßen, weniger Totgeburten hatten. Nur drei Prozent gegenüber acht Prozent bei denen, die konventionelles Futter bekamen. Bei Kaninchen hatte die Bio-Gruppe nur 13,6 Prozent Totgeburten, 32,4 Prozent die andere. Zudem waren die Naturköstler fruchtbarer. Und Hühner, die Bio picken durften, legten größere Eier, die noch dazu mehr Dotter hatten.

Auch Menschen, die sich biologisch ernähren, sind fruchtbarer, wie eine dänische Untersuchung ergab. Kinder, die Bio essen, sind sechsmal weniger mit hochgiftigen Organphosphaten belastet, fanden US-Forscher der Universität von Washington in Seattle heraus.

Bio-Früchte enthalten mehr **SEKUNDÄRE PFLANZENSTOFFE [66]**; Bio-Milch enthält mehr gesunde Fettsäuren, jedenfalls wenn die Kühe artgerecht gehalten werden und auf der Wiese grasen dürfen. Mehr **OMEGA-3-FETTE [55]** und mehr konjugierte Linolsäure (siehe **CLA [61]**), jener Stoff, den die Hightech-Firmen wie BASF wieder künstlich ins Essen einbauen wollen.

Bio-Früchte enthalten weniger Gifte, die als Hormonstörer (»Endocrine Disruptors«) wirken. Öko-Eier haben weniger antibiotikaresistente

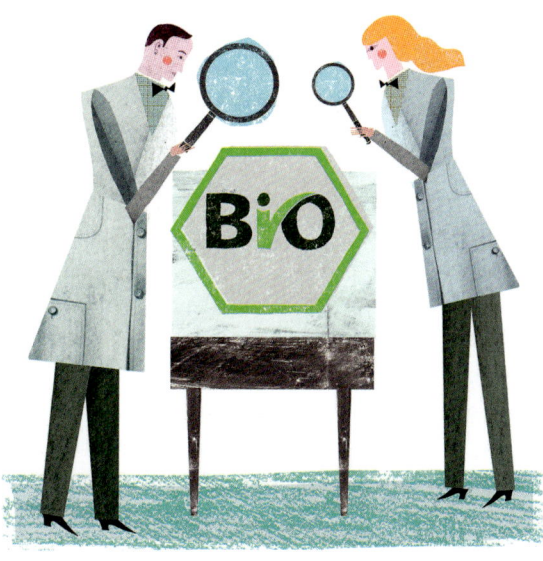

Keime als konventionelle Eier. Und sie machen sogar schön: Forscher von der Berliner Charité fanden heraus, dass Eier von glücklichen Hühnern, die Zugang zu Grünland haben, eine bessere Haut machen.

Am wichtigsten aber ist wohl: Bio enthält mehr von einem Stoff, der offenbar als allgemeine Abwehrwaffe wirkt: Salicylsäure. Das ist der Wirkstoff aus Aspirin®, der gesund hält, weil er Krankheiten verhindern soll. »Biologisches Essen kann helfen, Ihr Risiko für Herzattacken, Schlaganfall und KREBS [36] zu reduzieren«, meldete deshalb das britische Wissenschaftsmagazin New Scientist.

Salicylsäure scheint tatsächlich so etwas wie ein Universalmittel zur Vorbeugung gegen Krankheiten zu sein. Das zeigen jedenfalls die vielen Studien zu Aspirin®. Es kann nicht nur Schmerzen reduzieren. Es wirkt unter anderem der Arterienverhärtung und verschiedenen Krebsarten entgegen, soll das Risiko für ALZHEIMER [51] um mehr als zehn Prozent reduzieren, das für Herzanfälle und Schlaganfall um mindestens ein Drittel. Gegen Rheuma soll es auch helfen. Diese Wirkungen könnten auf einen natürlichen Krankheitsschutz durch Salicylsäure zurückzuführen sein, der eigentlich der Nahrung innewohnt, meint der britische Experte Gareth Morgan vom National Public Health Service in Wales: »Viele Pflanzenarten produzieren Salicylate als Abwehrmechanismen. Sie veranlassen zerstörte und erkrankte Zellen, sich selbst auszulöschen. Früchte und Gemüse, die viele Salicylate enthalten, erhöhen deshalb die Chancen, sich Krankheiten, Angriffen und Zerstörungen zu widersetzen.« »Da ist ein wirklich substanzieller Unterschied«, sagt der Entdecker des Aspirin®-Wirkstoffs in Bio-Nahrung, John Paterson. Er sei »kein Evangelist für die Ökobewegung«, aber er glaube: »Biologisch essen könnte gut für Sie sein.«

[85] URBAN GARDENING

Mit Harke und Schubkarre

Ackern für die kulinarische Selbstbestimmung

Wenn mitten in der Stadt auf dem Dach des Parkhauses die Erdbeeren blühen und die Radieschen sprießen, dann ist das nicht Ausdruck von Not oder Hunger, sondern Trend. Es begann in Amerika, wo sich sogar die Präsidentengattin Michelle Obama mit Harke und Schubkarre im neu angelegten Gemüsegarten des Weißen Hauses zeigte. Der Trend breitet sich aus, in Europa, in Asien. Was früher als spießig galt, der Schrebergarten, ist jetzt Ausdruck von Rebellion. Es ist vielleicht nicht die Lösung für die Probleme der Welternährung, aber es ist ein starkes Symbol, für den Hunger nach kulinarischer Selbstbestimmung.

DAS STECKT DAHINTER

Der Weltbürger will die Kontrolle wiedergewinnen. Über 80 Prozent der Verbraucher haben kein uneingeschränktes Vertrauen mehr in die Nahrungsmittel, so ergab eine Umfrage der Bundesforschungsanstalt für Ernährung. Jeder vierte der Befragten konnte kein einziges Lebensmittel nennen, das unter Gesundheitsgesichtspunkten als unbedenklich erscheine. Ein dramatisch schlechtes Zeugnis für die Branche, die den Menschen Lebensnotwendiges liefert: die Nahrung, das tägliche Brot.

Die Politik hat sich zurückgezogen und auch die Behörden weisen die Verantwortung zurück: »Man kann doch nicht sämtliche Verantwortung dem Staat aufbürden. Der gesamte Gesundheitsschutz fängt beim Einzelnen an.« Sagt Martin Brügger vom Schweizerischen Bundesamt für Gesundheit.

Das geht allerdings nur, wenn die Lieferwege überschaubar sind. Das sind sie jedoch in Zeiten der globalen Nahrungsproduktion leider nicht. In dieser industriellen **PARALLELWELT [16]** spielt die Herkunft, gewissermaßen der natürliche Ursprung, überhaupt keine Rolle mehr. Wie Schrauben, Radmuttern oder Dübel werden Nudeln, Karottenpulver, Hühnerkügelchen dort geordert, wo sie gerade am billigsten sind. Irgendwo auf der Welt.

Wenn dann etwas schiefgeht, ist es schwierig bis unmöglich, die Ursachen zu finden. Als einmal der weltgrößte Nahrungshersteller in den USA gekühlten Keksteig zurückrufen musste, weil Kunden nach dem Verzehr mit schwersten Magen-Darm-Problemen ins Krankenhaus kamen, fand die US-Lebensmittelbehörde FDA (Food and Drug Administration) zwar die Ursache heraus: Bakterien vom Typ E. coli 0157:H7. Doch in der Fabrik wurde vergeblich nach ihnen gefahndet. David Acheson, der zuständige Spezialist der FDA für Lebensmittelsicherheit, meinte, das sei »eine jener Situationen«, in der »wir definitiv nicht wissen, was schieflief«. So richtig vertrauensbildend ist das nicht.

Die Verbraucher stehen vor einem völlig neuen Gefahrenszenario, bei dem die industrielle Produktion zu einem eigenen Risikofaktor geworden ist. »Die Globalisierung verbreitet die Risiken rund um die Welt«, notierte das neuseeländische Wirtschaftsblatt The National Business Review. Die Rohstoffe kommen aus Holland, Italien, Spanien, häufig aus China oder Thailand, meist von riesigen Farmen. In der Regel ist die chemische Industrie beteiligt: Sie liefert das Gift für die Pflanzen und mit Geschmacks- und Konservierungsstoffen die Zusätze für die Fabrikprodukte – vom Joghurt bis zum Kindertee. »Die Globalisierung erhöht die Sicherheitsbedenken bei Lebensmitteln«, konstatierte der Branchendienst Food Quality News. Professor Michael Doyle, Mikrobiologe an der Universität von Georgia, warnte: »Die Hygienestandards sind nicht überall auf der Welt gleich. Wenn Lebensmittel importiert werden, können damit auch Krankheiten verbreitet werden, von einem Ort, an dem sie häufig vorkommen, an andere Orte, wo sie bisher selten oder gar nicht auftraten.«

Bei einem internationalen Forum in Peking verabschiedeten 600 Delegierte aus 45 Ländern eine Erklärung (»Beijing Declaration On Food Safety«), die sich für verbesserte weltweite Informationsabläufe einsetzte, für Rückrufsysteme sowie Überwachungsprogramme zu den Verzehrgewohnheiten der Bevölkerung, um die Zusammenhänge mit der Verbreitung von Krankheiten abschätzen zu können. »Lasst uns anerkennen, dass es eine gemeinsame Verantwortung gibt und wir zusammenarbeiten sollten, um Verbesserungen zu erreichen«, sagte Jørgen Schlund, Direktor von der Abteilung für Lebensmittelsicherheit bei der Weltgesundheitsorganisation (WHO).

Doch als die Europäische Union wenigstens die Informationen über die Herkunft von Zutaten verbessern wollte, stellte sich die Industrie quer: Unwillkommen, unpraktisch, kompliziert und ohne Wert für den Verbraucher sei das als »Cool« bezeichnete Kennzeichnungsprojekt (»Country Of Origin Labelling«, zu Deutsch: Kennzeichnung des Herkunftslandes), so der Nahrungsmulti Nestlé: »Das Ursprungsland der Zutaten in manchen unserer Produkte verändert sich je nach Verfügbarkeit und Qualität;

und es wäre sehr unpraktisch, wenn wir bei jeder Veränderung die Etiketten austauschen müssten«, so eine Konzernsprecherin. Die Industrie setzte sich durch; das Projekt war bald vom Tisch.

BESSER

Verständlich, wenn die Menschen versuchen, die Kontrolle wiederzugewinnen – und dabei schon einmal mit dem Schnittlauch anfangen: Die Gartencenter in Deutschland beispielsweise melden einen Boom bei Kräuterpflänzchen, was als Versuch zur Wiedergewinnung der Autonomie gedeutet wird: »Die Menschen wollen wissen, woher ihr Essen kommt. Selbstgezüchtete Kräuter sind der billigste und einfachste Weg, das umzusetzen«, sagt Magnus Wessel vom Bund für Umwelt und Naturschutz Deutschland (BUND).

INFO

Hans Lauber, der Begründer der »Traditionellen Deutschen Medizin« (TDM), betreibt sein Urban Gardening mit ein paar Klassikern der Kräuterkultur: Löwenzahn etwa, dem »Ginseng des Westens« und Holunder, der Entgiftungskräfte mobilisiert. Die Kamille unterdrückt die Freisetzung von Entzündungsstoffen, wie das »Heuschnupfenhormon« Histamin. Der Spitzwegerich wirkt gegen Husten, Thymian bekämpft Entzündungen und die Brennnessel schließlich regt die Insulinproduktion an – und soll sogar den Testosteronspiegel erhöhen.

Wer (noch) keinen eigenen Garten hat, der kauft (wieder) auf dem Wochenmarkt ein. Deren Renaissance ist ein Zeichen für die Sehnsucht nach dem Echten, nach vertrauenswürdigen Quellen für die Lebensmittel. In Krumbach bei Augsburg, in Stadthagen, Hamburg, Chemnitz, Neumarkt in der Oberpfalz: überall eröffnen neue Bauern- und Wochenmärkte und auch in der Schweiz gewinnen sie an Bedeutung, wie Studien des Gottlieb Duttweiler Instituts ergaben. Laut »Consumer Value Monitor« werden sie in Zukunft weiter an Bedeutung gewinnen. Fazit: »Die Vorstellung, was ›gutes‹ Essen ist, befindet sich an einem Wendepunkt.« Auf dem Wochenmarkt genießen die Leute offenbar ein neues Gefühl von Souveränität, konstatierte die Schweizer Sonntagszeitung: »Dort finden die Konsumenten, wonach sie im Supermarkt vergeblich suchen: die Nähe zum Produzenten und das Gefühl, die Kontrolle über die Herkunft der Speisen zu haben.«

Es erscheint eine neue Bewegung, für Spaß und Freude am Tisch und im Leben. Kochen ist plötzlich modern geworden. Es kursieren Bekenntnisse, die noch vor Jahren auf der Schwarzen Liste gestanden hätten: »Essen macht Spaß – und so ist es auch mit dem Kochen.« Kochen wird zum Akt der Befreiung. Und wer keinen eigenen Garten hat, tut sich mit anderen zusammen.

Nicht nur in Berlin werden ehemals spießige Schrebergärten schick: Gärtnern gegen die Entfremdung. In Städten wie der ehemaligen Industriemetropole Detroit blühen Gärten. »Urban Farming« heißt das, »Urban Harvest« die passende Bewegung, zu der auch die Farmermärkte gehören, die in Amerika wachsenden Zulauf finden. In Shanghai hat »The Urban Harvest« schon zwei Filialen in schicken Shoppingzentren. Zum Konzept gehört ein kleiner Garten auf der Etage und ein Zimmer mit Pilzen, dem »Mush Room«. Die Idee: Das Restaurant baut die benötigten Zutaten gleich selbst an. Ob die Pilze aus dem Mush Room wirklich für alle reichen, nun ja … Aber die Idee ist von großem Symbolwert. Authentizität. Selbstversorgung. Sogar in der Megacity.

[86] HÜHNER-SUPPE

Medizin zum Löffeln

Langsames Köcheln legt Wohlfühlsubstanzen frei

Sie duftet schon in der Küche. Sie schmeckt köstlich. Und sie gilt in vielen Kulturen seit Urzeiten als Inbegriff des Gesunden: die Hühnersuppe. Sie ist sozusagen eine globale Leibspeise. Denn Hühner gibt es überall auf der Welt. Hühnersuppe zählt zum sogenannten Comfort Food, jenen traditionellen Gerichten, die für Wohlfühlstimmung sorgt – nicht nur, weil es sie schon in Großmutters Küche gab. Sie gilt als gesund, immunstärkend und heilsam bei Erkältungen. Die Volksmeinung wurde mittlerweile auch wissenschaftlich erforscht. Ergebnis: Es stimmt. Hühnersuppe ist gesund. Und sie soll sogar schön machen.

DAS STECKT DAHINTER

Hühnersuppe ist »Medizin zum Löffeln«, sagt die deutsche Stiftung Warentest. Sie kann das Immunsystem stärken, die Knochen kräftigen, FALTEN [97] vorbeugen und vielleicht sogar die Stimmung heben. Das liegt an den Inhaltsstoffen, die entstehen, wenn ein Suppenhuhn stundenlang gekocht wird.

Japanische Forscher haben nachgewiesen, dass Hühnersuppe gegen Bluthochdruck hilft. Verantwortlich sei unter anderem das in ihr enthaltene Kollagen. Das wirkt dem Bluthoch-

druck entgegen, weil es ein Enzym namens ACE blockiert (Angiotensin Iconverting Enzyme), das die Blutgefäße verengt und so den Druck erhöht. Dieses Kollagen hilft auch gegen Falten, soll den Körper jung, knackig und gesund erhalten.

Hühnersuppe macht aber nicht nur schön, sondern auch fit. Sie enthält nämlich einen Stoff namens Kreatin, das übrigens nicht nur in Hühnersuppe steckt: Entdeckt wurde es 1832 in normaler Fleischbrühe. Kreatin ist eine organische Säure, die der Körper unter anderem für die Energiegewinnung nutzt. Es soll bei Sportlern die Leistung steigern, besonders bei kurzen, intensiven Muskelbelastungen, und die Erholungsphasen nach dem Training verkürzen. Während die Suppe vor sich hin köchelt, werden die wirksamen Inhaltsstoffe herausgelöst, darunter auch Cystein, ein Eiweißstoff, der unter anderem für die Anti-Erkältung-Wirkung verantwortlich ist, Entzündungen hemmt und Schleimhäute abschwellen lässt.

Zudem enthält Hühnersuppe Zink, das ebenfalls als Waffe gegen Erkältungen gilt – allerdings nicht, wenn es isoliert als Tablette genommen wird, wie eine Übersichtsstudie der renommierten Cochrane-Collaboration ergab. Bei den industriellen Suppen aus der Tüte oder dem Plastiknäpfchen fehlen die gesunden Inhaltsstoffe. Dafür kommen andere hinzu, die weder der Bekömmlichkeit noch der Gesundheit, sondern nur der Haltbarkeit und Preisgestaltung dienen. Am wichtigsten sind die Chemikalien, die für den Geschmack sorgen: das industrielle AROMA [23], der GESCHMACKSVERSTÄRKER [21] Glutamat, der neuerdings immer häufiger durch den sogenannten HEFEEXTRAKT [22] ersetzt wird.

In der PARALLELWELT [16] der industriellen Nahrung braucht es weder Huhn noch Gewürze, es reichen ein paar Kügelchen, die aussehen wie Nescafé-Körnchen: das »Trockenhuhn«. Zahlreiche Zusatzstoffe sind für Fertigsuppen zugelassen, darunter viele Designerstoffe, wie Gallate (etwa E 310), Mono- und Diglyzeride von Speisefettsäuren (E 471, E 472) und Farbstoffe wie Gelborange S (E 110), Azorubin (E 122) und Carotin (E 160a). Auch Säuren – von der Apfelsäure (E 296) über die Sorbinsäure (E 200) bis zur Zitronensäure (E 330). Gebundene Suppen enthalten zudem noch Emulgatoren oder sogenannte Alginate (E 401 bis 406), lösliche Ballaststoffe. Diese Zusätze können die Aufnahme lebenswichtiger Spurenelemente im Darm behindern. Mangelerscheinungen können die Folge sein. Oder Modifizierte Stärke, jenen Designer-Stoff, der den Blutzucker in kurzer Zeit in die Höhe treibt. Oder sogar ganz normaler **ZUCKER [33]**, der heute in der ordinären Hühnersuppe aus der Tüte enthalten ist. Das ist, logisch, alles andere als gesundheitsförderlich. Und darum braucht das kein Mensch.

BESSER

Die echte Hühnersuppe in der Welt der echten Nahrung enthält nur Gutes. Und geht noch dazu ganz einfach. Man muss nur ein Suppenhuhn auskochen. Je nach Kultur und Rezept kommen dazu Suppenkräuter (Petersilie, Lauch, Zwiebeln, Möhre) oder **KNOBLAUCH UND INGWER [96]** plus getrocknete Pflaumen, Feigen oder Datteln (China). Als Basis genügen sogar die sogenannten Karkassen, jenes Knochengerüst also, das übrig bleibt, wenn Brust, Keulen, Flügel vom Huhn entfernt wurden. Das ist spektakulär billig: Nur 12 Cent pro Teller, sogar wenn es sich um ein **BIO**-Huhn **[84]** handelt. Und das muss es in diesem Fall sein: Denn beim normalen Industriehuhn sind allzu häufig Antibiotika im Spiel. Und die sammeln sich ausgerechnet im Knochen an.

Bio ist natürlich auch besser wegen der gesundheitlichen Effekte. Es waren gerade Suppen, bei denen erhöhte Gehalte an Salicylsäure gefunden wurden, dem Wirkstoff aus dem Vielzweck-Medikament Aspirin®.

TIPP

Hühnersuppe selbst gemacht: Man nimmt ein Suppenhuhn, ganz oder zerteilt, brät es in wenig Öl an und gießt dann mit kaltem Wasser auf, bis das Huhn gut bedeckt ist. Das Ganze zum Kochen bringen und den sich bildenden Schaum mit einem Schaumlöffel entfernen. Eine halbe Handvoll geschälten und grob zerhackten Knoblauch und Ingwer zufügen und alles zwei, drei Stunden leicht köcheln lassen. Eine halbe Stunde vor Schluss noch ein paar geputzte und in Ringe geschnittene Frühlingszwiebeln hinzufügen. Durch ein Sieb gießen, noch mal abschmecken – fertig!

Das langsame Köcheln der Suppenknochen ist entscheidend für den Geschmack. Denn dabei lösen sich neben dem Botenstoff Glutamat, der bekanntlich für Geschmack sorgt, aber im Übermaß schädlich ist, auch natürliche Geschmacksverstärker, sogenannte Ribonukleotide, die dessen Dosis begrenzen, weil sie den Glutamatgeschmack um das Zehnfache intensivieren – mit dem Ergebnis, dass mit geringerer Glutamatdosis das gleiche Geschmackserlebnis erreicht wird.

Dass die Suppe für Wohlbehagen sorgt, spürt jeder. Und auch das ist erklärbar, wie die Autorin Susanne Kippenberger einmal nach einem Besuch bei Monsieur Vuong geschrieben hat. Monsieur Vuong ist ein Vietnamese, der in Berlin-Mitte sein »Wan-Tan-Suppenglück« serviert, stundenlang gekocht. Dass seine Suppe glücklich macht, ist für Monsieur Vuong klar, und die

Autorin gab dafür, anhand der Zutaten, eine fachkundige Erklärung: »Petersilie entspannt, Ingwer regt an, Chili vertreibt die Lustlosigkeit, Koriander stimuliert den Geist und die Liebe. Die grünen Gemüse, Zucchini und Brokkoli, enthalten neben Vitaminen, die für das Nervenkostüm unabdingbar sind, auch Kupfer (als Muntermacher) und Magnesium (gut gegen Nervosität und Gereiztheit). Im Huhn in der Brühe steckt Tyrosin und Eisen, das steigert das Adrenalin. Das Wichtigste aber in Monsieur Vuongs heißem Glück sind die kleinen Nudelbonbons. Denn die liefern die nötigen Kohlenhydrate für die Insulinproduktion und die macht den Weg frei für den Glücksboten Serotonin.«

[87] HEUMILCH

Spaß im Gras

Ist die Kuh glücklich, freut sich der Mensch

Morgens um sieben steht Teresa zufrieden vor der Tür. Die Kuh war die ganze Nacht über zum Grasen auf dem Berg, hoch oben in knapp 2000 Metern Höhe. Jetzt kommt sie zurück in den Stall und hinter ihr trotten 41 weitere Rindviecher aus der Herde. Die Alm ist eine hölzerne, mit rotem Wellblech gedeckte Hütte. Eine Straße führt hier nicht herauf, nur ein steiler Feldweg. Hier wird ein Käse produziert, der nicht nur wunderbar schmeckt, sondern auch besonders gesund ist. Und das liegt nicht an der Höhenluft, sondern an dem Gras, das die Kühe hier oben fressen. Das wissen wir dank wissenschaftlicher Studien aus der Schweiz.

DAS STECKT DAHINTER

Den Käse von der Alm hat die Gstaader Ärztin Christa Hauswirth untersucht. Sie hat ihre Erkenntnisse in der Zeitschrift Circulation publiziert, dem renommierten Organ der American Heart Association. Auf einem Kongress in Genf hielt sie darüber einen Vortrag. Sein Titel: »Ist Schweizer Alpkäse Functional Food?« Alp, so heißt in der Schweiz die Alm.

Functional Food: Das sind eigentlich jene neumodischen Produkte aus den Labors von Pharmafirmen und Food-Konzernen, die mit chemischen Mitteln verstärkt wurden, etwa mit OMEGA-3-FETTEN [55]. Auch Fische haben viel davon. Kühe, die Gras kriegen, geben Milch mit mehr Omega-3-Fett. »Eine Fondue-Portion, das sind etwa 200 Gramm Käse, enthält ungefähr gleich viel Omega-3-Fettsäuren wie eine Fischmahlzeit«, sagt die Almkäse-Expertin Hauswirth. Und es ist nicht nur dieses Omega-3-Fett, das fürs HERZ [14] wichtig ist, für die Sehkraft, fürs GEHIRN [41]. Es geht auch um die anderen guten Fette namens CLA [61] (Konjugierte Linolsäure), jene Fettsäuren, die beim Abnehmen helfen können. Auch von ihnen sind mehr in der Milch, wenn die Kühe Gras bekommen. In der PARALLELWELT [16] der industriellen Nahrungsproduktion dürfen die Kühe in der Regel kein Gras fressen. Sie kriegen Hochleistungsfutter, damit sie mehr Milch geben. Das ist gut für den Profit, aber schlecht für die Milch.

INFO

Die wilden Verwandten der Kühe, die Büffel in Busch und Savanne, hatten einen Anteil von 30 Prozent Omega-3-Fetten im Fett von Milch und Fleisch. Das ergab eine schon 1968 im Wissenschaftsblatt Lancet veröffentlichte, aber seitdem in Vergessenheit geratene Studie. Die Büffel damals fraßen natürlich kein Kraftfutter.

Moderne Hochleistungsrinder, die Fleisch ansetzen oder viel Milch geben müssen, werden mit ausgeklügelten Getreide-Kraftfutter-Mischungen versorgt. Doch wenn Kühe nicht artgerecht mit Heu und Gras gefüttert werden, sinkt der Gehalt an gesunden Fettsäuren in der Milch. Außerdem steigt die Gefahr von gefährlichen Krankheitserregern, etwa den EHEC-Bakterien vom Typ E. coli 0157:H7. Das fanden amerikanische Wissenschaftler von der Cornell-Universität in Ithaca zusammen mit Experten des Agrarministeriums aus Washington schon 1998 heraus.

Auch in Öko-Würsten wurden bereits aggressive EHEC-Keime nachgewiesen (»Enterohämorrhagische Escherichia coli«). Denn leider erhalten heute auch **BIO**-*Rinder* [84] *oft getreidehaltiges Kraftfutter statt Gras.*

Rinder mit Gras zu füttern gilt in der Branche als unwirtschaftlich. Mit Getreide-Kraftfutter geben die Tiere mehr Milch und erreichen viel schneller ihr Schlachtgewicht. Damit die Rinder die artwidrigen Mischungen überhaupt fressen, kommt industrielles **AROMA** [23] zum Einsatz. Manche davon gaukeln den Tieren vor, sie fräßen leckeres, artgerechtes Futter. Ein Geschmackszusatz namens »HerbaromL« für Rinder etwa vermittelt nach Herstellerangaben »den typischen Geruch von frischem Heu einer Kräuterwiese«.

BESSER

Natürlich haben es die Kühe, die auf den Almen grasen dürfen, besser. Und die Menschen, bei denen Milch, Butter, Käse dieser Kühe auf den Tisch kommen.

Doch auch Milch und Käse aus dem Tal könnten mehr von den feinen Omega-3-Fetten enthalten. Der »Graseffekt« sei größer als der »Berg-

effekt«, meint Martin Scheeder, Veterinär am Institut für Nutztierwissenschaften der Eidgenössischen Technischen Hochschule (ETH) in Zürich. Und: »Wenn man naturnäher füttert, ist man auf der besseren Seite.«

Es ist nicht nur für den Menschen besser, wenn Kühe artgerecht gehalten werden. Auch das Klima profitiert davon. Das wies die Tierärztin und Autorin Anita Idel in einem Aufsatz zur Rehabilitierung der Kuh nach. »Warum Kühe keine Klima-Killer sind«, heißt das Werk. Kühe gelten ja als Klimakiller – weil sie rülpsen und furzen und dabei Methan ausstoßen. Das macht jede Kuh. Die artgerecht grasende Kuh aber ist kein Klima-Killer, sondern ein Klima-Schoner. Denn sie frisst Gras von der Weide, und das Weideland speichert CO_2. Wer also Milch, Butter und Käse von grasenden Kühen genießt, schont auch das Klima, sagt Tierärztin Idel: »Die Entscheidung, ob wir mit Kühen das Klima killen oder das Klima schützen, liegt bei uns.«

Eine kuh- und klimafreundliche Lösung fand Schweden. Dort gilt seit 1988 ein Gesetz, das jeder Kuh ein Recht auf Weide zusichert: die »Lex Lindgren«, benannt nach der Kinderbuchautorin Astrid Lindgren. Sie schickte die Kühe nicht nur in ihrem Buch »Meine Kuh will auch Spaß haben« auf die Wiese, sondern engagierte sich auch für den Tierschutz in der wirklichen Welt.

Doch außerhalb Schwedens ist es gar nicht so einfach, Milch von glücklichen Kühen zu finden. Häufig, so haben Verbraucherschützer herausgefunden, ist es lediglich eine Marketingmasche, wenn »Heumilch« oder »Weidemilch« auf dem Etikett steht. Den Freunden glücklicher Kühe bleiben da nur eigene Recherchen – beispielsweise bei der zuständigen Molkerei oder bei Verbraucherverbänden. Der Besuch auf der Alm ist ja leider für die meisten etwas aufwendig.

[88] GRÜNTEE

Munter wie ein Fisch

Tee trinken, abwarten – und abnehmen

Am Anfang hatte der »harte Wissenschaftler« ein wenig Hemmungen, sich dazu zu bekennen: Professor Werner Hunstein, ehemaliger Direktor der medizinischen Poliklinik an der Universität Heidelberg, fürchtete, als esoterischer Spinner zu gelten. Er litt an krankhaften Eiweißablagerungen im Körper, einer Art Blutkrebs. Die Chemotherapie hatte er abgebrochen (»ein Höllentrip«). Von den krankhaften Veränderungen im Blut (Fachbegriff: Amyloidose) war auch seine Zunge betroffen; er konnte kaum noch sprechen. »In dieser Zeit war ich ein Wrack und habe nur noch auf den Tod gewartet«. In seiner Verzweiflung begann er Grüntee zu trinken. Und, was soll man sagen? Es half!

DAS STECKT DAHINTER

Über seine Erfahrungen mit dem Grüntee hat Hunstein im wissenschaftlichen Fachjournal Blood (Blut) berichtet. Und mittlerweile muss er auch nicht mehr befürchten, in der Fachwelt nicht ernst genommen zu werden. Grüntee scheint ein ernst zu nehmender Gesundheitstrank zu sein. Mittlerweile gibt es an verschiedenen Universitäten klinische Studien. Grüntee zählt zu jenen Wundermitteln, die erst spät in den westlichen Kulturkreis gelangt sind, aber dann eine steile Karriere starteten – und zwar zu Recht, nach allem, was die Wissenschaft bislang herausgefunden hat.

Grüntee heile alle Krankheiten, hieß es in China schon vor über 1000 Jahren. Und die Traditionelle Chinesische Medizin schreibt ihm noch heute entgiftende, entschlackende, klärende und kühlende Wirkungen zu. Wissenschaftlich belegt ist bislang, dass Grüntee wach macht und als Salbe gegen Genitalwarzen hilft. Dass er stark antioxidativ wirkt und dadurch vielen Erkrankungs- und Alterungsprozessen entgegenwirkt. Der Tee wird damit auch noch zum Anti-Aging-Wundermittel. Grüntee ist offenbar in mancherlei Hinsicht gesünder als das bislang vielgepriesene Vitamin C, schon aufgrund seiner antioxidativen Fähigkeiten. Bei einem Ranking verschiedener ANTIOXIDANZIEN [56] von Wissenschaftlern des Instituts für Lebensmittel- und Umweltforschung in Ahrensburg lag Grüntee weit vorn. Er soll vor Schlaganfall schützen, der Arteriosklerose vorbeugen, den Fettstoffwechsel fördern, hohe CHOLESTERIN-Werte [38] senken, die Entwicklung der Parkinson-Krankheit verzögern und die Zähne stärken. Außerdem soll er Konzentration, Denkfähigkeit und Ausdauer verbessern.

Grüntee zählt auch zu jenen Nahrungsmitteln, die sogar beim ABNEHMEN [67] helfen können. Das fanden Schweizer Wissenschaftler aus

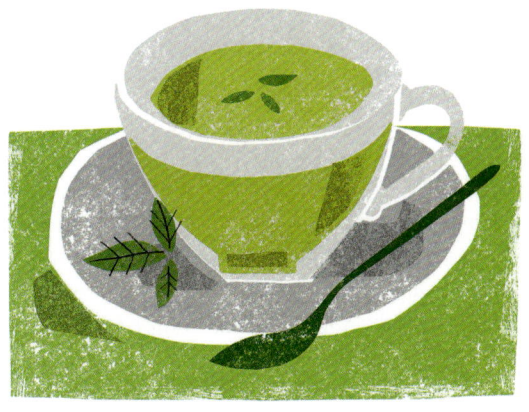

Genf und Fribourg heraus. Für Professor Guo Xirong vom Institut für Kinderheilkunde in Nanjing, 900 Kilometer südlich von Peking, ist das keine Überraschung. »Die Chinesen haben lange an den Zusammenhang zwischen Teetrinken und Abnehmen geglaubt, aber viele Gesundheitsbehörden im Westen blieben skeptisch«, schrieb auch die Zeitung China Daily. Westliche Wissenschaftler versuchen jetzt, die wirksamen Bestandteile zu identifizieren, zu isolieren und dann zu einer profitablen pharmazeutisch wirksamen Substanz umzukomponieren. Sogar ein in der Apotheke erhältliches Mittel gegen Haarausfall enthält Grüntee. Der Diäteffekt ist dabei natürlich besonders profitverheißend. So hofften auch Forscher des deutschen Beiersdorf-Konzerns, als sie die Wirkstoffe fürs Abnehmen im Tee-Extrakt entdeckten, auf eine »natürliche Quelle für Schlankheits-Substanzen«, wie Studienleiter Marc Winnefeld sagte.

So ist das meist: Sobald ein traditionelles Nahrungsmittel gesundheitliche Effekte gezeigt hat, verwendet die westliche Forschung alle Energie darauf, aus dem Wirkstoff ein Medikament zu machen – häufig mit fragwürdigen Effekten. Denn eine Überdosierung kann selbst bei scheinbar harmlosem Tee schaden. Zu viel Grüntee kann zu Übelkeit führen und wegen des Koffeingehaltes Aufgeregtheit auslösen. Mehr als zehn Tassen am Tag können Leber und Nieren schädigen.

BESSER

Der »harte Wissenschaftler« Hunstein hatte es mit echtem Tee versucht. Tatsächlich gab es ja wissenschaftliche Hinweise, dass Grüntee KREBS [36] vorbeugen könne. Ob er bereits bestehende Erkrankungen bremsen oder gar bei Heilung mitwirken kann, ist wissenschaftlich noch nicht geklärt. Hunsteins Rezept: Kalziumarmes Wasser aufkochen und dann wieder etwas abkühlen lassen, sodass es beim Aufgießen zwischen 60 und 80 Grad Celsius warm ist. Pro Liter drei gehäufte Teelöffel eines pestizidfreien Tees damit übergießen und drei bis fünf Minuten ziehen lassen. Von diesem Aufguss trank er täglich eineinhalb bis zwei Liter. Die Wirkung war unglaublich, schrieb Hunstein in seinem Bericht an Blood. Die krankhaften Ablagerungen im HERZEN [14] seien zurückgegangen, es habe wieder an Schlagkraft gewonnen. Dass er heute »wieder munter wie ein Fisch« ist, wieder normal sprechen kann und auch sonst »wieder der Alte« sei, das führt Hunstein auf grünen Tee zurück.

[89] LEINÖL UND LEINSAMEN

Gehobene Stimmung

Hält jung, macht glücklich – und geriet leider in Vergessenheit

Der amerikanische Mediziner Donald O. Rudin nannte die Patientin schlicht: »Fall 1«. Sie war 26 Jahre alt und wog nur noch um die 45 Kilogramm. Seit zehn Jahren litt sie unter psychischen Störungen mit schizophrenen Schüben, Realitätsverlust, abrupten und unerklärlichen Gefühlsschwankungen. Zeitweilig war sie depressiv, dann wieder hatte sie aggressive Ausbrüche. Hinzu kam ein ganzes Bündel körperlicher Leiden.

Die Frau hatte es schon mit mancherlei Therapien versucht. Bis sie zu Rudin kam. Seither gilt sie als musterhaftes Beispiel, wie Leinöl Leib und Seele heilen kann.

DAS STECKT DAHINTER

Schon der alte Hippokrates lobte es, genau wie Hildegard von Bingen, und Paracelsus sowieso: Leinöl ist in vielen Kulturen so etwas wie ein traditionelles Wundermittel – neuerdings sogar mit streng wissenschaftlichen Attesten. Es gibt wohl kaum ein Lebensmittel mit so weitreichenden positiven Wirkungen fürs GEHIRN [41], vor allem die Psyche, und das HERZ [14]. Unter anderem.

Der Volksmund sagt im ostdeutschen Spreewald: »Leinöl mit Quark macht den Spreewälder stark. Quark alleene macht krumme Beene.« In Oberschwaben sagen sie: »Leinöl mit Quark macht den Bauern stark.« In Österreich und der Schweiz ist Leinöl ebenfalls traditionell verbreitet. Selbst in China, in der inneren Mongolei, rührt man es den Kindern traditionell morgens in den Reis – damit sie in der Schule besser lernen.

Die Liste positiver Effekte ist lang. So ist Leinöl gut gegen Arterienverkalkung (Arteriosklerose), es kann die CHOLESTERIN-Werte [38] verbessern und damit Herz- und Kreislaufkrankheiten vorbeugen. Lein wirkt bei Entzündungen, stärkt das Immunsystem, kann gegen die Zuckerkrankheit DIABETES [34] und KREBS [36] helfen, zur Vorbeugung und sogar bei der Behandlung von Brust-, Darm-, Prostata- und Gebärmutterhalskrebs. Und: Es macht klug und glücklich. Das klingt natürlich alles etwas übertrieben. Ist aber bewiesen. Leinöl ist nur leider in der Supermarktkultur ein bisschen ins Hintertreffen geraten. Denn gerade weil es so gesund ist, ist es sehr empfindlich. Es hält nicht lange und das ist in der Welt der globalen Lieferketten und der Supermärkte sehr von Nachteil. Klassisch ist der Einsatz von Leinsamen bei Verstopfung. Dann ist seit Hippokrates ein Esslöffel davon, dreimal täglich mit reichlich Wasser aufgenommen, das Mittel der Wahl. Der regelmäßige Genuss von Leinöl kann darüber hinaus auch die Empfindlichkeiten für ALLERGIEN [12] reduzieren und sogar bei HYPERAKTIVITÄT [44] wirken.

INFO

Der kanadische Forscher Stephen Cunnane fand heraus, dass Leinsamen die Blutzuckerspitzen nach den Mahlzeiten kappen kann. Er verschrieb gesunden Frauen täglich 50 Gramm geschroteten Leinsamen oder Kombinationen aus ganzem Leinsamen und Leinöl. Das Ergebnis: Der Blutzuckeranstieg nach den Mahlzeiten fiel weitaus geringer aus als ohne Lein. Von dieser Wirkung könnten auch bereits erkrankte Diabetiker profitieren.

Dass relativ geringe Mengen von Leinöl und Leinsaat erhebliche Wirkungen haben, liegt an den Wirkstoffen. An den Lignanen zum Beispiel. Diese hormonartigen Stoffe greifen in das Steuerungssystem des Körpers ein und können damit bedeutsame Reaktionen auslösen. Hinzu kommt das Vitamin E im Öl. Es sorgt für antioxidativen Schutz der Haut und bewahrt diese so vor Schäden durch UV-Strahlen der Sonne. Der Einsatz von Leinöl bei Sonnenbrand, den vor Hippokrates schon die alten Ägypter propagierten, findet so seine wissenschaftliche Begründung.

Pharmazeutisch wirksam sind dabei die wundheilenden Inhaltsstoffe des Leinsamens, die heutzutage auch in zahlreichen Salben aus der Apotheke sowie in kosmetischen Produkten Anwendung finden.

Haupt-Wirkstoff bei vielen Effekten sind die OMEGA-3-FETTE [55] im Lein: Sie wirken zum Beispiel in den Blutbahnen und sind damit für Herz und Kreislauf von Bedeutung. Sie wirken aber auch direkt im Gehirn – auf Verstand und Psyche. Keine andere Pflanze hat einen so hohen Anteil an diesen wertvollen Fettsäuren. Merkwürdigerweise aber spielt Leinöl in den offiziellen Empfehlungen keine große Rolle. Empfohlen werden Fische – obwohl die Meere ohnehin überfischt sind. Empfohlen werden andere Öle, wie zum Beispiel »die Verwendung von Raps- und Walnussöl«, welche die Deutsche Gesellschaft für Ernährung (DGE) gegen Omega-3-Unterversorgung propagiert. Dabei ist Leinöl viel, viel besser. Rapsöl enthält 9 Gramm, Walnussöl 13 Gramm, Leinöl dagegen 55 Gramm Omega-3-Fett.

»Technologische Gründe« sprechen gegen das Leinöl, so eine Kennerin der Branche. Es eignet sich schlecht zur industriellen Weiterverarbeitung, ist sehr empfindlich, verdirbt binnen weniger Monate. Genau das, was für den Menschen so gesund sei, sei von Nachteil für die fabrikmäßige Weiterverarbeitung und die Positionierung im Supermarkt.

BESSER

Mittlerweile erfährt Leinöl eine Renaissance. Überall im Land produzieren kleine Ölmühlen das Omega-3-Wunder. Und wer es nimmt, fühlt sich wohler.

Schon der amerikanische Mediziner Donald O. Rudin hatte nachgewiesen, dass Leinöl gegen Depressionen hilft. Das zeigte seine Patientin, die er als »Fall 1« bezeichnete. Täglich bekam sie etwa ein bis zwei Esslöffel der golden glänzenden Flüssigkeit. Schon bald nach der ersten Dosis, nach etwa eineinhalb Stunden, berichtete sie über eine deutliche Besserung ihrer Befindlichkeit. Nach zwei bis drei Wochen verbesserte sich nach Beobachtung der Familie die psychische Lage. Die vormals oft täglichen psychotischen Schübe kamen nur noch einmal im Monat. Das Befinden der Patientin besserte sich deutlich, nach vier Wochen verschwand auch ihr Tinnitus, die Hautkrankheiten gingen zurück. Und auch das Reizdarmsyndrom ließ nach.

Rudins therapeutische Dosis lag je nach Krankheit bei zwei bis sechs Esslöffeln täglich. Für die tägliche Stimmungsverbesserung und Krankheitsvorbeugung genügt Medizinern heute bereits ein Teelöffel – am besten verrührt in Joghurt oder Quark, weil das die Aufnahme im Körper erleichtert. Leinöl kann aber nicht nur fürs MÜSLI [79] verwendet werden oder für Kräuterquark, sondern auch für viele andere Gerichte. Sie können auch einfach nur Ihr Brot hineinstupsen – statt in Olivenöl. In Thüringen gibt man es traditionell sogar auf den Zwetschgenkuchen.

~~~~~~~~~~~~~~~~~~~~~~~~~~ **TIPP** ~~~~~~~~~~~~~~~~~~~~~~~~~~

Noch so ein klassisches Rezept ist Leinölquark mit Pellkartoffeln. Geht ganz einfach und schmeckt super. Man nehme dazu 500 Gramm Quark, die Rahmstufe natürlich, denn fettarme Milchprodukte machen dick und wirken sich negativ auf die weibliche Fruchtbarkeit aus, rühre zwei, drei Esslöffel Leinöl ein, dazu einen Teelöffel fein gehackten Ingwer und Knoblauch, schließlich eine Handvoll klein geschnittene frische Kräuter – Schnittlauch, Petersilie, Dill oder Brunnenkresse, was es eben gerade so gibt auf dem Wochenmarkt. Das Ganze gut durchmischen und nach Geschmack noch salzen. Zum Schluss löffelweise Leinöl dazugießen – am Anfang vielleicht ein bisschen weniger, später dann mehr. Kartoffeln garen, pellen und zum Quark essen.

[90] SAHNE

Leckerer Fettkiller

**Beim Kaffeekränzchen gleich
gegen die Pfunde angehen**

Erdbeeren mit Schlagsahne. Mmmhhh. Sahnetorte. Ooooh! Sahne oder Schlagobers, wie die Österreicher sagen: Da läuft den meisten Leuten das Wasser im Munde zusammen. Zugleich zucken sie zusammen. Die Figur! Dabei ist Sahne eigentlich sehr gesund. Sie kann sogar schlank machen. Ja, schlank. Schade nur, dass sich die Menschen so etwas nicht mehr gönnen.

DAS STECKT DAHINTER

Eigentlich würden viele den Kuchen gern mit Sahne genießen. Doch sie verkneifen sich das, weil die Ernährungsberater solche Genüsse verteufeln: Das Fett, Sie wissen schon. Bei Genießern hingegen war Sahne immer beliebt. Sie haben sich nie von den Miesmachereien der Gesundheitsapostel beeindrucken lassen. Und siehe da: Die Genießer hatten recht! Nach und nach stellt auch die Wissenschaft fest, wie gesund Sahne ist – und geschäftstüchtige Firmen produzieren die Inhaltsstoffe als Pulver im Säckchen. Schmeckt zwar nicht so gut wie Sahne, ist aber profitabler.

In Sahne finden sich überraschenderweise viele VITAMINE [54]: Vitamin A, Vitamin B_1, B_2, B_6 und B_{12}. Vitamin E. Sogar ein bisschen Vitamin C und D.

Allerdings enthält die real existierende Sahne aus dem Becher im Supermarkt auch allerlei fremde Stoffe, die mit der Kuh nichts zu tun haben und für den Menschenorganismus nicht

gut sind. Nahezu jede herkömmliche Sahne enthält einen Zusatzstoff namens Carrageen (E 407), den unnötigsten Zusatzstoff der Welt. Er soll verhindern, dass das Fett sich oben auf der Sahne sammelt (»Aufrahmung«). Dabei ist das überhaupt nicht schlimm, wenn das Fett oben ist. Carrageen hingegen ist sehr umstritten. Der Stoff steht im Verdacht, bei der Entstehung von Darmkrebs eine Rolle zu spielen, was die Hersteller indessen bestreiten.

Noch problematischer wird es, wenn die geschlagene Sahne in Fertigdesserts aus dem Kühlregal widernatürlich lang luftig und steif gehalten werden muss. Denn dafür sorgen chemische Zusatzstoffe. Etwa die Polysorbate (E 432 bis E 436), künstliche Emulgatoren, die schaumig-locker geschlagene Lebensmittel, wie zum Beispiel Sahne, aber auch EIS [26] oder Cremepuddings, stabilisieren. Weitere Zusatzstoffe sind etwa Mikrokristalline Cellulose (E 460) sowie die Mono- und Diglyceride der Speisefettsäuren (E 472). Auch Johannisbrotkernmehl (E 410) wird zum dauerhaften Erhalt der gewünschten Konsistenz in Sahne eingesetzt, in Eiscreme und Milchgetränken.

In der Sprühsahne findet sich auch noch Stickstoff, Sauerstoff oder Lachgas (E 942). Zugelassen sind für Sahne oder ultrahocherhitzte Sahne auch sogenannte Citrate (E 331 bis E 333). Und schließlich die umstrittenen PHOSPHATE [11] (E 339 bis E 343) sowie Agar-Agar.

BESSER

Echte Sahne enthält keinerlei Chemie. Wer BIO-Sahne [84] kauft, bekommt sie auch pur, ohne Carrageen und jegliche Zusätze. Bio-Sahne enthält häufig auch mehr von den gesunden Fetten – jedenfalls, wenn die Kühe Heu und Gras fressen durften: mehr OMEGA-3-FETTE [55], die so wichtig sind fürs HERZ [14], fürs GEHIRN [41] und für gute Gefühle. Mehr konjugierte Linolsäure (siehe **CLA [61]**), jenes Fett, das die sympathische Eigenschaft besitzen soll, beim **ABNEHMEN [67]** zu helfen.»CLA ist ein sehr effektiver Abnehm-Nährstoff«, schwärmte schon der US-Ernährungswissenschaftler Byron Richards. Das isolierte CLA-Pulver, das Pharmakonzerne jetzt feilbieten, bietet aber nicht entfernt so viel Genuss wie ein Erdbeerkuchen mit Sahne. Die guten Fette sind auch wichtig für die Fruchtbarkeit – bei **KINDERWUNSCH [81]** kann also womöglich ein Kaffeekränzchen mehr helfen als der Besuch beim Reproduktionsmediziner. Macht sicher auch mehr Spaß.

[91] WEIN

Trink nicht nur Wasser!

Im Wein steckt nicht immer Wahrheit – aber oft Gesundheit

Das Getränk ist in westlichen Ländern seit Jahrhunderten ein Kulturgut, sogar bibelseitig abgesegnet: »Trink nicht nur Wasser, nimm auch etwas Wein dazu«, empfahl Paulus dem Timotheus (1 Tim 5,23). Das wurde wohl weithin beherzigt, sodass sich Kirchenvater Novatian im 3. Jahrhundert zum Einschreiten genötigt sah. Er kritisierte die Angewohnheit mancher Christen, »gleich morgens früh nüchtern zu trinken«, und sorgte sich: »Was werden diese Menschen am Nachmittag anfangen, wenn sie schon betrunken zur Mahlzeit kommen?«
Damit ist das Spektrum angegeben, das heute auch wissenschaftliche Bestätigung findet: Zu viel sei nicht ratsam. Doch im rechten Maß ist Wein ein Segen.

DAS STECKT DAHINTER

Heute gilt Wein nicht nur als Genussmittel, sondern sogar als Gesundheitselixier. Und wird zugleich immer noch skeptisch betrachtet. Der Alkohol. Die Suchtgefahr. Doch in Maßen, darauf weisen immer mehr Forschungsergebnisse hin, kann Wein offenbar ein universelles Mittel zur Vorbeugung gegen allerlei zivilisatorische Leiden sein. Fürs **HERZ [14]**, fürs **GEHIRN [41]**, gegen **DIABETES [34]** – und vielleicht sogar für die Figur. Die Stimmung hebt er sowieso.
Früher galt Wein sogar als Grundnahrungsmittel. Im Mittelalter war das Wasser in den Brunnen oft verseucht, der Trank aus vergorenen Trauben dagegen relativ rein. Wer sich daran verging, wurde rigoros verfolgt – und hart bestraft. Weinpanscherei wurde üblicherweise mit Geldstrafen geahndet, mit Ausweisung aus der Stadt, Schließung des Kellers, Entzug der Schankerlaubnis. Im oberschwäbischen Ravensburg wurde im Jahre 1486 ein gewisser Martin Geßmeister sogar wegen Weinverfälschung enthauptet.
Die Konsequenz, damals wie heute: die Forderung nach absoluter Natürlichkeit. So sah etwa in Frankfurt am Main im Jahre 1419 die entsprechende Bestimmung vor, »das nymand keinen win macher und bereiden sulle anders, dan in got der herre hat lassen wassen«, also niemand einen Wein anders bereiten sollte, als Gott der Herr ihn hat wachsen lassen.
Heute sind die Manipulationsmöglichkeiten noch vielfältiger. Mit der Wahrheit ist es oft nicht mehr weit her. Es gibt nicht nur die klassischen Fälschungsmethoden mit billigen Trauben oder Rohweinen, die auch heute noch verfolgt und bestraft werden – wenngleich auch nicht mehr so streng. Zu diesen Methoden treten neuerdings Weinpanschereien, bei denen das Getränk mit chemischen Mitteln geschönt wird. Und die sind völlig legal.

Neueren Erkenntnissen zufolge hat der Wein sogar positive Auswirkungen auf die Denkfähigkeit – jedenfalls in begrenzter Dosis. Wer in Maßen Alkohol genießt, ist in der Tat klüger, fanden Forscher heraus vom Nationalen Institut für Langes Leben in der Präfektur Aichi, 250 Kilometer westlich von Tokio. Sie ermittelten, dass Männer zwischen 40 und 79 Jahren, die bis zu einem halben Liter Wein oder auch den Reiswein Sake tranken, einen um 3,3 Punkte höheren Intelligenzquotienten hatten als die Abstinenzler. Bei Frauen waren es immerhin noch 2,5 Punkte.

Eine dänische Studie belegt die besonderen Vorzüge des Weines als Schutztrunk gegen Hirnschwund, etwa durch **ALZHEIMER [51]**. Er schützt auch vor **KREBS [36]** und überraschenderweise sogar vor Leberschäden. Wein soll zudem Bluthochdruck und erhöhte **CHOLESTERIN**-Werte **[38]** verhindern, außerdem den Zuckerhaushalt verbessern und so auch die Ursachen für Krankheiten des **HERZENS [14]** sowie **DIABETES [34]** beseitigen. Eine chilenische Studie an Ratten zeigte, dass Rotwein vor dem metabolischen Syndrom schützt, jenem Symptombündel, das mit erhöhtem Risiko für Herzkrankheiten und Diabetes einhergeht. Spezialisten von der Universität im italienischen Neapel wiesen nach, dass Rotwein auch für bereits erkrankte Diabetiker segensreiche Wirkungen hat. »Offenbar verstärken alkoholische Getränke die Insulinwirkung, wobei der Wein am günstigsten zu sein scheint«, sagt Professor Kristian Rett, Chefarzt am Krankenhaus Sachsenhausen in Frankfurt, der Initiator des Gartens: »Bei bestimmungsgemäßem Gebrauch kann der Nutzen die Risiken überwiegen.« Das bedeutet: Bei einem Wein mit zehn Volumenprozent Alkohol bei Männern drei »Achtele«, also 0,375 Liter, bei Frauen ein »Vietele« am Tag, 0,25 Liter.

BESSER

Ganz generell gilt, dass Wein das Leben verlängern kann. Das geht aus einer Studie der renommierten Harvard Medical School in Boston hervor. Solche Erkenntnisse könnten das sogenannte French Paradox erklären: Trotz fettreicher Ernährung und Rauchens leben Franzosen deutlich länger als andere Europäer und Amerikaner. Schon lange vermuten Mediziner, dass der Rotwein dafür verantwortlich ist. Und: Wein macht schlank. Das fanden unter anderem Wissenschaftler der Weinforschungseinheit der Universität im spanischen Tarragona heraus. Die Ratten dort im Labor bekamen acht Wochen besonders fettiges Essen, dazu durften sie Wein trinken. Dann mussten die Nager auf die Waage – und waren trotz der üppigen Speisen nicht dicker geworden. Bestimmte Inhaltsstoffe, die Polyphenole, könnten den Gewichtsverlust begünstigen.

Als wichtiger Inhaltsstoff im Wein gilt das Resveratrol. Aber: Der Wirkstoff wirkt, etwa auf die grauen Zellen im Gehirn, nur im Glas, nicht in Pulverform oder als Pille. Das ergab eine Untersuchung britischer Forscher, veröffentlicht im American Journal of Clinical Nutrition. Noch klüger macht offenbar **BIO**-Wein **[84]**: Der enthält messbar mehr Resveratrol.

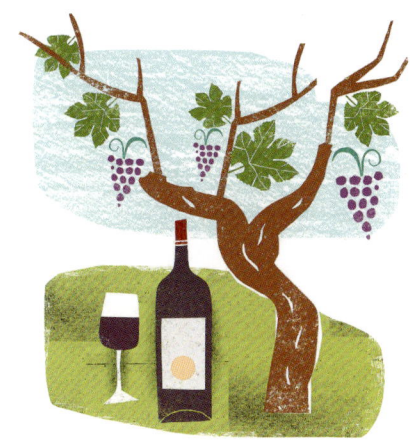

[92] TCM

Traditionelle Chinesische Medizin

**Eine Idee von Gesundheit:
Kochen für die Lebensenergie**

Jetzt blicken sogar westliche Starköche fasziniert nach Osten, der Franzose Joël Robuchon nennt die chinesische Küche gar die bedeutendste neben der französischen. Der Berliner Sternekoch Tim Raue spürt eine ungekannte Leichtigkeit: »Man spaziert aus dem Lokal und kann noch tanzen gehen«. Das Besondere an der chinesischen Küchenkultur: Sie hat seit jeher einen Bezug zur Gesundheit.

DAS STECKT DAHINTER

Die asiatische Küche wird immer beliebter, und zwar zu Recht. Überall schießen schicke Asia-Gourmet-Restaurants aus dem Boden. In der Mittagspause hantieren Scharen von Angestellten mit Stäbchen in der Nudel-Box oder in Reis mit Gemüse. Die moderne Asia-Küche ist offenbar für viele ein Ausweg aus der Fast-Food-Falle. Geht schnell, ist leicht, schmeckt gut – auch ohne Fleisch. Man fühlt sich wohl. Das hat seine Gründe. Die Gerichte werden seit 5000 Jahren so konzipiert, dass sie den Körperbedürfnissen entsprechen. Behaupten jedenfalls die Anhänger der chinesischen Kulinarik. Davon ist im Chinarestaurant an der Ecke nicht viel zu spüren. Das ist ja ein bisschen in Verruf geraten mit seinen acht Köstlichkeiten, seiner Neigung zu folkloristischer Deko im Drachen-Look. Und durch Glutamat, dem **GESCHMACKSVERSTÄRKER [21]**, der das sogenannte China-Restaurant-Syndrom auslösen soll. All

das hielt die Zustimmung lange in Grenzen. Und die Lebensmittelskandale im modernen China erhöhen nicht gerade die Sympathiewerte. Auf der anderen Seite macht eine moderne Asia-Küche Furore, weil sie einfach ist, leicht, bekömmlich und auch noch preisgünstig. Das merken immer mehr – vor allem junge – Menschen hierzulande. Ein Hauch von Garküche durchweht jetzt westliche Metropolen. Und auch die Lehre, die dahintersteht, findet wachsendes Interesse.

Während die westliche Medizin immer weiter mit den Molekülen kämpft und sich in Millionen von Genkombinationen verheddert, haben die Lehren aus Fernost die Komplexität des Körpers und der Nahrung längst genutzt und in ihre Systeme integriert. Die Traditionelle Chinesische Medizin hat auch eine Idee von Gesundheit. Im Westen ist die Medizin an Krankheit orientiert, es fehlt ein Begriff von Gesundheit. Gesundheit sei »das Schweigen der Organe«, sagt der französische Chirurg René Leriche. Das klingt super, ist aber höchster Unsinn. Wenn die Organe schweigen, ist der Mensch tot. Unüberbietbar ist bekanntlich die Definition der Weltgesundheitsorganisation (WHO): Gesundheit sei »ein Zustand des vollständigen körperlichen, geistigen und sozialen Wohlergehens und nicht nur das Fehlen von Krankheit oder Gebrechen«. Klingt absolut erstrebenswert, hilft nur nicht weiter bei der Frage, wie dahin kommen. In der Praxis gibt es Normwerte für Blutdruck, **CHOLESTERIN [38]**, Blutzucker – und wachsende Zweifel, ob der Mensch und sein Gesundheitszustand damit angemessen beurteilt werden. Die chinesische Medizin und die chinesische kulinarische Kultur haben dafür die Kategorie der »Harmonie«. Harmonie zwischen den verschiedenen Körperregionen, zwischen innerer und äußerer Natur, zwischen Yin und Yang.

Ein komplexes System teilt die Lebensmittel ein nach ihrer Zugehörigkeit zu Yin und Yang, kalt und warm, und auch nach ihrer Zugehörigkeit zu den »Fünf Elementen«: Holz, Feuer, Erde, Metall und Wasser. Es ist ein ausgefeiltes, nicht immer ganz logisch erscheinendes Theoriegebäude, das im Kern darauf zielt, den Körper mit den individuell notwendigen Nährstoffen zu versorgen. »Wie man sich ernährt, muss der Körper bestimmen, nur er weiß, was sein Mensch braucht, um gesund zu sein, nicht der Kopf«, sagt die deutsche Fünf-Elemente-Pionierin Barbara Temelie.

In der Praxis spielt das Theoriegebäude keine große Rolle mehr. In China nicht und bei den westlichen Anhängern auch nicht unbedingt. »Es geht mir«, sagt Sternekoch Raue, »nicht um Harmonie auf dem Teller oder so etwas, sondern um Spaß und Lebensfreude.« Wobei das für Chinesen unbedingt das Gleiche ist. Es geht um das »Qi« (gesprochen Tschi), die Lebenskraft, eine Kategorie, die es im westlichen Verständnis gar nicht gibt.

BESSER

Für Anfänger ist sie ja recht kompliziert und aufwendig, die Fünf-Elemente-Küche, bei der die verschiedenen Nahrungsmittel auf die ganz persönlichen Bedürfnisse abgestimmt werden. Der Grundsatz ist aber ganz einfach: Jeder muss das essen, was ihm persönlich gemäß ist. Wer sich gar nicht erst mit der Theorie befassen möchte, kann einfach ein China-Kochbuch kaufen und die Rezepte darin nach Lust und Laune nachkochen. In ihnen ist die Theorie sozusagen aufgehoben – so muss sich auch kein Chinese bei der Alltagsküche den Kopf zerbrechen über das Wechselspiel der Fünf Elemente.

Ein wichtiges Element: der Wok, um fortan alle Lieblingsgerichte darin zu kochen. Wirsing oder Spinat, Mangold, Chinakohl, Möhren, Rettich. Einzeln oder zusammen. Mit kleinen Stückchen Fleisch oder auch ohne. Und immer dazu: KNOBLAUCH UND INGWER [96], klein gehackt. Pro Person einen halben oder ganzen Teelöffel voll davon.

━━━━ TIPP ━━━━

Chinesisch für Anfänger: Tomaten mit Ei sind ein ganz besonders schönes traditionell chinesisches Gericht. Gelb und rot. Und so schön einfach: Eier verrühren, in den Wok geben, in wenig Erdnussöl anbraten, dann herausnehmen. Gewürfelte Tomaten hinein, erhitzen bis sie warm sind. Knoblauch und Ingwer dazu, wie immer ganz klein gehäckselt. Ein bisschen köcheln lassen, dann alles zusammen auf den Teller geben. Statt Tomaten geht auch Spinat. Sieht genauso schön aus. Grün und Gelb. Dazu gibt es GRÜNTEE [88]. Oder Bier. Oder einfach Wasser – kalt oder heiß.

Die Chinesen achten beim Kochen sehr auf die Farben. Nicht nur, weil das Auge mitisst, sondern weil die natürlichen FARBSTOFFE [50] auch eine gesundheitliche Bedeutung haben. In den Farben stecken die wichtigen SEKUNDÄREN PFLANZENSTOFFE [66]. Rot bei Tomaten, Orange bei Möhren, Blau bei Himbeeren, Grün bei Spinat. Sie sind für verschiedene Gesundheitseffekte verantwortlich. Und auch für den Geschmack. Sie sorgen bei Chilis für Schärfe, bei Grapefruit fürs Bittere. Nicht zu vergessen: die gesundheitlichen Effekte. LYCOPIN [62] aus den Tomaten etwa ist ein natürlicher Sonnenschutz. So finden die Prinzipien der traditionellen kulinarischen Kulturen jetzt wissenschaftliche Bestätigung. Die Chinesen wussten das schon lang: Schönheit, Geschmack und gesundheitliche Bedeutung gehören zusammen.

[93] AYURVEDA-KÜCHE

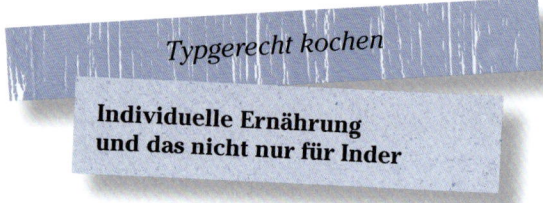

Typgerecht kochen

Individuelle Ernährung und das nicht nur für Inder

Nickys Jünger stehen in der Küche, schnippeln Gemüse, und der Meister gibt Anweisungen. Ayurveda-Kochkurs auf Frauenchiemsee, der Fraueninsel im Chiemsee, 100 Kilometer südöstlich von München. Nicky fragt: »Was ist ›ayurvedisch kochen‹?« Und die Sozialpädagogin aus München antwortet: »Typgerecht kochen«.

DAS STECKT DAHINTER

Nicky Sitaram Sabnis stammt aus Indien, er lebt in Bayern und hat eine wachsende Fangemeinde. Nicky hält nicht nur Kochkurse, er schreibt auch Bücher über Ayurveda. Ayurveda ist das Wissen (Ayur) vom langen Leben (veda). Dazu gehören Massagen, die Körperübungen namens Yoga und nicht zuletzt die Ernährung.

Bei der indischen Lehre geht es um Harmonie, um das Gleichgewicht der drei »Doshas«, den Lebensenergien. Nach ayurvedischer Lehre gibt es drei Grundcharaktere, drei Typen von Menschen: Vata- (ausgesprochen Wata), Pitta- und Kapha-Typ. Der Vata-Typ ist eher schlank, sehr begeisterungsfähig, agil, hat schmale Lippen, oft trockene Haut, eine Abneigung gegen kaltes und windiges Wetter, macht sich leicht Sorgen und schläft schlecht. Der Pitta-Typ ist

von mittlerer Gestalt, eher mittelschnell bei der Arbeit, dafür aber sehr systematisch und organisiert. Hitze mag er nicht, er hat starken Hunger, muss regelmäßig essen, mag kalte Speisen und kühle Getränke, ist unternehmungslustig und mutig, neigt aber zu Ungeduld und ist zudem leicht erregbar. Der Kapha-Typ ist eher schwer, ruhig und langsam und ein bisschen schwer von Begriff, neigt zu fetter Haut, hat wenig Hunger und schläft tief und ruhig. Die Nahrungsmittel werden nach diesen Doshas eingeteilt, genauso wie die Organe im menschlichen Körper. Es gibt Regeln, wie sie aufeinander wirken. Und auch der Inder kennt fünf Elemente, hier heißen sie Wasser, Erde, Feuer, Luft und Äther, auch Raum genannt, und sie sind ebenfalls den »Doshas« zugeordnet. Es klingt ein bisschen esoterisch, so wie auch die chinesische Fünf-Elemente-Küche (siehe TCM [92]). Aber das Prinzip ist sehr modern: Die individuelle Ernährung, je nach Persönlichkeitstyp. Die westliche Wissenschaft steht da noch sehr am Anfang, sie scannt Milliarden von Daten, Gensequenzen, um auf ihre Empfehlungen zu kommen, die sich derzeit aber noch in der Entwicklungsphase befinden. Einfacher und zudem bewährt ist die indische Methode. Nicky weiß, was zu tun ist bei der typgerechten Ernährung. Er kippt Sahne in den Topf und fragt: »Mit Sahne ist für wen gut, ohne Sahne ist für wen gut?« Seine Jünger wissen es: Sahne ist für den dünnen Vata-Typ gut, für den eher phlegmatischen und ohnehin fülligen Kapha-Typen weniger. Aber auch den kann man auf Trab bringen, weiß Nicky: »Ich koche für einen Kapha-Gast, der kommt gleich. Dann geb' ich noch ein bisschen Chili rein.« Die typgerechte Ayurveda-Küche kann also auch die Harmonie wiederherstellen, wenn die drei Charaktere aus der Balance kommen und der ohnehin behäbige Kapha-Typ zu schwerfällig wird.

BESSER

Manches aus dem Ayurveda klingt für unsere westlichen Ohren ein bisschen ungewohnt, zum Beispiel die Vorschrift, tierische Eiweiße (Fleisch, Fisch, Eier oder Milch) nicht miteinander zu kombinieren, da dies unweigerlich zu giftigen Stoffwechselschlacken führe, die den Körper belasten. Milch gilt als ein eigenständiges Nahrungsmittel, das unter anderem nicht mit frischen Früchten verzehrt werden soll – genauso wie Milchprodukte. Also Schluss mit Müslis. Oder Erdbeeren mit Sahne. Mit Milch zu kombinieren seien nach ayurvedischer Ideologie nur Hülsenfrüchte wie Mungbohnen, Kichererbsen und Linsen.

Aber vielleicht gilt das auch nur für Inder? Vielleicht hat der indische Organismus auf dem indischen Subkontinent einfach andere Bedürfnisse als der bayrische Körper am Chiemsee? Nickys Regeln klingen jedenfalls einleuchtend: »Essen, wenn ihr HUNGER [20] habt.« Immer wieder spricht er von den Prinzipien. Es geht nicht um die indischen Gewürze, sondern um das Denken, das dahintersteckt. Nicky sagt: »Nix denken Kreuzkümmel. In Prinzipien denken.« Zu den Prinzipien gehört die Natürlichkeit: »Nie mit Produkten kochen, die unnatürlich sind, keine klare Brühe, nix.« Wichtig ist auch das Prinzip der Nähe: »Man sollte das essen, was in 50 Kilometer Umkreis wächst. Weil da sind die Schwingungen da.« Das spricht eher fürs REGIONALE [82] und gegen die von weither eingereisten indischen Gewürze mit ihren indischen Schwingungen.

Nicky sagt außerdem, dass es nicht aufs Essen allein ankomme. Ob einer lang lebt, gesund ist oder krank wird, das kann von vielem abhängen. Nicky zuckt mit den Schultern, hebt die Hände. Er nennt das: »Karma. Du kannst alles im Gleichgewicht halten, und du wirst trotzdem krank. Naturkatastrophen. Erbgut. Unfall.«

Das ist natürlich auch eine weise Erkenntnis – und deckt sich mit den Erkenntnissen der modernen Wissenschaften. Die Gene lassen sich durch Schicksalsschläge an- und ausschalten. Epigenetik heißt das dann. Schwester Domitilla Veith, die früher Äbtissin war auf Frauenchiemsee, sieht das übrigens ganz ähnlich wie Nicky und die Epigenetiker. Sie nennt es »Gottes Führung im Dasein«.

Ob Gene, Karma oder Gott: Der Mensch ist nicht für alles verantwortlich. Es gibt das Schicksal. Man kann es beeinflussen, möglicherweise auch durch Ernährung. Aber man weiß nicht genau, wie. Da sind sich abendländische Christen, die Weisen Asiens und die Naturwissenschaftler in aller Welt einig.

TIPP

Das Gold des Ayurveda heißt Ghee, zu deutsch Butterschmalz. Für selbst gemachtes Ghee schneidet man Butter in mittelgroße Würfel und erhitzt sie in einem großen Topf langsam. Schmelzen lassen. Sachte umrühren. Butter dabei etwas bewegen, damit sie nicht braun wird. Wenn alles geschmolzen ist, einmal aufkochen lassen, bis es schäumt. Dann den Herd auf die niedrigste Temperatur zurückschalten und die Butter ganz leicht weiterköcheln lassen. Den entstehenden Schaum immer wieder abschöpfen. Das kann dauern, je nach Buttermenge bis zu zwei Stunden. Hat also schon mal meditative Qualität. Nicht umrühren!

Wenn die milchigen Teile goldgelb sind und das Ghee so klar ist, dass man den Topfboden sehen kann, das Ghee durch ein mit einem Küchentuch ausgelegtes feines Sieb abseihen. Abkühlen lassen. Das momentan noch flüssige Ghee wird im Kühlschrank wieder fest, hält monatelang und kann sogar im Küchenschrank aufbewahrt werden.

[94] VEGAN

Ein Herz für Tiere

**Leben ohne Wurst und Fleisch:
Wie gesund ist das denn?**

Anna war plötzlich ganz schwach geworden, häufig krank. Manchmal plagten sie Schwindelgefühle. Während des Schüleraustausches in den USA war sie zur Vegetarierin geworden, hatte einfach nichts Tierisches mehr gegessen. Doch jetzt kamen Zweifel auf. Vielleicht fehlt ihr doch etwas?

DAS STECKT DAHINTER

Die Liebe zu den Tieren ist es, die immer mehr Menschen zur vegetarischen oder gar veganen Lebensweise bringt. Die Abscheu gegen die Praktiken der industriellen Massentierhaltung. Die Bilder aus dem Fernsehen. Die Ohnmacht gegenüber der Politik. Da ist so ein Entschluss verständlich. Einfach aussteigen. Nicht mehr mitmachen. Ohne mich. Doch oft ist es keine einfache Entscheidung.

Der Vegetarismus existiert in sehr unterschiedlichen Ausprägungen. Die sogenannten Ovo-Lakto-Vegetarier essen neben pflanzlicher Nahrung nur solche Lebensmittel tierischen Ursprungs, für die kein Tier getötet werden muss (etwa Milch und Milcherzeugnisse oder Eier). Sie machen die größte Gruppe der Vegetarier aus. Die Ovo-Vegetarier essen neben Pflanzlichem auch Eier, aber keine Milch. Und die totalen Vegetarier essen gar keine Produkte tierischen Ursprungs, also auch keine Gummibärchen, zu deren Herstellung Gelatine verwendet wurde.

Die Frutarier sind noch radikaler, sie essen Pflanzliches nur, wenn kein Leid im Spiel war und kein Leben beendet wird: Die Möhre zum Beispiel ist demnach nicht zulässig, da die ganze Pflanze verspeist wird, der Apfel hingegen schon, da der Baum ja weiterleben darf. Und dann soll es noch die sogenannten »Pudding-Vegetarier« geben, die zwar Tierisches meiden, aber gern Süßigkeiten essen und Cola trinken.

Die Veganer schließlich lehnen jedwede tierischen Produkte ab, oft sogar Honig. Und diese Entscheidung beschränkt sich nicht nur aufs Essen, sondern auch auf Schuhe, Lederjacken, Wollpullover, Seidenschals – und Pelze sowieso. Es ist nicht ganz leicht, rein vegan zu leben. Denn der Körper muss versorgt werden – und wenn das Fleisch fehlt, die Wurst, auch Fisch und Käse, dann müssen die Nährstoffe woanders herkommen. Mancher nimmt die fehlenden **VITAMINE [54]** in Pillenform, was gesundheitlich oft nicht unproblematisch ist. Und auch ideologisch: Bei der Vitaminproduktion werden oft Bakterien ausgebeutet, häufig sogar genmanipulierte. Das ist ja auch nicht das artgerechte Leben für diese Kleinstlebewesen. Auch so eine Sache sind die ganzen Veganerprodukte aus dem Supermarkt. Die Industrie hat den Trend erkannt und verkauft zunehmend vegane Produkte, Produkte ohne tierische Inhaltsstoffe. Kein Kalb, keine Kuh, aber tierisch viel Chemie. Diese fleischlosen Produkte stecken voller Zusatzstoffe: In der »Quiche vegetarisch« aus dem Supermarkt findet sich neben Blumenkohl, Sellerie, Erbsen, Möhren auch **HEFEEXTRAKT [22]**, modifizierte Kartoffelstärke, Emulgatoren (E 471), Sojalecithin) (siehe **SOJA [63]**), Süßmolkenpulver, Säuerungsmittel Citronensäure, Vitamin A, Vitamin D$_3$ und natürlich **AROMA [23]**. Es gibt sogar ein »natürliches Aroma« vom »Typ Rinderbraten«.

Oder »Natürliches Aroma Typ Suppenhuhn«, und »Natürliches Aroma Typ gebratenes Huhn« oder, für die Filet-Freunde unter den Fleischgegnern, »Natürliches Aroma Typ Lende«. Das schont Rinder und Hühner. Nicht aber den menschlichen Magen. Und für die eigene Gesundheit ist es auch nicht unbedingt förderlich, wenn der APPETIT [19] so ausgetrickst wird. Wenn die Tierliebe zur obersten Maxime wird, muss das nicht unbedingt gut für die Menschen sein. Aber es geht ja nicht um die Menschen, sondern um die Tiere. Und wer ein Herz für Tiere hat, nimmt oft Nachteile für sich selbst in Kauf, oder für Natur und Umwelt. Dabei müsste das gar nicht sein.

INFO

Für Kinder, da sind sich die Experten weitgehend einig, birgt eine rein vegane Ernährung das Risiko für verschiedene Nährstoffmangelerscheinungen (zum Beispiel bei Vitamin B_{12}, Vitamin D, Kalzium). Diese Ernährungsform ist daher für Säuglinge und Kleinkinder nicht geeignet, genauso wie für schwangere und stillende Frauen. Sie kann zu schwerwiegenden Schäden bei Babys führen bis hin zum Tod durch Verhungern, weil lebenswichtige Nährstoffe fehlen. Tschechische Forscher schilderten einen Fall, bei dem das 13 Monate alte Kind einer strikten Vegetarierin einen schwerwiegenden Vitamin-B_{12}-Mangel und zahlreiche Symptome einer neurologischen Fehlentwicklung aufwies.

Vegetarische Ernährung ist nach Ansicht von Wissenschaftlern ohne gesundheitliche Einbußen möglich, auch für Kinder – wenn bestimmte Grundsätze beachtet werden. Schließlich leben die Menschen in vielen Kulturen vegetarisch, beispielsweise in Indien. Doch ohne eine solche stützende Kultur, ohne die überlieferten Rezepte und Rohstoffe ist es für viele nicht einfach, jedenfalls nicht am Anfang. Eine vielseitig gestaltete lakto-(ovo-)vegetarische Ernährung sichert die Versorgung mit allen Nährstoffen. Vielseitig bedeutet in der Sprache der Experten allerdings nicht: Mal eine Milchschnitte, mal ein vegetarisches Gummibärchen, dick Nutella aufs Brötchen und abends ein Salatblatt. Vielseitig bedeutet: Viel Gemüse, also Artischocken, Auberginen, Kohlrabi, Zucchini, Tomaten, Möhren, viele Hülsenfrüchte, die dem Körper reichlich wertvolles Eiweiß liefern, natürlich Obst, Äpfel, Ananas, Kirschen, Erdbeeren, Himbeeren, Zwetschgen, Orangen, bei den gemäßigten Vegetariern mal ein Omelette, Joghurt, Quark mit LEINÖL [89] – solche Sachen.

Diese gemäßigte Form des Vegetarismus ist nach der Meinung mancher Ernährungsexperten der üblicherweise praktizierten Ernährung mit Industrieprodukten aus dem Supermarkt vielfach sogar deutlich überlegen und kommt den Empfehlungen für eine gesunderhaltende Ernährung sehr nahe. Menschen, die sich so ernähren, leben jedenfalls gesünder: Zahlreiche Studien belegen, dass Vegetarier seltener an einigen ernährungsabhängigen Krankheiten leiden als die Durchschnittsbevölkerung. Hierfür ist aber nicht nur die Ernährung verantwortlich, sondern auch die Tatsache, dass viele Vegetarier mehr Sport treiben, nicht rauchen und kaum oder gar keinen Alkohol trinken.

Andererseits ergab eine österreichische Studie, dass Vegetarier weniger gesund sind, häufiger zum Arzt gehen, öfter an ALLERGIEN [12], psychischen Problemen oder sogar KREBS [36] leiden – wobei unklar ist, ob das an der vegetarischen Ernährung liegt, oder ob sie wegen ihrer Leiden zu dieser Ernährungsform übergegangen sind.

BESSER

Risotto mit Steinpilzen, Käsespätzle, Krautfleckerl: Vieles klingt gar nicht so vegetarisch, ist es aber. Und dazu ganz traditionell, evolutionär bewährt. Schmeckt natürlich auch besser als die chemieverstärkten veganen Würstchen aus dem Kühlregal. Die klassischen Küchenkulturen kennen viele fleischlose Gerichte, die längste Zeit der Menschheitsgeschichte war ja Fleisch der pure Luxus. Erst mit der künstlichen Verbilligung durch Massentierhaltung und Subventionen wurde Fleisch zum alltäglichen, nun ja Genuss eigentlich nicht, eher Krankmacher, wie viele Studien zeigen. Das muss eigentlich nicht sein.

Eine gemäßigt vegetarische Ernährung mit Milch und Milchprodukten ist nach Expertenansicht auch für Säuglinge und Kleinkinder geeignet. Den Eltern wird allerdings empfohlen, sich anhand von Büchern und Broschüren vorher eingehend zu informieren. Vor allem bei Babys sei eine gewisse vorausschauende Planung nötig. Zum Beispiel bei der Eisenversorgung. Das Forschungsinstitut für Kinderernährung in Dortmund empfiehlt dafür zum Beispiel einen Brei aus Gemüse und Kartoffeln mit Hafer aufzuwerten, der viel Eisen enthält. Dazu einige Teelöffel frisch gepressten Obstsaft, dann nimmt der Körper das Eisen aus dem Getreide und Gemüse besonders gut auf. Ein größerer Aufwand ist die vegetarische Ernährung in jedem Fall. Erst recht ist es nicht jedem gegeben, das konsequente Veganerleben durchzuhalten. Viele wechseln daher in die wachsende Gruppe der »Flexitarier« über, die manchmal Fleisch essen, oft aber auch nicht. So hält es jetzt auch Anna aus Frankfurt. Nach ihrer Schwächephase hat sie erst einmal ein paar Tage lang kurmäßig besonders viel Fleisch gegessen und ist dann auf die gemäßigte Form umgestiegen.

[95] STEINZEIT-ERNÄHRUNG

Essen wie Ötzi

Auf der Suche nach der artgerechten Ernährung für den Menschen

Viele Hollywoodstars haben sich schon dafür entschieden. Auch Wissenschaftler und Professoren. Sie sind der Meinung, dass die Steinzeiternährung die artgerechte Ernährungsform für den Menschen sei. Manche Ärzte schicken ihre kleinen dicken Patienten sogar auf Steinzeitkur an den Bodensee. Im Pfahldorf in Unteruhldingen, direkt am Ufer, wird das Steinzeitleben nachempfunden, als Ferienerlebnis für Kinder. Fragt sich nur: Was ist erlaubt und was ist verboten, bei der Steinzeit-Diät?

DAS STECKT DAHINTER

Es gab Nüsse, es gab Früchte. Salat auch, zumindest gab es Blätter. Linsen. Aber gab es Brot? Und Fleisch? Das ist umstritten. Sicher ist: ZUCKER [33] gab es nicht. Und natürlich keine Industrienahrung, keine Softdrinks. Sicher war sie ursprünglicher, unverfälscht durch industrielle Bearbeitung. Darum ist sie ja so beliebt, die Steinzeiternährung. Und viele hoffen, das sei die artgerechte Form der Ernährung für den Menschen.

Experten wie der Starnberger Ernährungswissenschaftler und Autor Nicolai Worm sprechen von der »Steinzeitdiät«, und viele glauben, dass das die artgerechte Ernährung für die Spezies

Mensch sein soll. Essen wie bei Familie Feuerstein: Das wäre eine Alternative.

»Der Mensch hat sich im Prinzip nicht verändert«, sagt Gunter Schöbel, der Museumsdirektor am Bodensee. Schließlich ist der Mensch seit damals eigentlich der gleiche geblieben, meint er. »Wenn ich einen Schädel habe von einem heutigen Menschen oder einem Steinzeitler, das ist das Gleiche.«

Die Steinzeitler haben sozusagen experimentell erkundet, was gut ist für den menschlichen Körper. Sie suchten sich aus dem Angebot in Wäldern und Wiesen das aus, was ihrem Organismus am besten entsprach. Sie begannen, jene Tiere zu jagen und zu domestizieren, die besonders schmackhaft und bekömmlich waren. Und jene Pflanzen anzubauen, die sie am besten nährten. Die Steinzeit war sozusagen das Ernährungslabor der Gattung Mensch, in dem aus der Fülle der Möglichkeiten jene entwickelt wurden, die gut für die Entwicklung des Homo sapiens waren. Der Beweis dafür ist die Existenz und die Fortentwicklung der Gattung Mensch. Die Krankheiten der Moderne seien schließlich der nicht artgerechten Ernährung geschuldet, Herzinfarkt, DIABETES [34], ALZHEIMER [51], KREBS [36]. In der Steinzeit war alles anders. Damals wurde die Nahrung für die Bedürfnisse der Menschen entwickelt. Darum hoffen viele auf Steinzeit statt auf Hightech: Essen wie Ötzi, der Bergwanderer. Essen, was die Natur nebenan so bietet.

Auch das ist vielleicht ein steinzeitliches Bedürfnis: Die Konsumenten hätten gern vertrauenswürdige, sichere Lieferbeziehungen. Schließlich wollen sie sich die Nahrung einverleiben. So entspricht die Information über die Herkunft auch einem verständlichen Sicherheitsbedürfnis. Und vielleicht einem steinzeitlichen Bedürfnis nach Nähe. Schließlich ist die Nahrung aus dem klimatischen Umfeld auch am besten für den eigenen Körper. Im Steinzeitdorf kam das meiste natürlich aus der Nähe. Die Steinzeitler hatten noch die Kontrolle über ihre Nahrung.

Unklar und umstritten ist allerdings, was genau unsere Vorfahren gegessen haben. Wie das mit Brot und Kohlenhydraten war, mit Fleisch, mit Milch und Milchprodukten. Viele sagen: Brot gab es schon mal nicht. Überhaupt nichts Getreidehaltiges. Museumsdirektor Schöbel hingegen meint: »Hauptnahrungsmittel ist Getreide.« Allerdings nicht als Brot, sondern als Brei: »Getreidebrei. Du bist viel schneller bei einem Brei. Getreide klein stampfen und mit Wasser vermischen, fertig.«

Die rein steinzeitlichen Zubereitungsweisen hatten auch ihre Nachteile. Die Menschen damals mahlten zum Beispiel ihr Getreide auf Steinplatten – und produzierten dabei jede Menge Steinmehl, das nicht ohne Wirkung

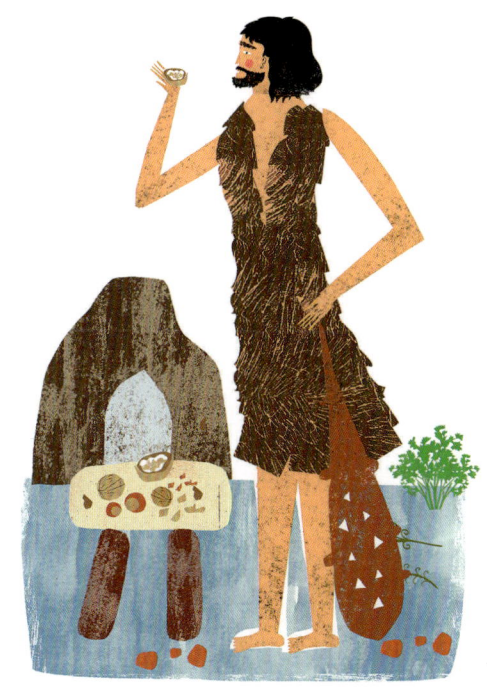

blieb, wie Bodensee-Archäologe Peter Walter weiß: »Schon 25-Jährige hatten abgewetzte Zähne. Da lagen die Nerven blank. Um das auszuhalten, haben sie Fliegenpilze benutzt. Oder Birkenpech.«

»Birkenpech«, fragt ein Junge namens Paul, der beim Ferienprogramm mitmacht, »nimmt man das heute noch?« Der Archäologe antwortet: »Man weiß heute, dass es krebserregend ist. Die Steinzeitmenschen wurden nur 30 oder 35 Jahre alt, die hat das nicht getroffen.« Lebenserwartung: 30 Jahre. Zum Modell taugt die Steinzeit also nur bedingt. Unsere Gene mögen zwar noch die gleichen sein wie vor Zehntausenden von Jahren. Aber mit den seither erworbenen Kulturleistungen lebt es sich doch komfortabler, gesünder und länger ebenfalls. Es ist auch so ziemlich alles umstritten bei den Anhängern der Steinzeitdiät. Schon die Frage, welche Epoche genau gemeint ist. Welche Rolle das Fleisch spielt, das Getreide, die Milch und sogar Öl. Außerdem haben die Steinzeitler nach den Erkenntnissen der Forscher auch von Insekten, Larven und Würmern gelebt – für viele Zeitgenossen ist auch das nicht unbedingt erstrebenswert.

BESSER

Sicher ist nur, dass es in grauer Vorzeit keine Nahrungsindustrie gab. Und vor der industriellen Nahrungsrevolution hat sich das Speisenangebot nicht fundamental verändert. Die Ära der Steinzeit, meint Museumsdirektor Schöbel, hielt sich auf dem Felde der Ernährung recht lange. »Der große Schnitt ist erst 100 Jahre alt. Im 19. Jahrhundert gab es noch die Ernährung auf Getreidebasis. Gemüse dazu. Sammelpflanzen dazu, Nüsse, Beeren. Fleisch hatte Seltenheitswert. Die Zutaten aus dem, was in der Natur so wächst. Man kann da ja fast jedes zweite Blättchen essen.«

Vielleicht ist es das, was artgerecht ist. Das, was die Menschen die meiste Zeit in der Geschichte begleitet hat – bevor die Nahrungsindustrie und die zugehörigen Krankheiten kamen, weil plötzlich die industriellen Sachzwänge im Vordergrund standen und nicht mehr die menschlichen Bedürfnisse. Die »echten« Nahrungsmittel, die es seit Jahrtausenden auf der Welt gibt. So gesehen wäre es müßig, nach der Original-Steinzeitkost zu streben – wir leben ja nicht mehr in der Steinzeit. Wir sind ja auch keine Steinzeitler mehr. Aber der Steinzeit-Gedanke bleibt dabei richtig: Die Suche nach der Nahrung, die am besten für den Menschen ist. Wichtig ist auf jeden Fall, dass die Nahrung natürlich ist und nicht kontaminiert mit Chemikalien, die jeden Neandertaler sofort umhauen würden.

TIPP

Ein Rezept auf Basis steinzeitlichen Angebots ist Schafskäse in Wildkräuteröl. Es stammt aus dem Buch »Steinzeitmahlzeit« von Achim Werne. So schmeckt Paläo-Diät modern:

600 g Schafskäse
10 g Schafgarbe (Wildkräuter)
10 g Dost (Wildkräuter)
10 g Wiesenkerbel (Wildkräuter)
0,5 l LEINÖL [89]

Schafskäse in kleine Würfel schneiden, mit den gewaschenen, fein gehackten Kräutern und dem Öl mischen und 8–10 Tage in einem geschlossenen Gefäß ziehen lassen. Bei entsprechender Lagerung ist der eingelegte Schafskäse 3–4 Wochen haltbar.

Da Leinöl ein unraffiniertes, kalt gepresstes Öl ist, sollte der darin eingelegte Schafskäse kühl und dunkel gelagert werden. Nach dem Verzehr des Käses kann die Wildkräuter-Leinöl-Mischung als Marinade für Grillfleisch verwendet werden.

[96] KNOBLAUCH UND INGWER

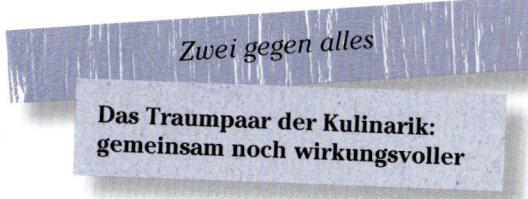

Zwei gegen alles

Das Traumpaar der Kulinarik: gemeinsam noch wirkungsvoller

Die beiden sind in vielen Kochtraditionen der Welt sozusagen das Traumpaar der gesündesten Zutaten: Knoblauch und Ingwer. Und sie sind das Musterbeispiel für ein Phänomen, für das die Wissenschaft immer mehr Beweise findet: dass die gesunden Inhaltsstoffe der Nahrung vor allem dann gesund sind, wenn sie zusammen wirken dürfen. Nicht als Pillen, sondern in ihrem natürlichen Verbund.

DAS STECKT DAHINTER

Knoblauch und Ingwer gehören sicher zu den attraktivsten Paarungen, die die kulinarische Kulturentwicklung hervorgebracht hat. Beide gehören zu den sogenannten Superfrüchten, wie Brokkoli, Wirsing, Blumenkohl, Radieschen oder Daikon-Rettich.

Es ist natürlich einigermaßen abwegig, unsere Nahrungsmittel über eine Hitliste zu klassifizieren. Und es ist auch problematisch, die gesundheitlichen Wirkungen der verschiedenen Früchte der Natur als Vorbeugeeffekt gegen bestimmte Krankheiten zu beschreiben. Wissenschaftliche Studien dazu gibt es in Fülle: So seien Kiwis gut gegen Parodontose, Brokkoli hilft gegen Brustkrebs, Spinat bremst den Alterungsprozess des Gehirns, Birnen sind gut

fürs Gedächtnis, Kümmel killt Bakterien, Möhren helfen gegen Nachtblindheit, Grünkohl ist gut für Herz und Kreislauf, Tomaten schützen vor Herzinfarkt. Äpfel schließlich fördern die geistige Frische, Kürbiskerne stärken das Gedächtnis, eine Banane macht wach.

Oft dienen solche Untersuchungen auch nur der Identifikation von vermeintlichen Wundersubstanzen, um diese dann als Pulver oder Pille anzupreisen. Das ist natürlich Unsinn und eine eindimensionale Übertragung medizinischer Herangehensweisen auf die Ernährung. Beim Essen geht es anders als bei der Medizin um die Heilung einer bestimmten Krankheit. Ernährung ist ja keine Therapie von Krankheiten. Wir hätten ja gern kein Rheuma, aber auch keinen KREBS [36] und kein ALZHEIMER [51]. Gesund leben bedeutet, dass der ganze Körper funktioniert, dass die Augen scharfsichtig sind, das HERZ [14] schlägt, das GEHIRN [41] funktioniert, dazu die Verdauung, die Bauchspeicheldrüse … So gesehen geht es in der Tat nicht um den Kampf gegen einzelne Krankheiten, sondern um die Stärkung des Organismus insgesamt. Damit sich der Körper selbst gegen alle gesundheitlichen Anfechtungen wehren kann. Und genau dabei scheinen Ingwer und Knoblauch in der Tat eine besonders herausragende Rolle zu spielen.

Ingwer etwa gilt als das »natürliche Aspirin®« und kann die körpereigenen Abwehrkräfte stärken. Ingwer enthält sogenannte Gingerole, die in ihrer chemischen Struktur und ihrer Wirksamkeit dem Aspirin® ähnlich sind, allerdings mit weit geringerem Risiko. Sie hemmen die Zusammenballung von Blutplättchen (Thrombozyten) und verbessern dadurch den Blutfluss. Überhaupt scheint Ingwer die Gesundheit zu stabilisieren. Er dämpft die Wirkung von Stresshormonen und soll zudem die Verdauung fördern und die Fettverdauung verbessern.

Seine wärmenden, reinigenden, leicht abführenden Eigenschaften nutzen die traditionelle chinesische und indische Medizin seit Jahrtausenden (siehe TCM [92] und AYURVEDA-KÜCHE [93]). Die später heilig gesprochene Äbtissin Hildegard von Bingen empfahl ihn schon im 12. Jahrhundert – gegen Magenschmerzen, Verstopfung und Appetitmangel. Auch Knoblauch gilt traditionell als Schutzmittel – in der westlichen Volksmedizin ebenso wie in der chinesischen und indischen Medizin. Die aromatische Knolle gilt als Bazillenkiller, weil sie antibiotisch wirkt. Ein Milligramm des darin enthaltenen Wirkstoffs Allicin wirkt wie 10 Mikrogramm Penicillin – freilich ohne dessen Nebenwirkungen. Darüber hinaus verbessert Knoblauch den Blutfluss und kann das Wachstum von Krebszellen hemmen. Der bekannte und oft als unangenehme Begleiterscheinung empfundene Knoblauchduft ist dabei noch ein Plus, denn die Wirkstoffe können über den Atem auch direkt in der Lunge aktiv werden und dort Lungenkrebs vorbeugen, der nicht nur die Raucher bedrohen kann.

Die Sulfide des Knoblauchs hemmen zahlreiche Enzyme, die ansonsten den Blutfettspiegel nach oben treiben würden. In der Leber, dem wichtigsten Entgiftungsorgan des Körpers, schmuggeln sie sich wie heimliche Spione in die Stoffwechselvorgänge ein, sodass es erst gar nicht zur Entstehung von zu viel CHOLESTERIN [38] kommen kann.

Zu viel ist aber wie so oft auch hier nicht gut. Knoblauch in hoher Konzentration verringert die Blutgerinnung und führt so zu einer verstärkten Blutungsneigung. Er kann außerdem zu Asthma führen. Bis es dazu kommt, macht sich die Überdosis jedoch bemerkbar: Der Atem riecht streng und ein brennendes Gefühl in Mund und Magen zeigt, dass zu viel im Spiel war. Durch Sodbrennen, Blähungen, Übelkeit, Erbrechen und Durchfall signalisiert der Körper, dass er mit der hohen Dosierung nicht einverstanden ist.

Auch beim Ingwer sorgt die Schärfe für einen natürlichen Schutz vor Überdosierung. Denn zu viel wäre auch hier nicht gut. Große Mengen Ingwer können nämlich zu Herzproblemen und Störungen der Blutgerinnung sowie des Hormonhaushaltes führen.

BESSER

Wer mit Knoblauch und Ingwer kocht, ist automatisch vor Überdosierung geschützt. Zu viel davon rächt sich unmittelbar: Es schmeckt einfach nicht mehr gut, wenn zu viel davon drin ist, in der Hühnersuppe oder im Wok-Gemüse. Das Traumpaar passt eigentlich zu allem. Und tatsächlich würzen Chinesen praktisch alles mit Knoblauch und Ingwer. Erstaunlicherweise passt der Geschmack auch zu europäischen Gerichten: zur Sauce Bolognese, eigentlich zu jeder beliebigen Sauce. Oder zu Sauerkraut. Zu Linsen. Alles schmeckt irgendwie frischer als die überlieferte Variante.

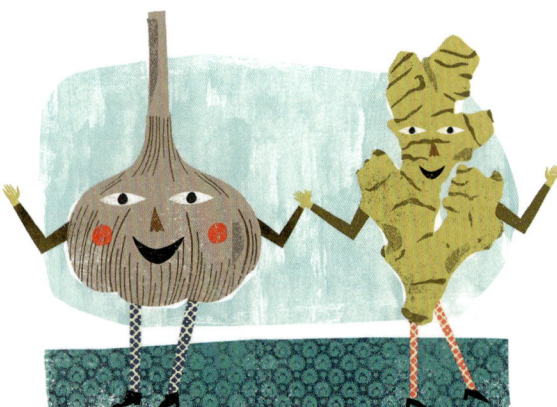

[97] FALTEN

Scharfe Waffen

Wahre Schönheit kommt von innen

Dass Ingwer und Knoblauch zusammen verabreicht werden, hat tatsächlich auch einen messbaren physiologischen Grund. Ihre antioxidative Wirkung steigt um 50 Prozent. So ist das bei vielen Nahrungsmitteln: Es ist die besondere Kombination, die besonders wirkungsvoll ist für den Körper. Ist ja auch logisch: Wenn die Menschen essen, dann bekämpfen sie damit nicht eine einzelne Krankheit, sondern – hoffentlich – viele. Und dazu brauchen sie wiederum viele verschiedene Nahrungsmittel. Nicht nur die aus der Hitliste. Gemeinsam wirken sie um ein Vielfaches besser als einzeln. Das wiesen Wissenschaftler vom Forschungszentrum für Lebensmittel in London nach, am Beispiel des Senföls Sulforaphan und des Spurenelements SELEN [65]. Sulforaphan kommt im Brokkoli vor und in grünen Salaten, Selen ist unter anderem in Getreiden, Pilzen und Nüssen enthalten.

Auch gegen ALZHEIMER [51] sind Lebensmittel in Kombination hilfreich, fanden Forscher der New Yorker Columbia University heraus. »Die gegenwärtige Forschung, die den Einfluss einzelner Nährstoffe oder Nahrungsmittel auf die Alzheimerkrankheit untersucht, geht an der Wirklichkeit vorbei, weil Menschen Mahlzeiten mit komplexen Kombinationen von Nährstoffen oder Nahrungsmitteln essen, die wahrscheinlich zusammen ihre Wirkung entfalten«, sagte Yian Gu vom Columbia University Medical Center in New York.

TIPP
Wie viel davon nehmen? Normalerweise reicht für zwei bis drei Personen eine mittelgroße Knoblauchzehe und ebenso viel Ingwer. Es ist immer auch eine Geschmacksfrage: Wenn es nicht mehr gut schmeckt, dann war es zu viel. Das ist der natürliche Schutz vor der Überdosis.

Ein schönes Hotel am Gardasee, direkt am Strand. Im Untergeschoss der Vortragssaal. Es spricht der Präsident der Anti-Aging-Mediziner. Sein Thema: die Falten. Kaum zu glauben, wie viele es gibt. Die Nasolabialfalten rechts und links zwischen Nase und Mund. Die Glabellafalte an der Stirn, auch Zornesfalte genannt. Wangenfalten, Marionettenfalten und viele andere mehr. Das Gute ist: Man kann was dagegen tun. Mit Botox. Oder Füllungen. Mit Antifaltencremes. Sogar mit Hormonen. Es gibt natürlich auch die andere Möglichkeit. Wahre Schönheit kommt bekanntlich von innen. Man kann die Falten sozusagen auch unterfüttern.

DAS STECKT DAHINTER

Wer gegen die Falten mit den ganz harten Geschützen der Anti-Aging-Mediziner anrücken will, muss natürlich mit gewissen Nebenwirkungen rechnen. Denn es sind scharfe Waffen, mit denen die Experten für ewige Jugend dem Alter den Kampf ansagen wollen. Botox ist eines der schlimmsten Gifte, das die Menschheit kennt. Auch Hormone sind nicht ohne, etwa das Anti-Aging-Hormon namens HGH. Das ist ein tolles Mittel: »Fett schmilzt weg, die Haut wird straffer, Falten verschwinden. Sogar die Stimmung und das Denken wird besser«, sagte Professor Johannes Huber, Hormonspezialist an der Universität Wien. Aber, so warnt Huber: »Mit HGH ist nicht zu spaßen.« Denn das

Wachstumshormon kann auch den **KREBS [36]** wachsen lassen.

Sanfter, aber nachweislich wirksam ist da die Nahrung. Sie kann dafür sorgen, dass mehr Falten entstehen – oder weniger. Das ist sogar wissenschaftlich erwiesen. In Berlin an der Charité haben Wissenschaftler sogar ein Gerät entwickelt, mit dem sich die Wirkung bestimmter Nahrungsmittel auf die Faltenentwicklung nachweisen lässt. Professor Jürgen Lademann kann damit die Faltentiefe messen. Zudem wird der Gehalt von bestimmten Pflanzenstoffen gemessen, den **ANTIOXIDANZIEN [56]**. Das geschieht mithilfe eines Ramanspektrometers, also mit Licht, das in die Haut gestrahlt und dort absorbiert wird. Der Professor gilt als weltweit führender Experte auf diesem Gebiet. Er glaubt, sogar auf den ersten Blick sehen zu können, ob jemand viel Gemüse oder viel Fast Food isst: »Menschen, die viel Gemüse essen, sehen jünger aus. Sie haben ein besseres Hautbild und weniger Falten als klassische Fast-Food-Konsumenten«, sagt Lademann.

Als Faltenbeschleuniger gelten zum Beispiel: Fleisch, Wurst und **ZUCKER [33]**. Fleisch und Wurst enthalten Arachidonsäure, eine Fettsäure, die Entzündungen fördert. Solche entzündlichen Prozesse spielen auch bei der Hautalterung eine Rolle. Zucker, über die Nahrung aufgenommen, ist an einem unschönen körpereigenen Prozess namens Glykation beteiligt. Die Zuckermoleküle verbinden sich unkontrolliert mit Eiweiß, im Körper entstehen dadurch sogenannte Advanced Glycation Endproducts, passenderweise abgekürzt AGE (englisch für: Alter).

Diese AGEs können sich vor allem bei zuckerreicher Ernährung über die Jahre hinweg im Körper ansammeln. Sie erhöhen nicht nur das Risiko von Herz-Kreislauf-Krankheiten, sondern tragen zu einer älteren Erscheinung bei.

Denn das Bindegewebe besteht zu einem wesentlichen Teil aus Eiweiß. Durch die »Verzuckerung« wird die Haut unelastischer und es bilden sich schneller Falten.

Wenn die Alterung von innen begonnen hat, ist es schwer, von außen dagegen anzugehen. Zwar verspricht die Kosmetikindustrie mit ihren Mitteln sichtbare Effekte. »Schon nach den ersten Anwendungen wirkt die Haut voller, glatter, straffer. Sie strahlt vor Vitalität«, schwärmt eine Schönheitsfirma.

Ganz oben auf der Hitliste der Kosmetikfirmen stehen derzeit das Enzym Q 10, Beta-Carotin (siehe **KAROTTE VS. CAROTIN [83]**) sowie die Vitamine C und E. Oft werden sie noch kombiniert mit anderen Radikalenfängern wie Aloe vera, Rotbusch oder **GRÜNTEE [88]**. Alles in der Creme, versteht sich.

Doch diese Biostoffe dringen nicht so leicht in die Haut ein. Deshalb muss man nachhelfen. Zu Großmutters Zeiten war es das Schweineschmalz, mit dem die Ringelblumenblüten zu Creme verrührt wurden. Dadurch lösten sich die Carotinoide der Pflanze optimal und konnten beim Auftragen auf die Haut auch wirklich als Antioxidans aktiv werden. Doch Schweineschmalz ist passé. Heute kommt oft ein Chemococktail mit Liposomen, Emulgatoren und Duftstoffen zum Einsatz, der häufig zu Abwehrreaktionen führt. So leidet nach einer Studie von Peter Elsner, Dermatologie-Professor an der Universität Jena, ungefähr ein Drittel der Erwachsenen einmal im Leben unter einer Kosmetikunverträglichkeit. Zu den »hauptsächlichen Auslösern« zählten dabei die ganz alltäglichen Pflege-, Reinigungs- und Feuchtigkeitsprodukte.

Weniger ist also mehr – weniger faltenförderndes Fast Food und weniger von diesen Mitteln, bei denen der Körper signalisiert, dass er damit nichts zu tun haben möchte.

BESSER

Einfacher ist es, dafür zu sorgen, dass es erst gar nicht zu Schäden kommt – oder den Prozess zumindest hinauszuzögern.

Der erste Schritt beim Projekt »Wahre Schönheit kommt von innen« ist mithin die Eliminierung jener Nahrung, die Falten macht: Fast Food, Fertigfutter, Softdrinks. Die üblichen Verdächtigen eben. An deren Stelle rücken dann die Lebensmittel, die die Falten quasi unterfüttern, bevor sie überhaupt entstehen. Paprika beispielsweise. Tomaten. Oder Eier von glücklichen Hühnern. Das konnte Professor Lademann mit seiner Kollegin Karoline Hesterberg ebenfalls in einer Studie nachweisen: Eier von Hühnern aus Grünlandhaltung können die Haut vor Alterung und sogar vor Krebs schützen. Sie enthalten nämlich doppelt so viele gelbe Farbstoffe wie herkömmliche Eier. Durch die Art der Zubereitung lässt sich die Wirkung dieser Antioxidanzien noch zusätzlich steigern: »Ein gekochtes Ei besitzt mehr wertvolle Karotinoide als ein rohes Ei, da beim Erhitzen Umwandlungsprozesse ablaufen«, sagt Lademann. Oder Olivenöl. Eine Studie aus Melbourne, die die Ernährungsgewohnheiten von 450 älteren Menschen untersuchte, ergab: Diejenigen, die sich hauptsächlich von Gemüse ernährt hatten und mit Olivenöl kochten, hatten am wenigsten Falten. Neben antioxidativen Pflanzenstoffen sorgen auch OMEGA-3-FETTSÄUREN [55] für glattere Haut, denn sie wirken entzündungshemmend und verbessern die Schutzfunktion der Hautbarriere. Omega-3-Fettsäuren finden sich vor allem in LEINÖL [89], aber auch in fettem Fisch wie Lachs, Hering oder Makrele. Eine Suppe kann ebenfalls gegen Falten helfen, aber natürlich nicht die aus der Tüte. Das liegt an den Inhaltsstoffen, die entstehen, wenn Suppenknochen oder ein Suppenhuhn stundenlang gekocht werden. Kollagen zum Beispiel.

Dieser Faltenkiller soll den Körper jung, knackig und gesund erhalten. Kollagen ist natürlicher Bestandteil von Knochen, Zähnen, Knorpel, Sehnen, Bändern oder Haut.

Auch diese »echten« Lebensmittel sind wahre Schönheitselixiere:

- ❖ Tomaten: Der rote Farbstoff LYCOPIN [62] schützt die Haut.
- ❖ Milch: Für Zähne, Haar und Fingernägel werden KALZIUM [59] und die Vitamine Biotin und Pantothensäure benötigt.
- ❖ Dunkle SCHOKOLADE [30]: Polyphenole glätten die Haut.
- ❖ Möhren: Carotinoide schützen die Haut (siehe KAROTTE VS. CAROTIN [83]).
- ❖ Paprika: Vitamin C hilft, Kollagen aufzubauen.
- ❖ Haferflocken: Zink repariert die Haut.
- ❖ Grüntee: Polyphenole schützen vor Hautschäden.
- ❖ Wasser: Die Haut wird besser durchblutet, mit mehr Sauerstoff versorgt und ihr Stoffwechsel wird angekurbelt.

INFO

Trinken macht schön, aber wie viel soll man eigentlich trinken? Bisher hieß es, der »Durst sollte nur in Ausnahmesituationen Stimulus zur Flüssigkeitsaufnahme sein«, so die Deutsche Gesellschaft für Ernährung (DGE). Sie hatte gar exakte Vorgaben: Vom 25. bis zum 51. Lebensjahr sollten es genau 1410 Milliliter am Tag sein. Manche schrieben sogar zwei Liter vor. Begründung? Keine. »Keine einzige Studie belegt, dass Menschen zwei Liter Wasser am Tag trinken müssen«, so die Nierenexperten Dan Negoianu und Stanley Goldfarb von der University of Pennsylvania. »Wer gesund ist und nach einem Liter keinen Durst mehr hat, muss sich nicht zu mehr zwingen«, sagt daher Professor Jan Galle, Klinikdirektor im westfälischen Lüdenscheid.

[98] DARM

Hier wächst das Glück

Wie die Nahrung unsere Bauch-gefühle beeinflusst

Es gibt einen Ort, an dem das Glück entsteht. Er liegt, und das ist die gute Nachricht, in uns selbst, ganz tief drin, im Bauch. Genauer: im menschlichen Darm. Dort entstehen die Hormone, die uns die Glücksgefühle bringen. Die schlechte Nachricht: Wer seinen Bauch schlecht behandelt, mit schlechtem Essen, bringt sich auch um sein Glück.

DAS STECKT DAHINTER

Der Darm wird als Organ weithin unterschätzt. Er liegt gemeinhin unbeachtet unten im Bauch. Und doch ist er sozusagen die Glückszentrale im Körper. Dort werden über 90 Prozent des »Glückshormons« SEROTONIN [80] produziert. Der Darm ist also für das Glück zuständig. Er ist aber auch das Versorgungszentrum des Körpers, steuert die Nachschubbeschaffung bei Nährstoffen. Er muss aus Erdbeeren, Kartoffeln, Steaks oder Joghurt all die Substanzen herauslösen, die der Körper zum Leben braucht – als Energiequelle und um sich zu regenerieren. Merkwürdig, dass er so wenig Wertschätzung erfährt. Und noch merkwürdiger, dass er oft mit Sachen belästigt wird, die sein Wohlergehen gefährden – und damit auch unseres. Minderwertige Nahrung, Chemikalien, Schadstoffe. Der Darm ist hochgradig gefährdet. Denn er hat überraschenderweise den meisten Kontakt mit der Außenwelt. Seine Oberfläche ist mit 250 bis 400 Quadratmetern mehr als doppelt

so groß wie die Lunge und hundertmal größer als die Hautoberfläche. Der Darm ist daher auch das Hauptquartier der Immunabwehr. Dort sitzen mehr als 70 Prozent aller Abwehrzellen. Bei Bedarf muss der Darm Abwehrschlachten organisieren, körpereigene Killerzellen mobilisieren und Angreifer unschädlich machen. Ein höchst anspruchsvolles Unternehmen, weswegen der Darm auch mit komplexer Intelligenz ausgestattet ist. Er ist das »Zweite Gehirn«, mit 100 Millionen Neuronen findet sich hier die größte Ansammlung von grauen Zellen außerhalb des Kopfes.

Und er muss auch das soziale Gefüge unter Kontrolle halten: Über 500 Bakterienarten leben im Darm, insgesamt 100 Billionen Keime mit einem Gesamtgewicht von eineinhalb Kilo arbeiten im Darm zusammen – und können dem Körper auch gefährlich werden. Denn viele von ihnen sind potenzielle Killer, könnten einen Menschen umbringen, wenn sie die Oberhand gewinnen.

Und die Glückszentrale wird immer häufiger zum Schmerzzentrum, in dem es zwickt und rumpelt, in dem Geschwüre sich bilden. Wenn der Darm zum Störfaktor wird, können die Folgen verheerend sein – auch fürs GEHIRN [41] im Kopf. »Das Gehirn im Darm«, so schrieb die New York Times, »spielt eine große Rolle bei menschlichem Glück und Unglück.«

Was den Darm um den Verstand bringen kann, ist das, was sein Besitzer isst und trinkt: Die Nahrung ist »eine enorme Bedrohung für die Unversehrtheit des Verdauungstraktes«, sagt Stig Bengmark, Medizinprofessor der schwedischen Universität Lund.

Je nach Hunger und Verzehrgewohnheiten wandern im Laufe eines 75-jährigen Lebens 30 bis 60 Tonnen Nahrung durch die Verdauungskanäle, bei Amerikanern sind es gar bis zu 100 Tonnen. Hinzu kommen 50 000 Liter

Flüssigkeit. Mittlerweile sind darunter auch viele artwidrige Chemikalien. Professor Bengmark ist besonders besorgt über den »Konsum von manipulierter und industriell verarbeiteter Nahrung«. Denn die enthält zahlreiche aggressive Stoffe, die die Barriere angreifen und das Milieu im Bauch verändern können.

Das aber, worauf der Darm seit Jahrtausenden eingestellt ist, rutscht immer seltener durch die Kanäle. Statt Kokosnüssen und Möhren, Auberginen, Ananas und Äpfeln kommen Tütensuppen, rutschen Gummibärchen durch, Chips und Cola. Und eine Fülle von Zusatzstoffen. Mit dramatischen Folgen.

INFO

Darmschädliche Zusatzstoffe: Emulgatoren wie E 470 oder E 476 können den Darm durchlässig werden lassen. Süßungsmittel wie E 421 (Mannit), E 966 (Lactit) E 420 (Sorbit) und E 953 (Isomalt) können zu Durchfällen und Blähungen führen. Auch die als Emulgatoren, Stabilisatoren oder Verdickungsmittel verwendeten Stoffe E 466 bis E 469 (»Carboxymethylcellulosen«) können Durchfall und Bauchweh auslösen. Carrageen (E 407) führte im Tierversuch zu Darmentzündungen und Geschwüren, verzögerte auch die Reaktion des Immunsystems. Die modifizierte Stärke steht im Verdacht, Darmkrebs zu begünstigen.

Die wichtigsten Darmschädlinge aber sind vermutlich die Sulfite (E 220 bis E 228). Sie führen dazu, dass sich bestimmte aggressive Bakterien munter vermehren, die den Darm angreifen – und finden sich zum Beispiel in Kartoffelpüreepulver oder Trockenfrüchten.

Der **GESCHMACKSVERSTÄRKER [21]** Glutamat zählt zu den Stoffen, die die Aktivitäten des »Zweiten Gehirns« ermöglichen – und in erhöhter Dosis zu Durchfall, Magenkrämpfen, Reizdarmsyndrom, Blutungen, Übelkeit und Erbrechen führen.

Selbst Naturstoffe können zum Schadstoff im Darmhirn werden. Der einst sehr seltene Fruchtzucker etwa, der als industrielle **FRUKTOSE [37]** heutzutage massenhaft verbreitet ist, führt immer häufiger zu einer Fruktose-Unverträglichkeit, die mit Blähbauch, Durchfall und Darm-Rumoren einhergeht.

BESSER

Am wichtigsten ist es wohl, den Darm vor Schadstoffen zu bewahren. Was dem Darm dagegen guttut, fördert auch das Wohlbefinden: **LEINÖL [89]** beispielsweise. Es macht bekanntlich glücklich und wirkt gegen Depressionen, kann aber auch das Darmgeschehen positiv beeinflussen. Und Leinsamen können bei Verstopfung helfen. Leinsamen und Leinöl können sogar vor Darmkrebs schützen. Darauf deuten jedenfalls Studien aus verschiedenen Ländern hin.

Auch Joghurt wirkt positiv aufs Darmgeschehen, aufs Immunsystem – ganz generell, nicht nur die viel beworbenen **PROBIOTIKA [58]**. Wirksam auch, meinen jedenfalls prominente Darmkundler, sei **WEIN [91]**. Ein Gläschen am Abend gehört für den New Yorker Professor Michael Gershon, den Entdecker des »Darmhirns«, zu seinen ganz persönlichen Darmpflegemaßnahmen: »Wein in Maßen ist gut für den Darm. Er entspannt, und der Darm arbeitet dann besser.«

Die Pflege des Glückszentrums im Bauch ist auch deshalb ratsam, weil es, im Gegensatz zu anderen Organen, mit dem eigenen Körper untrennbar verbunden ist: Das Herz können Chirurgen heute im Notfall problemlos transplantieren, den Darm hingegen kaum. Wenn das kein Grund ist?

[99] GLOBA-LISIERUNG

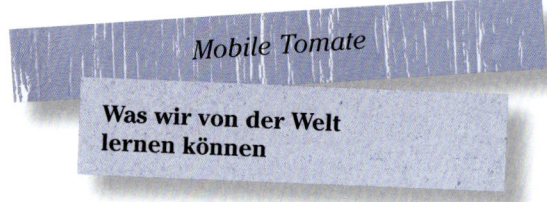

Mobile Tomate

Was wir von der Welt lernen können

Chinakohl, Kiwis und Kokosnüsse sind gut, Krankheitserreger aus fernen Regionen dagegen weniger. Die Globalisierung hat kulinarisch in vielen Gegenden eine Bereicherung gebracht. Und neue Risiken dazu. Wie also das Nützliche finden und die Schattenseiten meiden?

DAS STECKT DAHINTER

Die Globalisierung bringt Abwechslung auf den Tisch und verspricht neue Erfahrungen. Das war schon vor Jahrhunderten bei der Kartoffel so, bei der Tomate und bei der Italo-Welle, mit Pizza, Pasta & Co. Oder jetzt bei AYUR-VEDA [93] und der chinesischen Fünf-Elemente-Küche (siehe TCM [92]). Eigentlich ist so eine offene Welt der Lebensmittel schöner als immer nur Grünkohl mit Pinkel und Königsberger Klopse. Einerseits.

Andererseits sind Nahrungsmittel völlig untauglich für den globalen Handel. Sie sind ja leicht verderblich und müssen für weite Transporte gerüstet werden. Gesünder sind sie nicht, wenn sie ankommen. Von der Belastung fürs Klima ganz zu schweigen. Und häufig reisen noch Krankheitserreger mit.

Das Schnellwarnsystem der Europäischen Union, das Alarmmeldungen an die Mitgliedsländer verschickt, beschäftigt sich regelmäßig mit den reisenden Risiken. E.coli-Bakterien in Muscheln aus Chile, Listerien im Käse aus Tschechien. Daneben warnten die EU-Kontrolleure auch vor Pilzgiften in Paprikapulver und Quecksilber in Schwertfisch aus Spanien. Auch Insekten aus Tunesien und dem Iran reisen ein, sie kamen mit Feigen und Pistazien über Griechenland und die Slowakei zu uns. Die Schweizer, die gern völlig autark leben, gerieten in eine Krise, als sie plötzlich feststellen mussten, dass die Haut ihrer Nationalwurst Cervelat aus Brasilien kommt. Dann kam ein Importstopp. BSE-Gefahr. Die Nationalwurst drohte zu verknappen. »Ernährungssouveränität gibt es nicht«, erklärte die Neue Zürcher Zeitung nüchtern ihren Landsleuten. Und rechnete vor, dass der Selbstversorgungsgrad bei Nahrungsmitteln aufs Ganze betrachtet bei 20 Prozent liege. In Deutschland ist es ähnlich: Bis zu 70 Prozent des Gemüses und fast 90 Prozent des Obstes werden importiert. Auch Amerika lebt zu großen Teilen von importierter Nahrung.

Im Schadensfall aber ist die Suche nach den Ursachen erschwert, ja oft unmöglich. Denn die arbeitsteilige Produktion mit ihren selbst für die Hersteller kaum durchschaubaren Lieferketten macht die Suche nach der Quelle einer Verseuchung mit Erregern zu einer nahezu unlösbaren Fahndungsaufgabe.

BESSER

Die Globalisierung muss nicht zwingend zu komplexen industriellen Nahrungsmitteln mit undurchschaubaren Kompositionen führen. Es gibt sozusagen auch eine Globalisierung der Methoden. Das Kochen mit dem Wok etwa, in dem das Gemüse wunderbar knackig bleibt. Er ist ganz wunderbar geeignet, schnell wohlschmeckende Gerichte zu zaubern, die für ein leichtes Körpergefühl sorgen.

[100] KÜCHEN-WEISHEIT

Was tun mit dem Huhn?

Die neue Freiheit und was es dafür braucht

Es geht auch beides gleichzeitig: Mit Rezepten und Methoden aus anderen Kulturen kochen – und dabei die Produkte aus der Nähe nehmen. Motto: Kennst du deinen Bauern, dann kennst du dein Essen (oder wie man in Amerika sagt: »Know Your Farmer, Know Your Food«).

Du und dein Bauer. Die ganz persönliche Beziehung zwischen Produzent und Konsument. In den USA unterstützt das Landwirtschaftsministerium solche lokalen Projekte in Nahrungsverteilungszentren. Von dort kommt auch die CSA-Bewegung (Community Supported Agriculture) mit schon über 12 000 Bauernhöfen, die von ihren Kunden getragen werden. Das ist die Gegenbewegung gegen die Nahrungsindustrie, gegen die Risiken der Globalisierung, für Saisonales und Angepasstes an die örtlichen Bedingungen, an Boden, ans Klima und an die Landschaft – unter Ausnutzung der Weisheit anderer Kulturen. Manchmal ist es trotzdem bereichernd, etwas zu essen, das woanders wächst. Steckrüben und Sauerkraut schön und gut. Im Winter ist es schon schöner, dass es auch einmal eine Mango gibt. Oder Orangen. Der Chinakohl wächst ja jetzt schon in der Nähe, sogar im Winter. Auch so ein Erfolg der Globalisierung. Wie die Tomate. Und die Kartoffel.

Letzten Samstag auf dem Wochenmarkt. Fragt die Kundin: Ob denn die Ananas auch von hier sei? Also regional? Die Standbesatzung ließ sich nichts anmerken, erklärte die Herkunft und erzählte es dann glucksend den anderen Kunden weiter.

DAS STECKT DAHINTER

Das sind so die Fragen auf dem Weg zur kulinarischen Selbstbestimmung. Wo die Ananas herkommt. Was tun mit dem Huhn? Und wenn ich jetzt Spinat übrig hab, darf ich den aufheben oder nicht?

Viele wollen sich nicht mehr bevormunden lassen, suchen den Weg aus der kulinarischen Unmündigkeit. Wollen sich nicht mehr mit absurden chemischen Konstrukten abspeisen lassen und auch noch lesen müssen, das sei »natürlich«. Viele empfinden die Werbung als Beleidigung ihrer Intelligenz. Und nehmen die Dinge wieder selbst in die Hand. Die neue Autonomie erfordert aber auch bestimmte Fähigkeiten und Kenntnisse, kurz: »Küchenweisheit«. Küchenweisheit ist das Vermögen, sich und die Seinen mit artgerechter Nahrung zu versorgen. Dazu gehört Alltagswissen, Küchenkompetenz, Küchenkultur, Wissen über die Rohstoffe.

Wer seine kulinarische Autonomie leben will, sich befreien möchte von den undurchsichtigen Rezepturen der Food-Industrie und den Begleiterkrankungen, wer sich wünscht, verantwortungsbewusst zu leben und sich und seine Familie und Freunde mit witzigen und phantasievollen Gerichten zu erfreuen, braucht ein paar Kompetenzen.

Bisher drohten die eher in Vergessenheit zu geraten. Fast 40 Prozent aller Deutschen, so hatte die Deutsche Presse Agentur gemeldet, können kaum noch kochen. Eine andere Umfrage führte zu dem erschreckenden Ergebnis, dass von den Deutschen zwischen 20 und 30 Jahren nur noch jeder vierte in der Lage ist, einen Schokoladenpudding ohne Päckchen zuzubereiten.

In Österreich, so ergab eine Studie aus dem Jahr 2013, kochen schon 30 Prozent der Eltern nie mit ihren Kindern. »Diese Kinder können von gesunder Ernährung gar nichts mitbekommen«, meinte Meinungsforscherin Sophie Karmasin. Nur 24 Prozent kochen mehrmals die Woche mit ihren Kindern, so die Untersuchung ihrer Firma Karmasin Motivforschung im Auftrag des Rewe-Konzerns.

In Großbritannien scheint sogar schon der Esstisch vom Aussterben bedroht. Auf der Insel machte eine Online-Umfrage Furore, nach der die meisten nur noch im Gehen oder vor dem Fernseher essen. Fast 30 Prozent sagten, sie benutzten den Esstisch nur noch »ein paarmal im Jahr«. Vier Prozent niemals. Und für drei Prozent ist das ohnehin kein Thema: Sie haben gar keinen Esstisch. »Wird Essen am traditionellen Esstisch obsolet?«, fragte schon kulturpessimistisch das Massenblatt The Telegraph. So viel ist klar: Wer die neue Freiheit erleben will, kommt am Herd nicht vorbei. Und tatsächlich gibt es schon eine Bewegung für echtes Essen. Für Apfel, Brokkoli, Kartoffeln, Huhn. Die Foodies kommen. Sie versuchen, »die Esskultur

aus dem Würgegriff der Lebensmittelriesen zu befreien«, wie die Süddeutsche Zeitung schrieb. »Ein Foodie zu sein ist in hippen, urbanen US-Kreisen dieser Tage Pflicht«, notierte die Zeitung. »Für meine Generation ist Essen die neue Popkultur«, sagt Jenna Krumminga, 26. »Statt in Clubs treffen wir uns zum Kochen, statt uns zu betrinken, tauschen wir auf Dinnerpartys Kombucha-Kulturen aus.« Entschleunigung, auch beim Essen: »Slow Food« ist laut Zukunftsguru Matthias Horx ein »Mega-Trend«.

Schon in der Schule geht es los: Die Köchevereinigung Eurotoques hat, ebenso wie die globale Genießergemeinschaft Slow Food, den Kampf aufgenommen gegen Kunstköche aus den Fabriken: Sie bringen »Geschmacksunterricht« in die Schulen. Die Geschmacksoffensive findet alljährlich in vielen Ländern statt, in Deutschland, Frankreich und Finnland, in der Schweiz und in Schweden, in Portugal und Dänemark. In Großbritannien und sogar in Südkorea. Auch dort hat nämlich die Sorge über »die Zunahme von industriell verarbeiteter Nahrung und Chemikalien in der Nahrung« zu wachsendem Bewusstsein von der Notwendigkeit von Geschmackserziehung geführt. Bereits bei den Jüngsten ist das ein Thema, sagt Food-Forscher Choengmin Shon, der ein solches Projekt mit 524 Vorschulkindern in der südkoreanischen Hauptstadt Seoul wissenschaftlich begleitet hat – was zu »positiven Veränderungen« im Leben der Kinder geführt habe, wie seine Studie belegt. Es geht um den eigenen Körper, die eigene Gesundheit. Um Autonomie, gegen die Bevormundung.

BESSER

Es gilt, die Kompetenzen wieder aufleben zu lassen, die mit der Industrialisierung der Nahrungsversorgung an fremde Instanzen übergegangen sind. Die Macht wiederzugewinnen, die früher die Hausfrau innehatte, an deren Herrschaft die Wochenzeitung Die Zeit erinnerte: »Die bürgerliche Hausfrau war über Jahrhunderte eine machtvolle Person. Sie herrschte über das Haus, also einen richtigen Betrieb, zu dem zahllose Söhne und Töchter und oft auch Angestellte gehörten. Sie war Wirtschafterin – Ökonomie bedeutet Haushalt. Die Tischreden des Reformators Martin Luther illustrieren, wie der Alltag seiner Frau Katharina von Bora aussah: »Sie braute Bier, buk Brot, hielt das Vieh, kommandierte das Gesinde und fütterte sechs Kinder. Und um ihren Mittagstisch saßen ungefähr 20 Personen – täglich.« Bier brauen, Gesinde herumkommandieren – das geht natürlich zu weit. Es muss auch nicht die Hausfrau sein: Die Macht kann ja geteilt werden. Kenntnisse über den Umgang mit Lebensmitteln aber sind die Basis für Selbstbestimmung. Das ist die Küchenweisheit. Das ist es, was es braucht, für die selbstbestimmte Versorgung mit lebensnotwendigen Nährstoffen. Wer dann wirklich selbst kocht, ob mit Selbstgepflanztem oder nicht, erlebt nicht nur ein ganz neues Körpergefühl, sondern auch eine neue finanzielle Freiheit. Denn Selberkochen ist billiger als Fertiggerichtekaufen, selbst wenn nur noch BIO [84] ins Haus kommt. Bio gilt ja gemeinhin als teuer, was jedoch Unsinn ist. Trotz der höheren Kosten von Ökofleisch und Biogemüse gibt ein Bio-Haushalt nach einer Studie der Universität Hohenheim weniger fürs Essen aus.

Es kommt nur drauf an, was man draus macht, zu Hause. Ganz billig ist es, wenn man simple Sachen kocht. Traditionelles, Regionales, wie zum Beispiel Spätzle. Eier, Mehl, Wasser, Salz – mehr braucht es dafür nicht. Vielleicht noch etwas geriebenen Käse und geschmolzene Zwiebeln darauf, dann sind es Käsespätzle. Oder auch etwas aus anderen Regionen, wie Risotto.

▨▨▨▨▨▨▨▨▨▨▨▨▨▨▨▨▨▨▨▨▨▨▨▨▨▨▨ **TIPP** *▨▨▨▨▨▨▨▨▨▨▨▨▨▨▨▨▨▨▨▨▨▨▨▨▨▨▨*

Risotto ist das Gegenteil von Fast Food. Schon die Zubereitung hat etwas Kontemplatives: rühren, rühren, nochmals rühren. Eine halbe Stunde. Und vorher natürlich eine HÜHNERSUPPE [86] *kochen. So geht's: Man nehme ein, zwei Tassen Risottoreis, brate ihn zusammen mit einer kleinen, fein gehackten Zwiebel in Olivenöl glasig, füge einen Teelöffel Thymian (ohne Stängel) bei und gieße mit etwas Hühnerbrühe auf. Ein bisschen rühren. Wenn die Brühe aufgenommen ist, wieder einen Schöpflöffel zugeben. Das praktiziere man bei mittlerer Hitze ungefähr eine halbe Stunde lang, bis die Risottokörner schon ein bisschen weich sind. Zuletzt einen Schuss Weißwein zugeben. Wieder einkochen lassen. Dann einen Esslöffel Butter dazu, zwei Esslöffel Parmesan und den Topf vom Herd nehmen. Zehn Minuten warten, noch einmal alles durchrühren und auf Teller verteilen. Schmeckt göttlich und billig ist es auch noch.*

▨▨

Noch billiger wird es, wenn die Reste vom Vortag wiederverwertet werden. Wenn zum Beispiel aus Knochen Suppe gekocht wird. Aus übrig gebliebenen Pfannkuchen Flädle für die Suppe werden oder aus altbackenem Brot Knödel. Man nennt das heute: Nachhaltigkeit. Beim Essen sollten auch angenehme Begleitumstände herrschen. Sonst schaltet man mit schlechter Laune alle Herzinfarktgene wieder an, die man eben mit Leinöl und Hühnersuppe ausgeschaltet hat. Und vielleicht gehört auch das zur Küchenweisheit: die Küche nicht überzubewerten. Sie nicht zum allein selig machenden Ort zu erklären. Oder gar zum Tempel der Gesundheitsreligion.

Zunächst geht es ja um den Spaß am Essen. Wenn sich dann Wohlbefinden einstellt: schön. Und Gesundheit bis ins hohe Alter: noch besser.

BÜCHER, DIE WEITERHELFEN

DAVIS, WILLIAM: *Weizenwampe. Warum Weizen dick und krank macht.* Goldmann Verlag, München

EHRLICHMANN, MAIKE/WALLIN, SISSA: *Ehrlich essen macht schön. Minimaler Kochaufwand – optimale Küchencleverness.* Heyne Verlag, München

GRILLPARZER, MARION: *Magische Suppen. 33 Suppen, die gut tun und kleine Wunder vollbringen.* GRÄFE UND UNZER VERLAG, München

GRILLPARZER, MARION: *GLYX-Diät – Das Kochbuch.* GRÄFE UND UNZER VERLAG, München

GRIMM, HANS-ULRICH/UBBENHORST, BERNHARD: *Chemie im Essen: Lebensmittelzusatzstoffe. Wie sie wirken, warum sie schaden.* Knaur Verlag, München

GRIMM, HANS-ULRICH/UBBENHORST, BERNHARD: *Leinöl macht glücklich. Das blaue Ernährungswunder.* Knaur Verlag, München

GRIMM, HANS-ULRICH: *Der Bio-Bluff. Der schöne Traum vom natürlichen Essen.* Hirzel Verlag, Stuttgart

GRIMM, HANS-ULRICH: *Die Ernährungsfalle. Wie die Lebensmittelindustrie unser Essen manipuliert.* Heyne Verlag, München

GRIMM, HANS-ULRICH: *Die Ernährungslüge. Wie uns die Lebensmittelindustrie um den Verstand bringt.* Knaur Verlag, München

GRIMM, HANS-ULRICH: *Die Kalorienlüge. Über die unheimlichen Dickmacher aus dem Supermarkt.* Droemer Verlag, München

GRIMM, HANS-ULRICH: *Die Suppe lügt. Die schöne neue Welt des Essens.* Droemer Verlag, München

GRIMM, HANS-ULRICH: *Garantiert gesundheitsgefährdend. Wie uns die Zucker-Mafia krank macht.* Droemer Verlag, München

GRIMM, HANS-ULRICH: *Katzen würden Mäuse kaufen. Schwarzbuch Tierfutter.* Heyne Verlag, München

GRIMM, HANS-ULRICH: *Tödliche Hamburger. Wie die Globalisierung der Nahrung unsere Gesundheit bedroht.* Hirzel Verlag, Stuttgart

GRIMM, HANS-ULRICH: *Vom Verzehr wird abgeraten. Wie uns die Industrie mit Gesundheitsnahrung krank macht.* Droemer Verlag, München

HERMANUSSEN, MICHAEL/GONDER, ULRIKE: *Der Gefräßig-Macher. Wie uns Glutamat zu Kopfe steigt und warum wir immer dicker werden.* Hirzel Verlag, Stuttgart

LAUBER, HANS: *Macht und Magie heimischer Heilpflanzen. TDM Traditionelle Deutsche Medizin.* Kirchheim Verlag, Mainz

PERLMUTTER, DAVID: *Dumm wie Brot. Wie Weizen schleichend Ihr Gehirn zerstört.* Goldmann Verlag, München

SABNIS, NICKY SITARAM: *Das große Ayurveda-Kochbuch. 150 einfache, indisch inspirierte Rezepte.* AT-Verlag, Aarau

TEMELIE, BARBARA: *Ernährung nach den fünf Elementen. Wie Sie mit Freude und Genuss Ihre Gesundheit, Liebes- und Lebenskraft stärken.* Joy-Verlag, Oy-Mittelberg

WORM, NICOLAI: *Menschenstopfleber. Die verharmloste Volkskrankheit Fettleber. Das größte Risiko für Diabetes und Herzinfarkt.* Systemed-Verlag, Lünen

WORM, NICOLAI: *Syndrom X oder ein Mammut auf den Teller! Mit Steinzeitdiät aus der Wohlstandsfalle.* Systemed-Verlag, Lünen

ADRESSEN, DIE WEITERHELFEN

DR. WATSON
DER FOOD DETEKTIV
Senefelderstraße 19 a
D-70178 Stuttgart
www.food-detektiv.de
Informationspool zu Ernährungs- und Gesundheitsthemen

SLOW FOOD DEUTSCHLAND E. V.
Luisenstr. 45
D-10117 Berlin
www.slowfood.de
Vielfältige Informationen rund um echtes Essen und Genuss

FOODWATCH
Brunnenstr. 181
D-10119 Berlin
www.foodwatch.org
Unabhängige Verbraucherinformationen rund um das Thema Ernährung

ÖSTERREICH, SCHWEIZ, SÜDTIROL

BIO AUSTRIA
Büro Wien
Theresianumgasse 11
A-1040 Wien
www.bio-austria.at
Organisation der österreichischen Biobauern

SLOW FOOD SCHWEIZ
Kalkbreitestr. 10
CH-8003 Zürich
www.slowfood.ch
Schweizer Zentrale der Slow-Food-Bewegung

SLOW FOOD SÜDTIROL TRENTINO
Via Vanetti 8
I-38060 Isera TN
www.slowfoodtrentinosuedtirol.it
Slow-Food in Südtirol

REGISTER

REZEPTE

Projektleitung: Silvia Herzog
Lektorat: Sylvie Hinderberger
Bildredaktion: Julia Fell
Mitarbeit am Text: Maike Ehrlichmann
Layout & Umschlaggestaltung: independent Medien-Design GmbH, Horst Moser, München
Satz: Christopher Hammond
Herstellung: Susanne Mühldorfer
Lithos: Longo AG, Bozen
Druck und Bindung: Firmengruppe APPL, aprinta druck, Wemding

ISBN: 978-3-8338-3984-9

1. Auflage 2014

BILDNACHWEIS
Illustrationen: Martin Haake

Syndication:
www.jalag-syndication.de

WICHTIGER HINWEIS

Die Gedanken, Methoden und Anregungen in diesem Buch stellen die Meinung bzw. Erfahrung des Autors dar. Sie wurden vom Autor nach bestem Wissen erstellt und mit größtmöglicher Sorgfalt geprüft. Sie bieten jedoch keinen Ersatz für persönlichen kompetenten medizinischen Rat. Jede Leserin, jeder Leser ist für das eigene Tun und Lassen auch weiterhin selbst verantwortlich. Weder Autor noch Verlag können für eventuelle Schäden, die aus den im Buch gegebenen praktischen Hinweisen resultieren, eine Haftung übernehmen.

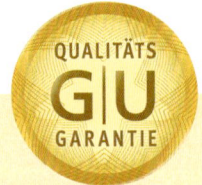

Liebe Leserin, lieber Leser,

haben wir Ihre Erwartungen erfüllt? Sind Sie mit diesem Buch zufrieden? Haben Sie weitere Fragen zu diesem Thema? Wir freuen uns auf Ihre Rückmeldung, auf Lob, Kritik und Anregungen, damit wir für Sie immer besser werden können.

GRÄFE UND UNZER Verlag
Leserservice
Postfach 86 03 13
81630 München
E-Mail:
leserservice@graefe-und-unzer.de

Telefon: 00800 / 72 37 33 33*
Telefax: 00800 / 50 12 05 44*
Mo–Do: 8.00–18.00 Uhr
Fr: 8.00–16.00 Uhr
(* gebührenfrei in D, A, CH)

Ihr GRÄFE UND UNZER Verlag
Der erste Ratgeberverlag – seit 1722.

UMWELTHINWEIS
Dieses Buch wurde auf PEFC-zertifiziertem Papier aus nachhaltiger Waldwirtschaft gedruckt.

Die GU-Homepage finden Sie im Internet unter www.gu.de

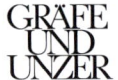

GRÄFE UND UNZER
Ein Unternehmen der
GANSKE VERLAGSGRUPPE

 www.facebook.com/gu.verlag